Claudia Nuber

Biografiearbeit

herausgegeben von Nadine Lexa

Palliative Care für Einsteiger

Band 5

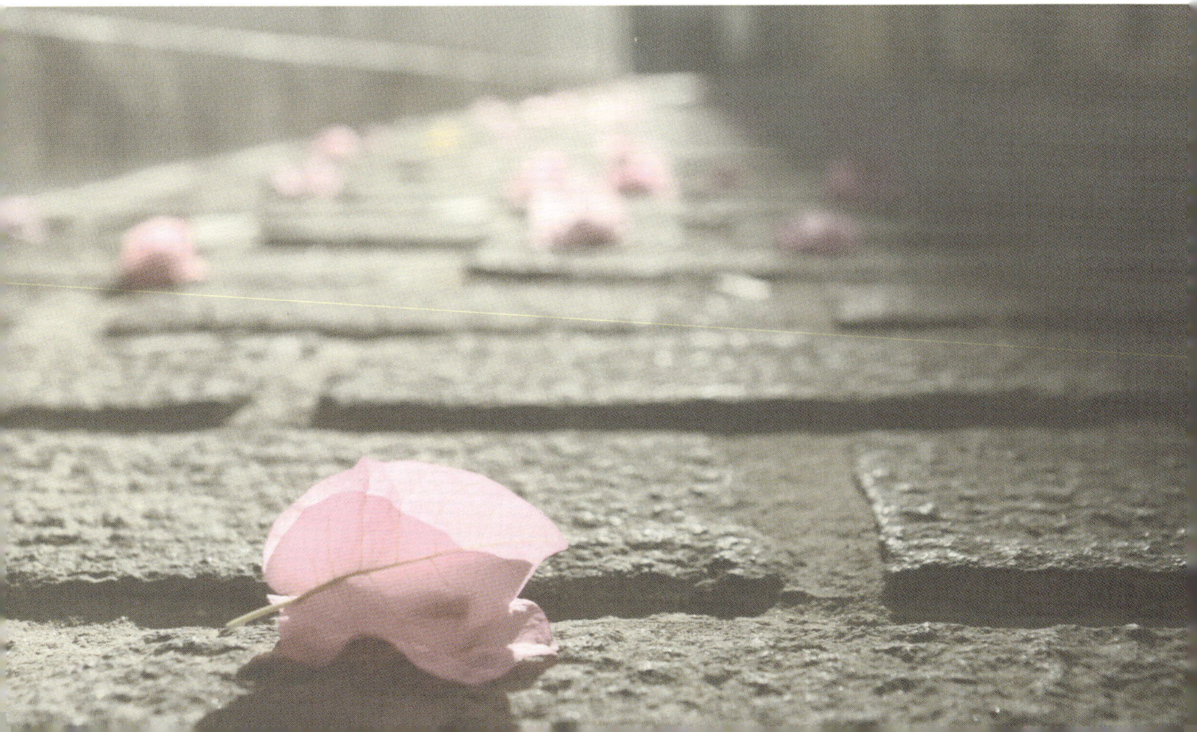

Inhalt

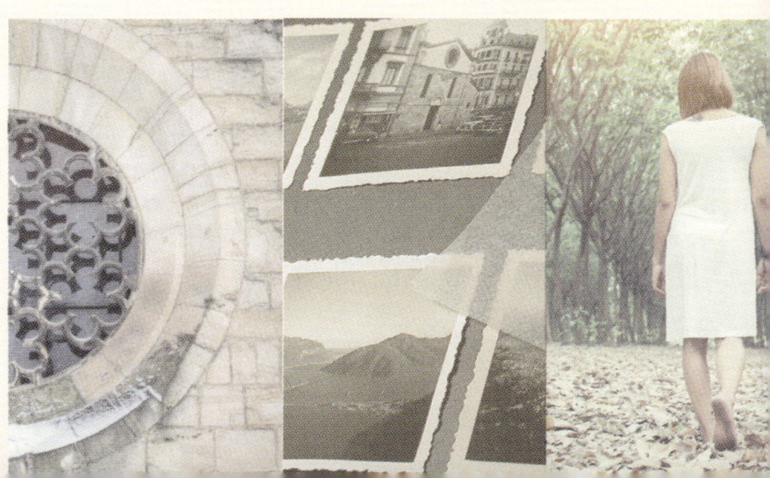

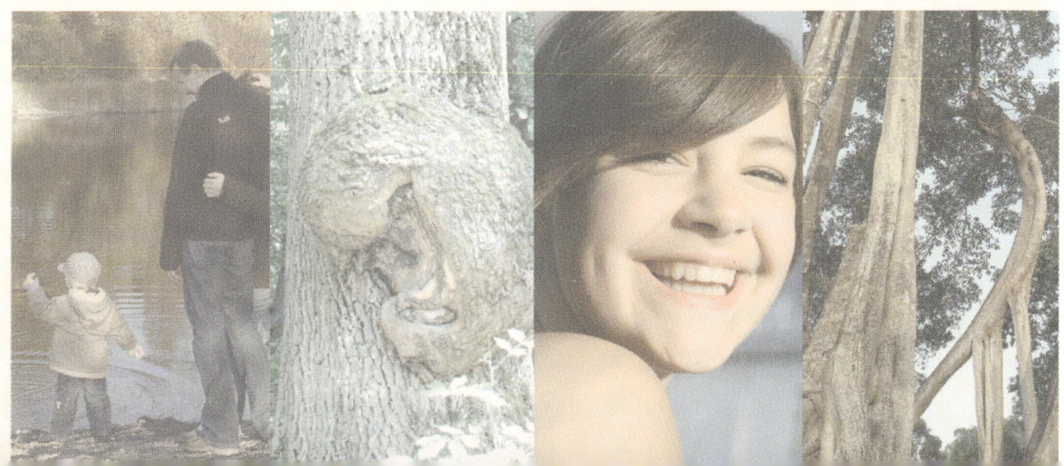

Inhalt

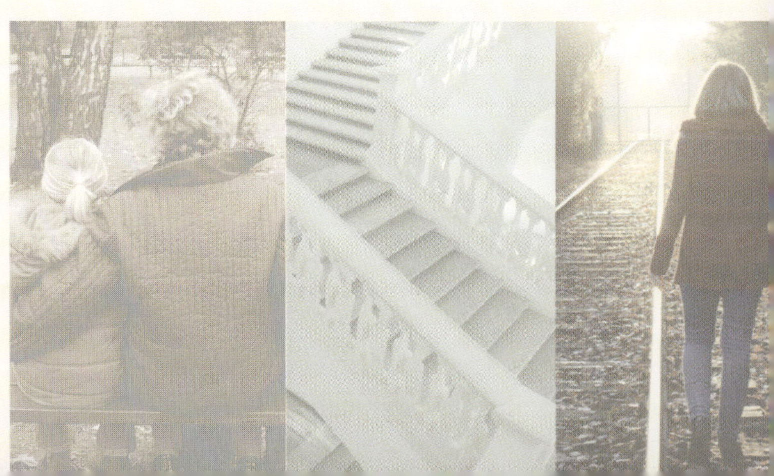

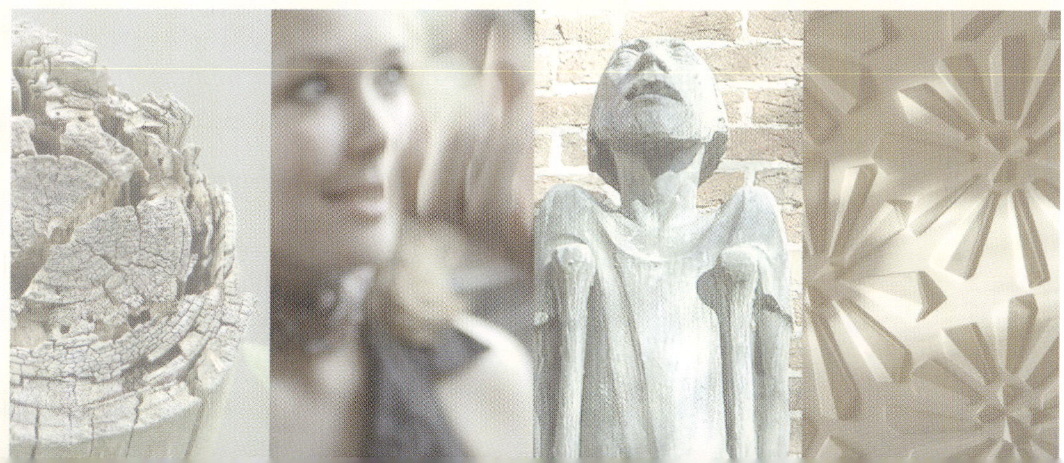

Vorwort

„Die Tatsache, dass ich schon bald tot sein werde, ist die größte Entscheidungshilfe, die ich jemals hatte, um wichtige Entscheidungen zu treffen. Denn beinahe alles – alle Erwartungen von anderen, aller Stolz, alle Angst vor Häme oder Versagen – diese Dinge sind nicht wichtig, wenn du den Tod vor Augen hast und damit bleibt nur zurück, was tatsächlich von Gewicht ist. Wenn man sich daran erinnert, dass man sterben wird, ist das für mich die beste Art, zu vermeiden, dass man meint, man hätte etwas zu verlieren. Du bist ja bereits entblößt. Es gibt keinen Grund, nicht deinem Herzen zu folgen ... Bleib gierig nach mehr. Bleib ein wenig töricht."

Steve Jobs' Stanford Commencement Adress, 2005

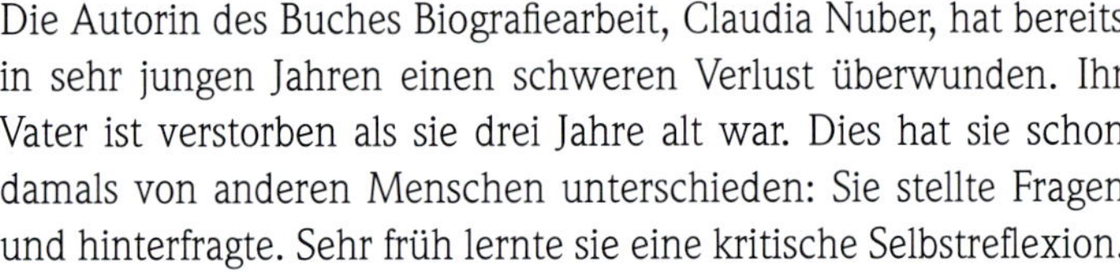

Die Autorin des Buches Biografiearbeit, Claudia Nuber, hat bereits in sehr jungen Jahren einen schweren Verlust überwunden. Ihr Vater ist verstorben als sie drei Jahre alt war. Dies hat sie schon damals von anderen Menschen unterschieden: Sie stellte Fragen und hinterfragte. Sehr früh lernte sie eine kritische Selbstreflexion.

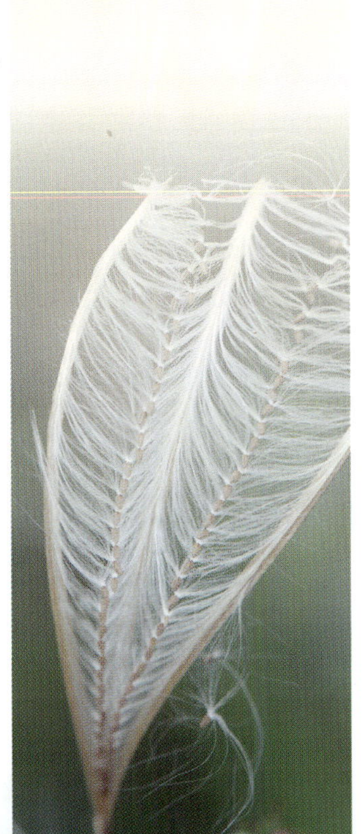

Dies führte letztlich auch zu ihrer Berufswahl. Frau Nuber ist examinierte Krankenschwester mit den Arbeitsschwerpunkten Palliative Care und Onkologie. Sie ist seit vielen Jahren als Dozentin in Palliative Care-Kursen für das Thema Biografiearbeit sehr erfolgreich tätig. Frau Nuber arbeitet seit vielen Jahren mit Palliativpatienten und verfügt daher über eine sehr hohe praktische als auch theoretische Fachkompetenz für das wichtige Thema Biografiearbeit.

Biografiearbeit kann eine wichtige Unterstützung am Ende des Lebens bieten. In der Begleitung Sterbender geht es in erster Linie darum zu verstehen, wie die eigene Lebensgeschichte das Verhalten und den ganzen Menschen formt. Die Auseinandersetzung und Reflexion mit dem eigenen Leben kann die Lebensqualität besonders am Ende des Lebens verbessern und die Begleitung positiver gestalten. Das Buch behandelt zahlreiche Unterstützungsmöglichkeiten für Begleiter, wie diese den Betroffenen im Rahmen der Biografiearbeit eine gute Unterstützung sein können. So werden beispielsweise viele Fallbeispiele, Übungen und Anregungen aufgezeigt. Zusätzlich erfährt der Leser wie ein Lebensbuch gestaltet werden kann. Hier gilt wie in allen Bereichen der Biografiearbeit die Grundsätze der Wertschätzung, Freiwilligkeit, behutsamer Umgang und Grenzen wahrzunehmen. Die Autorin bearbeitet diese Punkte ausführlich und zeigt auch einfache Einstiegsmöglichkeiten in das komplexe Thema wie beispielsweise durch ein Genogramm. Am Lebensende sind die einzelnen Lebensphasen eines Menschen ebenso wichtig für die Biografiearbeit wie die Aspekte unterschiedlicher Religionen.

Der Autorin ist es gelungen, ein sehr komplexes Thema in ihrem Buch praxisnah zu vermitteln.

Nach dem Motto: Aus der Praxis für die Praxis.

Nadine Lexa, MAS
Herausgeberin der Buchreihe „Palliative Care für Einsteiger"

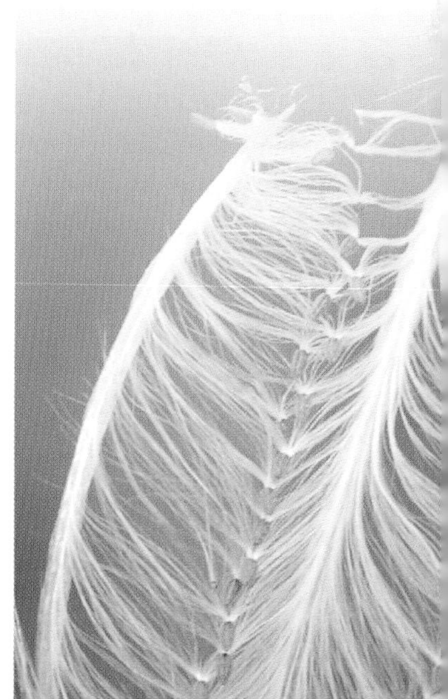

8 Biografiearbeit

Kapitel 1

Einleitung

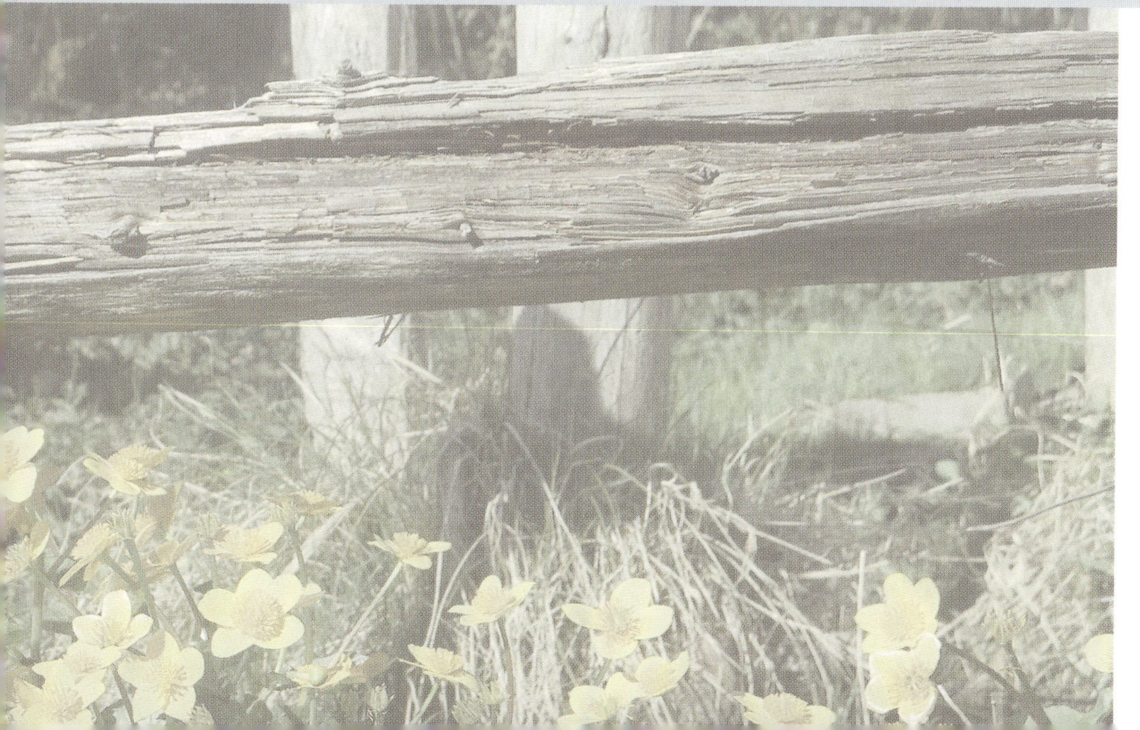

1 Einleitung

„Schön ist eigentlich alles, was man mit Liebe betrachtet“
Christian Morgenstern

Irgendwann begann es, das Leben, auch meins, aus dem Nichts heraus, und in vielen Schnörkeln und Windungen hat es sich entwickelt. Mit Staunen betrachte ich die Windungen auf meinem Lebensweg, die mich hierherführten. Wer hätte das gedacht, dass ich einmal ein Buch schreiben werde? Ich sicher nicht, und doch sitze ich jetzt hier und schreibe ein Buch. Ein Buch über Biografiearbeit. Wie kam es dazu?

Genau kann ich es nicht sagen. Liegt es vielleicht daran, dass auch ich mein Leben mit Liebe betrachten will?

Ich erinnere mich, dass ich schon als ganz kleines Mädchen sehr viele Fragen gestellt habe, deutlich mehr als es andere Mädchen in meinem Alter taten. Vieles, was um mich herum geschah, verstand ich nicht. Mein Vater starb, als ich 3 Jahre alt war. Auch das verstand ich nicht.

Wie funktioniert das Leben? Warum leben, warum sterben wir? Wer hat darauf eine Antwort? Das waren Fragen, die mich schon sehr früh beschäftigt haben.

So lief ich in der Nachbarschaft herum und stellte viele Fragen: „Was machst du da?“, „Bist du traurig?“ Der spätere Schwiegervater meiner Schwester Anna meinte damals, vermutlich sucht sie ihren Vater. Dass ich etwas gesucht habe war klar, und vielleicht bin ich immer noch auf der Suche? Auf der Suche nach Antworten.

Wie alle Kinder hatte ich ein gutes Gespür dafür, ob es jemandem gut oder schlecht geht. Ich saß viel auf dem Schoß der Nachbarn und hörte mir ihre Lebensgeschichten an. Hörte zu, wenn Frau G. erzählte, dass sie traurig sei, weil ihr Mann immer Frau A. besucht, die die erste große Liebe ihres Mannes war. Oder dass eine andere Nachbarin Angst vor ihrem Mann hat, weil er sie schlägt, wenn er zu viel Alkohol getrunken hat.

Ich bekam immer eine Antwort, besonders auf die Frage „Warum bist du traurig?“ Ich kann mich noch gut daran erinnern, dass ich einfach nur auf dem Schoß saß und zuhörte. Antworten oder Ratschläge konnte ich sowieso nicht geben und war zufrieden, wenn ich die Gründe erfuhr. Den Nachbarn ging es oft schon besser, wenn sie sich ausgesprochen hatten, auch das spürte ich.
Meiner Mutter allerdings gefiel es nicht, dass ich in der Nachbarschaft herumstreunte und so viele Fragen stellte. Es irritierte sie, denn keines ihrer anderen Kinder war so neugierig wie ich, vermutlich war es ihr auch etwas peinlich, denn sie erklärte mir, dass Neugierde unhöflich sei und sie nicht will, dass ich weiter so neugierig bin. Ich habe es versucht, aber mein Wissensdurst blieb. Ich wollte weiter wissen, wie das Leben funktioniert - warum wir so sind, wie wir sind?.
Heute weiß ich, dass es eine Neugierde gibt, die auf Sensationen aus ist und eine Neugierde, bei der die Sensation in den Hintergrund tritt und die Neugier auf Wissenswertes im Vordergrund steht.

„Die Neugier – lateinisch novarum rerum cupidus in der Bedeutung auf Neues begierig – ist das als einen Reiz auftretende Verlangen, Neues zu erfahren und insbesondere Verborgenes kennenzulernen.“[1]

Einfach nur zuhören, ohne zu wissen, wie oder was dem anderen helfen kann, mit einem offenen Herzen da sein, nicht zu interpretieren oder zu werten. Das sind Eigenschaften, die mir als Kind noch ganz natürlich zur Verfügung standen und die für Biografiearbeit unabdingbar sind.
Welchen Sinn hatte unser Leben, hat es jetzt, und welchen Sinn wollen wir ihm geben? Das sind so wichtige Fragen, vielleicht sogar die wichtigsten Fragen überhaupt in unserem Leben.
Ich glaube, dass ich schon mein ganzes Leben lang Biografiearbeit gemacht habe, ohne es selbst zu wissen.

1 Hoffmeister, Johannes: Wörterbuch der philosophischen Begriffe. Hamburg 1955

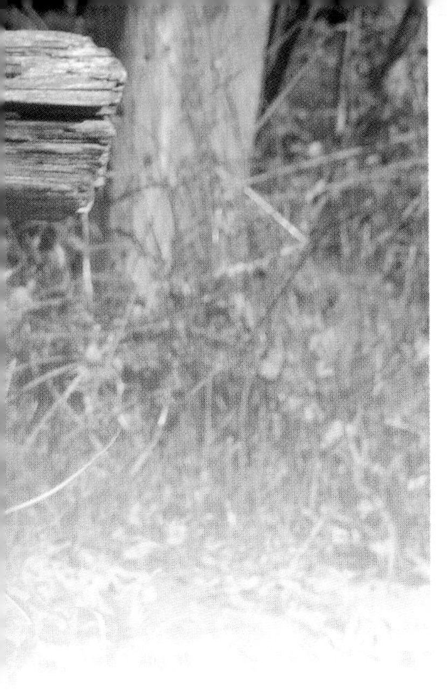

Eine Möglichkeit, um dies fragend zu erforschen, ist die Arbeit an unserer Biografie. Es ist eine bewusste Auseinandersetzung mit unserem Leben, mit uns selbst. Fragend kommen wir dem näher was uns geprägt, geformt und uns zu dem Menschen gemacht hat, der wir jetzt sind.
Biografiearbeit kann so zu einem Weg werden, unser Leben und uns selbst mit mehr Liebe und Mitgefühl zu betrachten. Vermutlich hat Biografiearbeit deshalb einen so hohen Stellenwert in meinem Leben.
Ich unterhalte mich privat und auch beruflich immer noch gerne mit Menschen und lasse mir aus ihrem Leben erzählen, genauso gerne erzähle ich interessierten Gesprächspartnern aus meinem Leben.
Ich bin davon überzeugt, dass das Erzählen und Mitteilen unsere Lebensgeschichten uns hilft, heil zu werden. Ich glaube, dass es eine der Aufgaben unseres Lebens ist, unsere Einzigartigkeit zu leben. Wer bin ich, was macht mich aus, welches Geschenk bringe ich in diese Welt, was prägt mich und was hindert mich?
Mit dem Blick zurück kann sich uns der Sinn unseres Lebens offenbaren und uns helfen weiterzuleben, neu zu beginnen und/ oder loszulassen. Denn nichts geschieht umsonst, alles hat einen tieferen Sinn.
Niemand anderes als wir selbst kann unser Leben leben, es ist ein unvergleichliches Geschenk an uns selbst. Und mit Hilfe von Biografiearbeit können wir lernen, dieses Geschenk auszupacken.

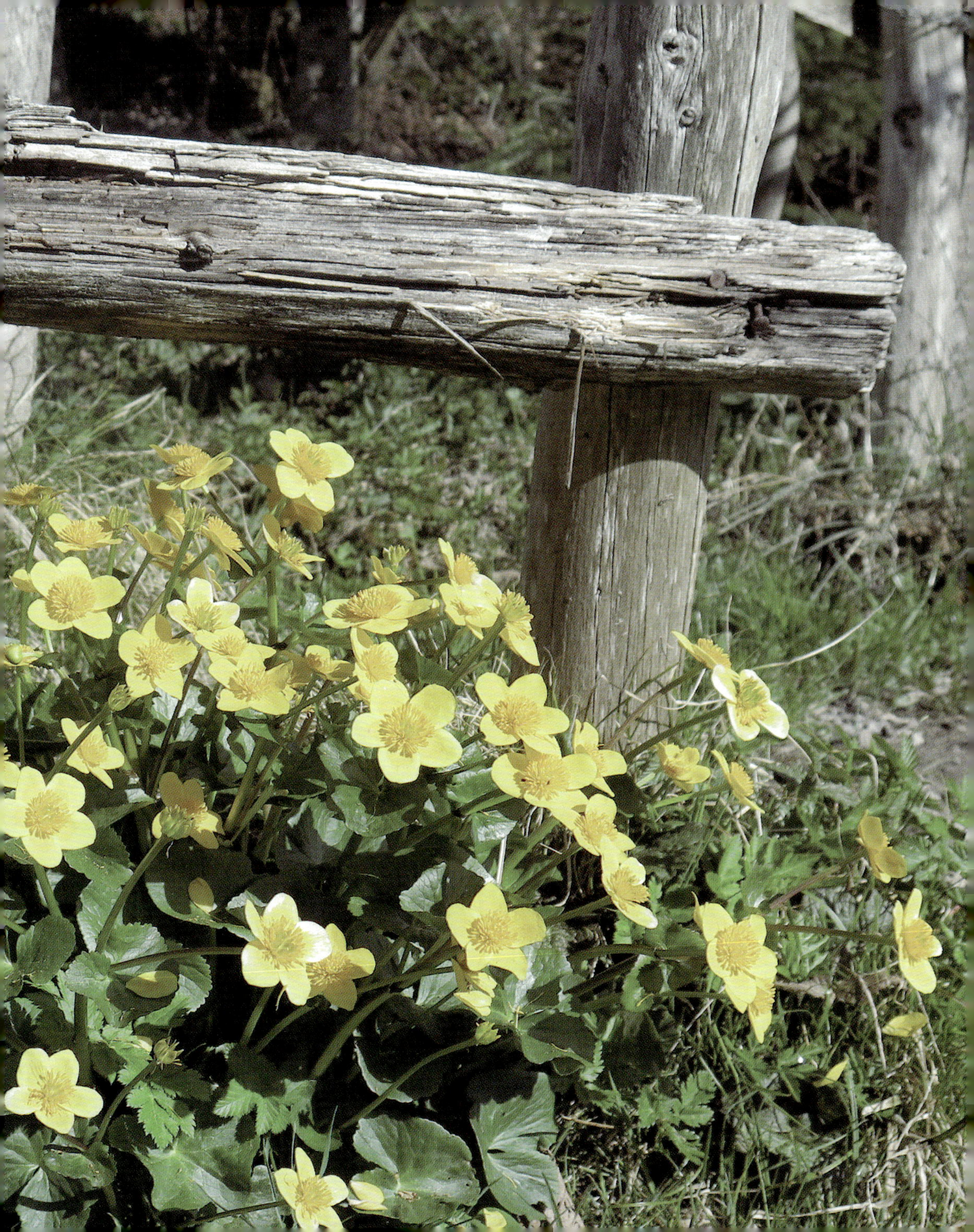

Kapitel 2

Auf dem Weg zu sich selbst

2 Auf dem Weg zu sich selbst

Biografiearbeit beinhaltet zwei Aspekte. Zum einen die *Auseinandersetzung mit dem eigenen Leben, der persönlichen Vergangenheit, Gegenwart und Zukunft*, und zum anderen die *Biografiearbeit mit ihrer professionellen Komponente in der Pflege und Begleitung von Menschen.* [2]

Wollen wir in der Begleitung Biografiearbeit als Methode anwenden, muss uns bewusst sein, dass wir diese Aspekte nicht voneinander trennen können. Unser Leben und das Leben anderer Menschen erzählen uns Geschichten, die uns etwas lehren wollen und lehren können.

2.1 Die Auseinandersetzung mit dem eigenem Leben

Um mit Menschen biografisch zu arbeiten, müssen wir uns mit unserem eigenen Leben, unserer Vergangenheit, Gegenwart und Zukunft auseinandersetzen. In der Arbeit an einer fremden Biografie arbeiten wir immer auch an unserer eigenen. Das passiert ganz automatisch, denn obwohl jeder Mensch und jedes Leben einzigartig ist, finden wir in fremden Lebensgeschichten immer auch etwas von uns selbst. Tatsächlich können wir uns häufig in den Geschichten fremder Menschen leichter wiederfinden als in unseren eigenen. Es fällt uns leichter, ihre Verhaltensmuster deutlicher zu erkennen als unsere eigenen.

„Was siehst du aber den Splitter im Auge deines Bruders, den Balken aber im eigenen Auge bemerkst du nicht?“
Bibelzitat Lukas 6:41. [3]

---

2 Klingenberger, Hubert: Lebensmutig. München 2003, , S.42

3 Die Bibel nach Martin Luther, Das Neue Testament, Deutsche Bibelgesellschaft, Stuttgart, 1999, S.76

So werden wir in der Begleitung immer auch mit uns selbst und mit unserer eigenen Wahrheit konfrontiert. Jede Person, die wir begleiten, lehrt uns immer auch etwas über uns selbst.
Als Begleiter sollten wir daher unsere Aufmerksamkeit weniger auf die Splitter im Auge des anderen richten als vielmehr Ausschau nach unseren eigenen „Balken" halten. Unser Schatten ist der Anteil in uns, den wir nicht akzeptieren und verdrängen. Wir verwenden eine Menge Energie, um ihn ins Unterbewusste zu verdrängen. Das, was wir an anderen Menschen ablehnen, ist häufig unser eigener Schatten. Es braucht Mut anzuerkennen, dass das, was wir an andern verurteilen, genau das ist, was wir selbst auch in uns tragen.
Sobald wir uns mit unseren eigenen Tabuthemen auseinandersetzen, unsere Schatten ans Licht holen und Stück für Stück unsere „eingefrorenen" Gefühle aufweichen, können wir als Begleiter für den anderen da sein. Dann können wir ein Stück seines Weges mit ihm gehen. Vermeiden wir aber die Auseinandersetzung mit unseren eigenen Themen, kennen wir unsere inneren Drachen womöglich gar nicht, kann es in der Begleitung leicht passieren, dass wir in unsere eigene Geschichte rutschen und unser Gegenüber nicht mehr sehen, sondern dass unsere Wahrnehmung von ihm verzerrt ist und wir in unserem eigenen Schmerz versinken.
Sich mit den eigenen Stärken und Schwächen auseinanderzusetzen und sich selbst anzunehmen ist häufig ein lebenslanger Prozess. Egal wieviel wir schon glauben erlöst und bearbeitet zu haben, es kann immer wieder etwas geben, das uns in unsere eigene Angst bringt. In der Begegnung und beim Eintauchen in die Geschichte unseres Gegenübers kann und wird es uns immer wieder passieren, dass dabei einer unserer eigenen Schatten ans Licht geholt wird, einen den wir noch nicht so gut kennen. Je öfter wir hinsehen dürfen umso leichter wird es, uns mit ihnen auseinanderzusetzen, sie anzunehmen und loszulassen, bis sie irgendwann einmal keine Schatten, sondern Teil unseres Lebens, unserer eigenen Persönlichkeit sind, die wir lieben gelernt haben.

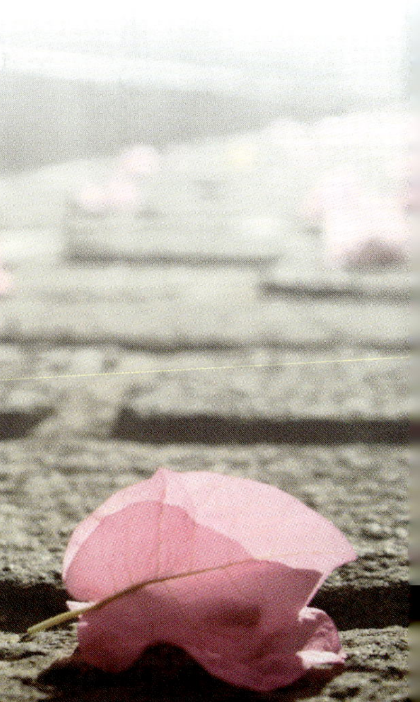

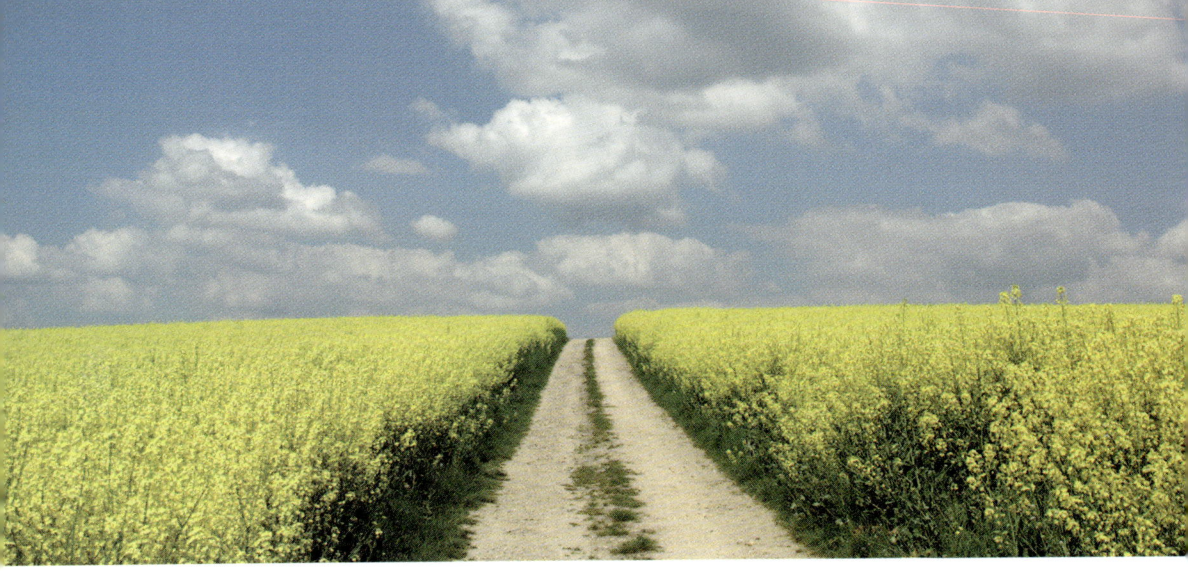

Durch unsere Bereitschaft, uns immer wieder für den anderen zu öffnen, öffnen wir uns auch für uns selbst, können ihn und uns selbst wirklich kennen und verstehen lernen. Daraus wächst ein Verstehen, indem wir den anderen und unser eigenes Menschsein in seiner Unvollkommenheit anzunehmen lernen.

Dazu gehört auch, dass wir uns unserer eigenen Endlichkeit und den damit verbundenen Ängsten stellen. Kennen wir unsere eigene Todesangst, sind wir gerüstet, um Menschen bei existentiellen Fragen in ihrer Angst, Not und ihrem Leiden zur Seite zu stehen. Wir sind als Mensch greifbar und können unser Herz für den anderen öffnen und ganz da sein.

In der Auseinandersetzung mit dem eigenen Leben liegt unsere Aufmerksamkeit darauf, bewusster zu leben. Wir haben alle unsere Muster und Grenzen, diese beeinflussen unbewusst unsere Beziehungen und unser Leben, im Betrachten unsere Lebensgeschichten können wir uns ihrer gewahr werden. Indem wir versuchen ihren Ursprung zu erforschen, können wir sehr viel über unser Unterbewusstes erfahren. Sind unsere Muster einmal in unser Bewusstsein gerückt, ist es möglich, dass sie ihre Macht über uns verlieren und wir freier und spontaner leben können. Dadurch geben wir unserem wahren Wesen mehr Raum und Freiheit. Natürlich dürfen wir auch hier lustvoll, vielleicht auch melancholisch in der Vergangenheit schwelgen.

2.2 Biografiearbeit in der Pflege und Begleitung von Menschen

In der Begleitung ist unser Fokus ein anderer als in der Auseinandersetzung mit unserem eigenen Leben. In der Begleitung und Pflege von Menschen wollen wir deren Gewohnheiten und vertraute Abläufe kennenlernen, um ihnen in der Unsicherheit einer veränderten Lebensumgebung ein Gefühl der Sicherheit zu vermitteln. Sich an die gute alte Zeit zu erinnern hilft ihnen auch in Krisenzeiten, auf bewährte Verhaltensmuster und Strategien zurückzugreifen.

„Im Leben geht es darum Fragen zu stellen"
(Häuptling eines Indianerstammes am Amazonas) [4]

Wir arbeiten vor allem ressourcenorientiert und stellen interessierte Fragen, fragen nach, was ihnen im Leben wichtig war und immer noch wichtig ist. Im Erzählen von „Früher" können sich besonders auch alte Menschen wieder kompetent und erfolgreich fühlen. Das Erzählen über ihre Vergangenheit lässt sie auch leichter mit anderen in Beziehung treten. Es können Gemeinsamkeiten, ähnliche Schicksale und Vorlieben gefunden werden, die verbinden. In dem Bewusstsein „Hier kennt man mich" kann auch in einer fremden Umgebung ein Gefühl von Heimat entstehen.
Unser Ziel ist eine Verbesserung ihrer Lebensqualität. Das heißt, dass nicht aktiv nach problematischen Lebensereignissen gesucht wird. Tauchen diese jedoch auf, werden sie allerdings nicht unterdrückt oder verschwiegen, sondern bekommen ihren Raum und werden mitfühlend begleitet. Zum Glück haben wir als Menschen so etwas wie einen inneren Heiler. Immer dann, wenn es für den Erzähler nötig und auch möglich ist, sich mit seinen schwierigen Erlebnissen auszusöhnen, erlaubt unser innerer Heiler, dass sich diese Erlebnisse zeigen. Meine Mutter, die kein leichtes Leben hatte, pflegte immer zu sagen:

„Wir bekommen immer nur so viel, wie wir vertragen können, und das ist meist mehr, als wir glauben ertragen zu können."

4 Barry Lane: Schreiben heißt sich selbst entdecken. Augustus Verlag München 1995, S.33

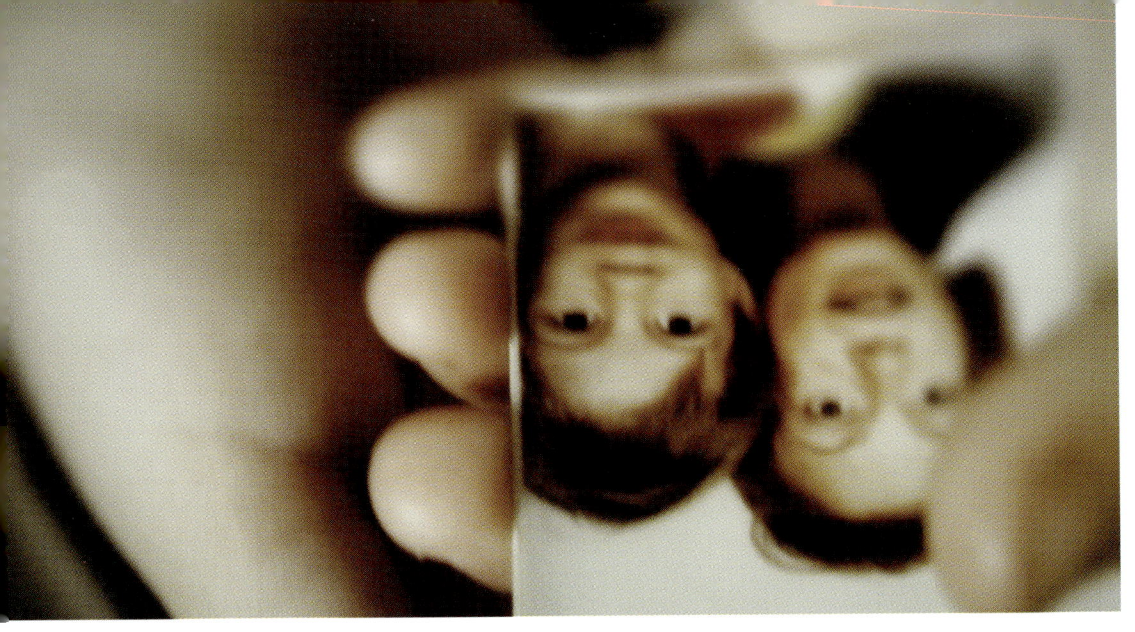

Mich daran zu erinnern gibt mir in schwierigen Lebenssituationen Mut und hilft mir persönlich, den nächsten Schritt zu gehen.
Im Krankheitsfall konzentrieren wir Menschen uns oft nur noch auf das, was wir nicht mehr können. In der Begleitung kann die Arbeit an ihrer eigenen Biografie unseren Patienten helfen, einen Blick dafür zu bekommen, was sie bereits bewältigt und welche Fähigkeiten sie im Laufe ihres Lebens entwickelt haben. Sie nehmen sich selbst wieder als ganzen Menschen wahr.
Sich Schmerzen, Einschränkungen und Ängsten hilflos ausgeliefert zu fühlen, lähmt uns und schränkt unsere Wahrnehmung ein. Dabei vergessen wir, dass wir als Menschen viel mehr als unsere Erkrankung und Einschränkungen sind. Wir haben unsere ganz persönlichen Lebensgeschichten, die unser Denken, Fühlen und Handeln beeinflussen. Eine Erkrankung wird für uns zum Lebensstress, der unser Leben dominiert und uns in allen Bereichen unseres Lebens stark einschränkt. Wir fühlen uns wertlos und leugnen all das, was wir sonst noch sind.
In der Begleitung ist deshalb eine unserer Aufgaben, dem anderen zu helfen, sich selbst nicht nur als krank oder sterbend zu erleben, sondern zu spüren, wer er wirklich ist, und ihm zu helfen, sich an das zu erinnern, was ihm bereits in anderen Lebenskrisen geholfen hat.

Nur wenn wir wissen, welche Träume oder auch Traumata das Denken und Fühlen des anderen bestimmen, können wir auch das Handeln des anderen wirklich verstehen und können ihm helfen, im Hier und Heute auf bewährte Bewältigungsstrategie zurückzugreifen.
So kann der Rückblick am Lebensende helfen, Lebensfreude und Lebenssinn zu finden, ganz im Jetzt zu leben und die Prozesse, die zum Abschiednehmen und Loslassen nötig sind, zu durchlaufen.

Angehörige sind eine wichtige Ressource für den Patienten.

Sie stellen eine Verbindung zur Alltagswelt dar und leisten emotionalen und praktischen Beistand. Auch ihr Leben verändert sich radikal. Ins Bewusstsein rückt ihr gemeinsames Leben, was gut daran war, was man versäumt oder falsch gemacht hat, wo man Unrecht hatte und wofür man dankbar sein kann.
Im Blick auf ihre gemeinsame Biografie müssen sie überlegen, wie es nach dem Tod des Angehörigen weitergehen kann. Zu den Angehörigen zählen auch engste Freunde und andere vertraute Personen. Auch den Angehörigen hilft Biografiearbeit in ihrer oft schwierigen Situation von Mitgehen- und Loslassenkönnen. Sie führt sie in ihre eigene Biografie und lässt sie daran arbeiten und letztendlich weiterleben.

Fallgeschichte:

Herr L., 71 Jahre alt, lag mit einem metastasierendem Pancreas Carcinom bei uns auf der Palliativstation. Seine 65jährige Ehefrau war als Begleitperson mit aufgenommen. Herr L. war größtenteils somnolent (benommen, schläfrig), konnte auf Fragen keine Antwort geben, reagierte aber auf Schmerzreize. Seine Ehefrau half bei pflegerischen Handlungen. Sie sagte *„Jetzt kann ich auch etwas tun, ich fühle mich oft so nutzlos."*
F:[5] *„Das ist alles sehr schwer aushaltbar für Sie."*
Sie nickte und Tränen traten in ihre Augen. Wir versorgten beide weiter schweigend ihren Mann, im Hintergrund lief das Radio. Herr L. lag wieder ruhig und entspannt im Bett.
F: *„Kann ich denn noch etwas für Sie tun?"*

5 „F" steht für → Frage im Text

Frau L. schüttelte den Kopf.

F: *„Wenn das Radio stört, kann ich es auch wieder ausschalten."*

Frau L. schüttelte entschieden den Kopf: ***„Nein bloß nicht! Das Radio hat mir schon einmal das Leben gerettet, das bleibt an."*** Die Aussage verwunderte mich und ich sah sie fragend an. *„Ja wissen Sie, das hätte niemand gedacht, dass einmal mein Mann vor mir an Krebs versterben wird und nicht ich vor ihm."*

F: *„Sie sind auch erkrankt?"* fragte ich vorsichtig und sie erzählte, dass sie mit 38 Jahren an Brustkrebs erkrankt sei. Und obwohl das jetzt schon mehr als 20 Jahre zurückliegt, erinnert sie sich beim Anblick ihres Mannes daran als sei es gestern gewesen. *„Ich musste damals zweimal in den OP. Ins Krankenhaus bin ich im festen Glauben gekommen, dass eine Milchdrüse verkalkt sei. Ich habe alle meine Kinder sehr lange gestillt."*, erklärte sie.

Aber dem war nicht so. Als sie aus der Narkose erwachte, kamen zwei Ärzte um ihr zu sagen, dass es Krebs sei und sie nochmals operiert werden müsse. Das ging alles so schnell, dass sie gar nicht kapierte, was wirklich los war. Als sie dann später im Zimmer war, war alles immer noch so unwirklich, und erst als sie beim Aufrichten ihren rechten Arm mitbenutzte und ein stechender Schmerz in ihre rechten Seite fuhr, erschrak sie und dachte: *„Vielleicht muss ich jetzt sterben?"*

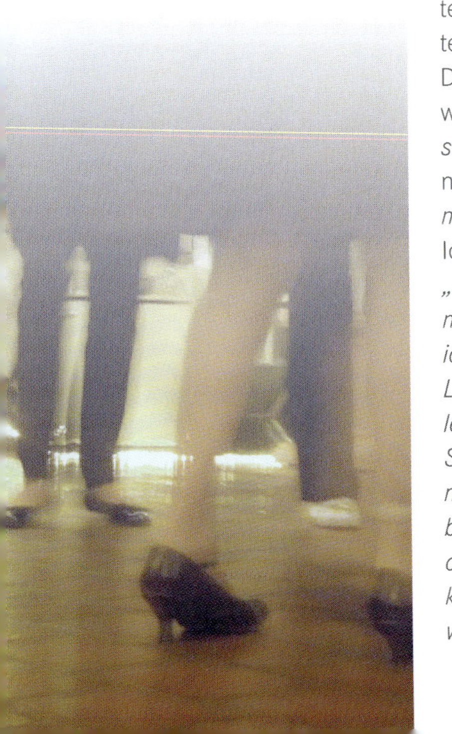

Damals waren ihre Kinder noch sehr klein. Ihre jüngste Tochter war 6 Jahre alt und ihr nächster Gedanke war: ***„Ich will noch nicht*** *sterben. Meine Kinder brauchen noch eine Mutter."* Sie wollte nicht, dass ihr Mann sich eine andere Frau nimmt: *„Das war damals wohl sehr egoistisch von mir?"* fragte sie.

Ich schüttelte den Kopf, nahm ihre Hand und sie erzählte weiter. *„Im Hintergrund lief damals auch das Radio. In dem Schreckmoment habe ich es gar nicht mitbekommen und auf einmal bemerkte ich, dass mein Fuß im Takt mitwippte. Da hörte ich auch wieder das Lied, es war eines unserer Lieblingslieder. Mein Mann und ich waren leidenschaftliche Tänzer, wir tanzen mittlerweile seit 40 Jahren Standardtanz in einem Tanzkreis. Und ich wusste, dass ich mit meinem Mann wieder zum Tanzen gehen wollte. Nach vier Wochen bin ich mit ihm, trotz Chemo, wieder zum Tanzen gegangen, und an diesem Abend habe ich alles vergessen, konnte wieder Wasser trinken ohne mich zu übergeben, hatte keine Schmerzen mehr, alles war weg. Ich bin dann auch wieder zum Arbeiten gegangen, habe*

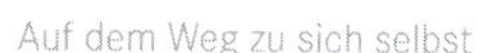

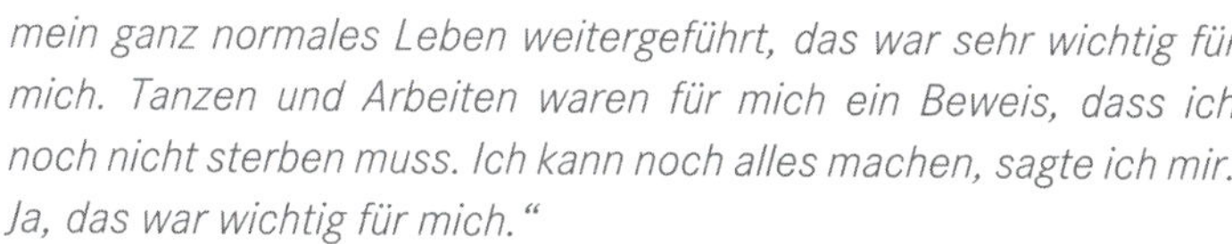

mein ganz normales Leben weitergeführt, das war sehr wichtig für mich. Tanzen und Arbeiten waren für mich ein Beweis, dass ich noch nicht sterben muss. Ich kann noch alles machen, sagte ich mir. Ja, das war wichtig für mich."

Sie sah mich an und meinte dann: *„Wenn ich es mir genau überlege, war es auch das erste Zeichen, dass mein Mann krank sein muss, als er nicht mehr zum Tanzen gehen wollte. Das war so ungefähr ca. 2 Monate bevor wir seine Diagnose bekamen. Da dachte ich noch es läge an seinem Alter, er war ja schon 70 Jahre alt. Aber jetzt glaube ich, das waren die ersten Vorboten. Wenn ich jetzt hier in seinem Zimmer eines unserer Lieblingslieder höre, bei dem wir beide immer aufgesprungen sind um zu Tanzen, schaue ich zu ihm hin, ob er nicht doch aufsteht, um mit mir zu tanzen, und da fühle ich mich ihm sehr nah, gehe an sein Bett und streichle ihn. Da wird mir klar, Tanzen können wir nicht mehr, aber unsere Lieder, die bleiben mir, auch wenn er nicht mehr da ist. Dann fühle ich mich mit ihm verbunden, da ist er da, auch wenn er jetzt schon oft ganz weit entfernt von mir zu sein scheint. Nein, das Radio, das bleibt an!"*

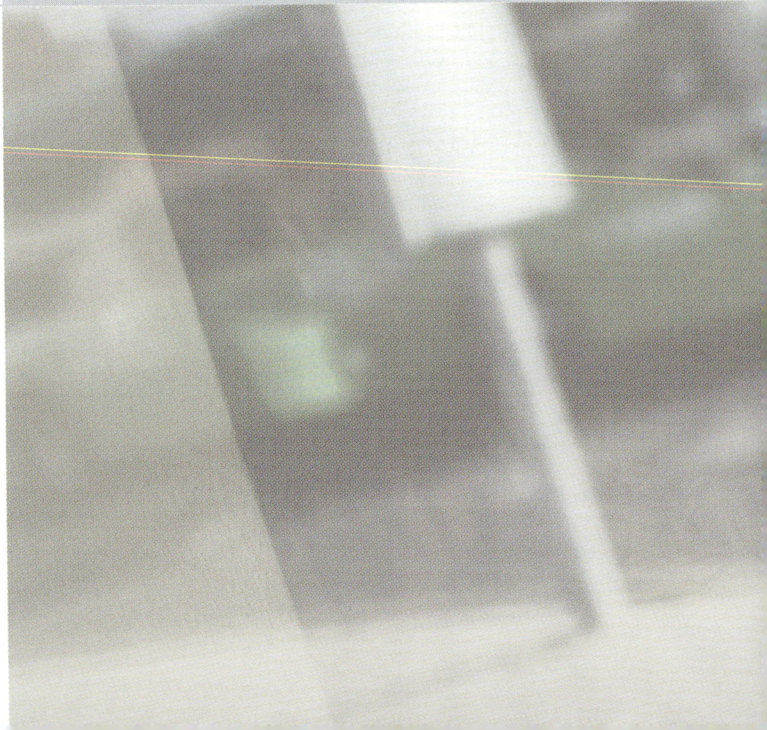

Kapitel 3

Sinnsuche und Biografiearbeit

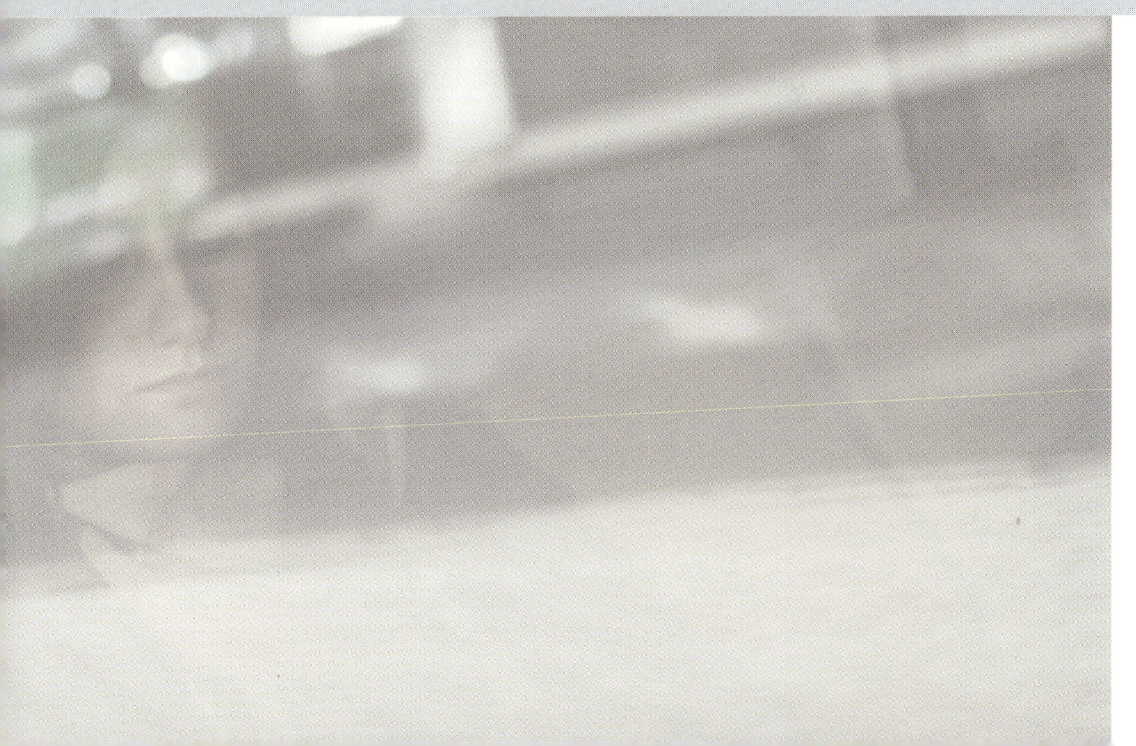

3 Sinnsuche und Biografiearbeit

Als Menschen sind wir die einzigen Lebewesen auf unserem Planeten, die die Möglichkeit haben, über den Sinn unseres Lebens nachzudenken. Zu keiner Zeit war die Sehnsucht nach dem eigenen Selbst so groß wie in unserer. Wir suchen nach einem Sinn in unserem Leben und fragen uns wer wir sind und warum wir sind.

Biografiearbeit kann uns auf diese Fragen einer Antwort näherbringen.

Es ist eine Möglichkeit des Sich-selbst-Begegnens: Wir schauen uns unsere eigene Geschichte an, sehen mal genauer hin, lassen Erinnerungen zu und steigen in unsere eigenen Tiefen hinab, um uns darin selbst zu begegnen.

Wir beschreiben dabei selbst unser Leben, damit es nicht verloren geht und wir unseren Schatz der Erinnerung bewahren, für uns und für die, die nachkommen. Wir geben Erfahrungen und Einsichten weiter und vertiefen dabei unser Verständnis für uns selbst und wecken bei anderen Verständnis für uns.

In früheren Kulturen waren die Lebensaufgaben klar vorgegeben und wurden nicht hinterfragt. Der Sinn des eigenen Lebens war ohne Bedeutung. Früher erkannten sich die Menschen noch in dem Erzählen von Märchen und Mythen. Sie fanden Trost darin, sich in den Lebensweisheiten, die in Märchen enthalten sind, gespiegelt zu sehen. Es gab vorgegebene Verhaltensregeln, auf die sie zurückgreifen konnten. Auch unsere Eltern hatten noch eine sogenannte „Normalbiografie“, der Mann verdiente das Geld und die Frau sorgte sich um den Haushalt und um die Kinder. Die Rollen waren fest vorgegeben, und die Folge eines Ausbruchs aus dieser „Normalbiografie“ war soziale Ausgrenzung. Die Biografie wurde somit maßgeblich mitbestimmt durchs jeweilige Geschlecht, der Religion und der jeweiligen Schicht, in die man hineingeboren war.

Heute sehen die Lebensläufe sehr verändert aus. Männliche und weibliche Lebensläufe haben sich einander angeglichen. Beide Partner sind in der Regel berufstätig und kümmern sich in der Elternzeit abwechselnd um den Nachwuchs. Wir müssen unseren Lebenslauf selbst gestalten und/oder ihn mit unserem Partner absprechen. Diese individuellen Möglichkeiten schaffen viel Freiraum, andererseits aber auch viel Unsicherheit.

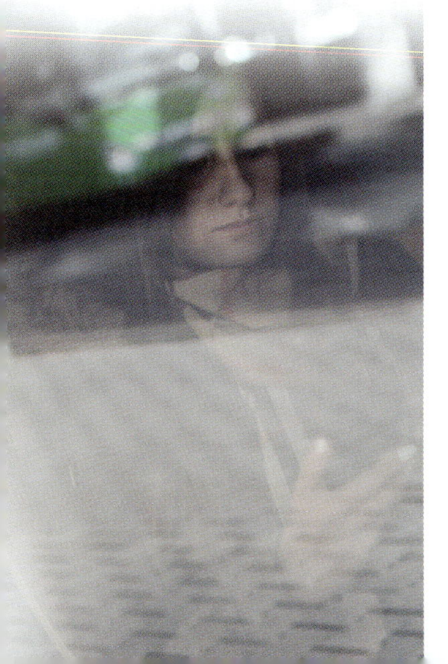

Nach krisenhaften Einbrüchen wie Trennungen durch Scheidung oder Tod des Partners, Arbeitslosigkeit, Berufswechsel, Krankheit, Alter oder in der Auseinandersetzung mit unserem eigenen Sterben sind wir häufig allein und auf uns selbst gestellt. Wir müssen diese Lebensübergänge selbst bewältigen und uns mit den dazugehörigen Gefühlen auseinandersetzen. Sicherheit können wir dadurch wieder erlangen, indem wir in der Rückschau eben nicht nur auf die belastenden Aspekte unseres Lebens schauen, sondern auch auf das Positive, auf das, was schön war. Es gibt kein Leben, das nur schwer und keins, das nur leicht war. Da wir auf keine vorgegebenen Verhaltensregeln mehr zurückgreifen können, müssen wir heute selber herausfinden, wer wir sind und welche ganz einzigartigen Möglichkeiten wir haben, um uns selbst in dieser Welt zu verwirklichen. Anders als im Lebenslauf, wo es mehr um Fakten geht, darum, wo wir geboren sind oder von wann bis wann wir in die Schule gegangen sind, geht es bei unserer Biografie darum, aus unserer ganz eigenen Sicht heraus zu entdecken, wie der Verlauf unseres Lebens uns zu dem Menschen gemacht hat, der wir heute sind.
Deshalb treten heute in der bewussten Auseinandersetzung mit dem Leben mehr unsere eigenen, ganz persönlichen und individuellen Lebensgeschichten in den Vordergrund. In Pflegefachbüchern wird die Biografiearbeit auch als Lebensgeschichte eines Menschen definiert.

„In der Biografiearbeit geht es darum zu erkennen, wie die Lebensgeschichte das Verhalten und die gesamte Persönlichkeit prägt. Das Wissen darüber kann eine die Lebensqualität steigernde Pflege ermöglichen.“[6]

Wir können auf die Fülle von Erfahrungen und Einsichten unseres vergangenen Lebens zurückgreifen und wollen auch davon berichten.

Biografiearbeit machen wir nie nur für uns selbst, wir haben das tiefe Bedürfnis, andere an dem, was wir gedacht, gelebt, durchlitten und erfahren haben, Anteil nehmen zu lassen. Wir wollen in Kontakt treten und können über das Mitteilen unserer Lebensgeschichten nicht nur in Kontakt mit einer anderen Person kommen, sondern auch mit unserem inneren Kern, mit dem, was wir wirklich sind.
Das hilft uns, authentischer zu leben und mehr und mehr wir selbst zu sein. So kann die Arbeit an unserem eigenen Leben uns helfen, gegenwärtig zu leben und uns zu öffnen. Nur wenn wir unsere Mauern und Masken ablegen, sind wir wahrhaftig und echt. Dann können wir in einen authentischen Kontakt mit einem anderen Menschen treten und können ihm wirklich nah sein.

6 aus: Altenpflege - Express Pflegewissen. Stuttgart 2009, S. 101

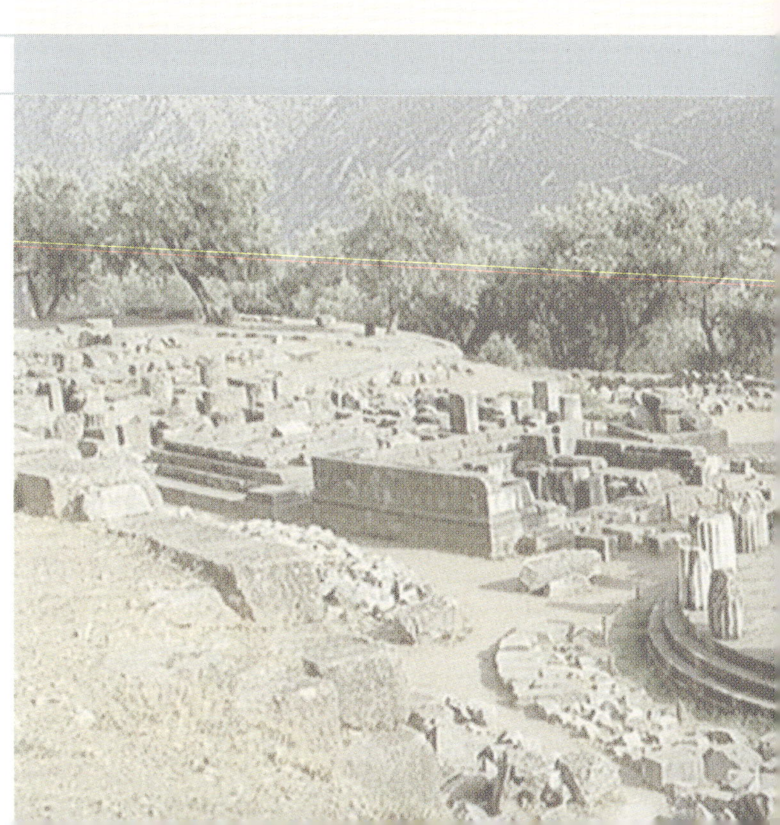

Kapitel 4

Möglichkeiten der Biografiearbeit

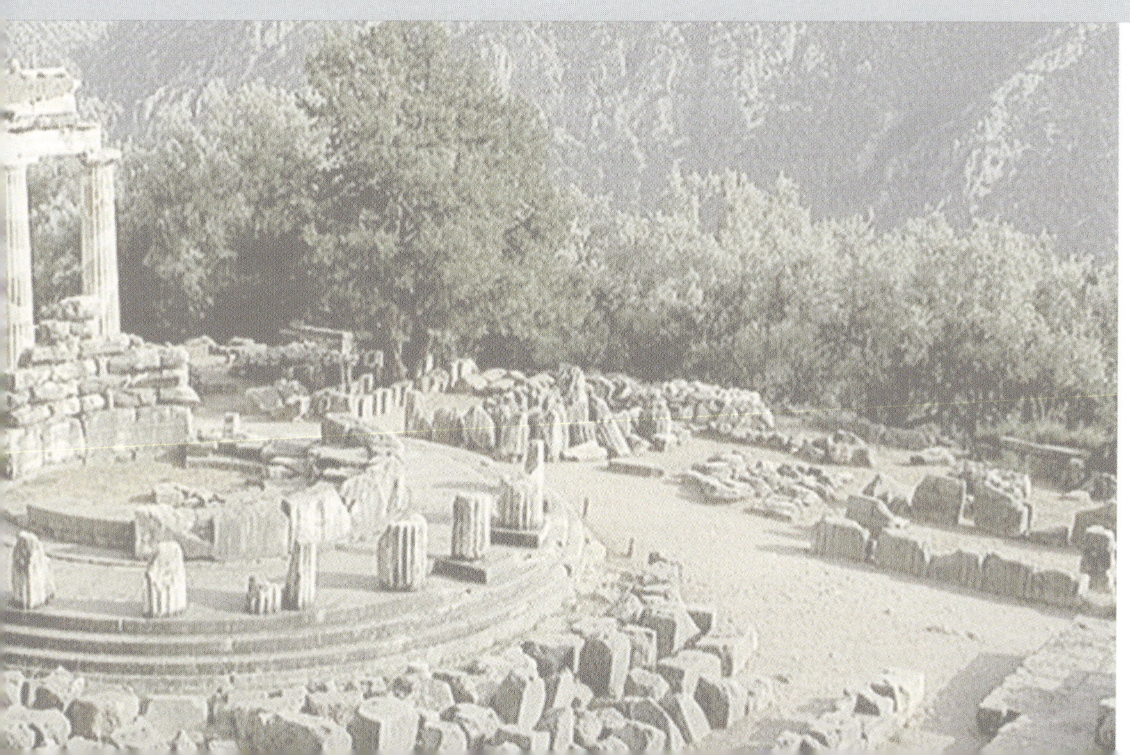

4 Möglichkeiten der Biografiearbeit

Am Eingang des Orakels von Delphi stand die Inschrift: *„Erkenne dich selbst“*. Das kann als Aufforderung verstandenwerden, sich mit der eigenen Persönlichkeit, dem eigenen Leben auseinanderzusetzen, indem wir durch das Erkennen unserer inneren Welt, Lösungen für Probleme in unserer Außenwelt finden.

„Wer nach außen schaut, träumt; wer nach innen schaut, erwacht.“ (C.G. Jung)[7]

So wie unser Körper mit unserem psychisch-sozialen Erleben und unserem Seelenleben zusammenhängt, gehören auch unsere Vergangenheit, Gegenwart und Zukunft zusammen. Wir erinnern uns ständig und wissen vielleicht nicht, was diese Erinnerungen bedeuten, tun sie ab und schieben sie weg. Beim biografischen Arbeiten wenden wir uns unseren aufsteigenden Erinnerungen zu und wollen herausfinden, was sie uns zu sagen haben.
Wir denken immer von dem Punkt aus, an dem wir jetzt gerade stehen, über unser Leben nach, und schauen uns an, was hinter uns liegt, woher wir gekommen sind.
Ältere lebende Verwandte können uns hierbei eine große Hilfe sein, ihre Lebensgeschichten erzählen uns auch einiges über unser eigenes Leben. Beim Sammeln ihrer Erinnerungen erfahren wir nicht nur etwas über ihr Leben, sondern verstehen auch unser eigenes besser, warum wir so geworden sind. Wir können uns in unserer eigenen Geschichte leichter wiederfinden.
Dass wir uns erinnern und uns fragen können, was wir im Leben erreicht haben und welche Fähigkeiten wir entwickelt haben, ist ein großes Geschenk, denn es versetzt uns in die Lage, unsere Gegenwart zu beurteilen und in die Zukunft zu denken. Wir bekommen einen Blick dafür, wohin wir gehen wollen und überlegen, was wir in unserem Leben noch erreichen möchten, was uns wirklich wichtig ist und wofür es sich lohnt zu leben.
Je mehr wir uns bewusst erinnern und reflektieren, desto weniger wichtig wird es für uns, uns anderen gegenüber beweisen zu wollen. Je mehr wir uns selbst verstehen, desto glücklicher können wir leben.

Wir lernen dabei:

- Ereignisse unseres Lebens verstehen zu lernen
- Geheimnisse zu offenbaren
- uns mit schmerzvollen Erinnerungen zu versöhnen
- erfreuliche Gedanken und Vorstellungen auszulösen
- überholte Denk- und Verhaltensmuster zu durchschauen
- wir bestimmen und bewerten unsere Lebenssituation
- setzten uns Ziele, die wir noch verfolgen bzw. erreichen wollen

7 aus: http://bolormaamueller.de/25-zitate-von-c-g-jung-zur-selbsterkenntnis-und-bewusstseinserweiterung/

4.1 Lebensbilanz oder die Reise in die Vergangenheit

Unsere Vergangenheit legt den Grundstein dafür, wie wir uns in der Gegenwart verhalten. In unserer Vergangenheit liegen schöne und schwere Erinnerungen, es sind unsere Lebenserfahrungen. Diese Lebenserfahrungen bestimmen unsere Gedanken, Einstellungen, Emotionen und unser Handeln. Unsere Reaktionen sind deshalb größtenteils automatisch und vorhersagbar, das hat wenig gemeinsam mit dem, was wir einen freien Willen nennen.
Uns mit unseren Lebensgeschichten zu beschäftigen kann eine Reise in die Freiheit werden.
Im Rückblick haben wir die Möglichkeit, uns an wichtigen Stationen unseres Lebens noch einmal selbst zu begegnen und herauszufinden, was uns dahin gebracht hat, unser Selbstbild, so wie es jetzt gerade ist, zu entwickeln.
Im Rückblick haben wir die Gelegenheit, unsere Kindheitsentwicklung, unsere Erziehung und die Gesellschaft, in der wir leben, noch einmal genauer unter die Lupe zu nehmen. Unsere daraus entstandenen Lebensmuster werden uns bewusst und wir können unsere Identifikationen mit ihnen auflösen.

„Du musst die Vergangenheit verstehen, um zu begreifen, was du jetzt bist.“
(Cheryl Warrick)

4.1.1 Lebensmuster

In der Lebensphase unserer frühen Kindheit haben wir unsere Denkweise entwickelt und unser Selbstbild geprägt. Alles, was wir in unserem Leben erlebt haben, und unsere angeborenen Veranlagungen, beeinflussen unser Verhalten. Im Laufe unseres Lebens entwickeln wir darauf basierend unsere Verhaltensmuster. Hinter diesen Mustern stehen unsere festen Vorstellungen davon, wer wir sind und wie die Welt ist, in der wir leben. Unsere Vorstellungen darüber, wie wir sein müssen, entsprechen häufig einem Idealbild, dem wir nie gerecht werden können.
Die Begegnungen als Kind mit unser Umwelt, der Familie und der Gesellschaft, in der wir aufgewachsen sind, und unsere Reaktionen darauf, bestimmen deshalb auch heute noch unser Leben.
So sind auch unsere heutigen Erfahrungen größtenteils Produkte unserer Vergangenheit. Manche Erinnerungen sind schön und

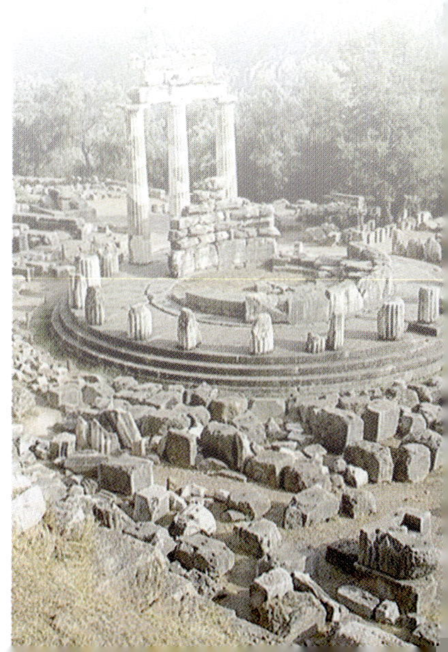

freudig, manche schmerzhaft. Schmerzhafte Erfahrungen wollen wir vermeiden. Im Grund folgen wir einer inneren Programmierung, einer inneren Stimme, die uns sagt, was wir tun sollen. Unsere kindlichen Vorstellungen lassen uns glauben, wir müssten nur so sein, wie unsere Eltern oder andere wichtige Personen, die uns versorgt haben, uns haben wollten, damit sie uns lieben, und wir die schmerzhafte Erfahrung des nicht geliebten Werdens verhindern können. Als Kind brauchten wir diese innere Stimme, damit sie unsere Verbindung zu unseren Eltern aufrechterhalten konnte. Denn die Verbindung zu unseren Eltern war überlebenswichtig. So entstanden unsere Muster und inneren Überzeugungen von uns selbst und von der Welt, in der wir leben.

„Wir sind, was wir denken. Alles was wir sind, entsteht mit unseren Gedanken. Mit unseren Gedanken machen wir die Welt.“
(Weisheit von Buddha)

Obwohl heute unser Überleben nicht mehr davon abhängt, ob wir nett zu unseren Eltern sind oder alle Regeln befolgen, die sie uns mit auf den Weg gegeben haben, verhalten wir uns ganz oft noch so, als wären wir von der Zustimmung unserer Eltern abhängig. *„die Abhängigkeit des Kindes von der Liebe seiner Eltern macht es ihm auch später unmöglich, die Traumatisierungen zu erkennen, die oft das ganze Leben lang hinter den Idealisierungen der Eltern der ersten Jahre verborgen blieben.“* [8]

Wir behandeln uns so wie wir einst von unseren Eltern behandelt wurden. Die von außen kommenden Stimmen sind in unser Unterbewusstsein gewandert und sprechen nun durch unsere Gedanken mit uns, häufig durch kritische Urteile wie z.B. *„Immer stehst du am Wochenende so spät auf, du verplemperst deine Zeit, du Faulpelz.“* Es gibt viele Bereiche in unserem Leben, in denen wir uns gerne anders verhalten würden. Da wir aber in der aktuellen Situation unsere Verhaltensmuster oft unbewusst einsetzen, gelingt uns das nicht. Bestimmte Dinge machen uns immer

8 Miller, Alice: Am Anfang war Erziehung. Frankfurt 1990, S. 18

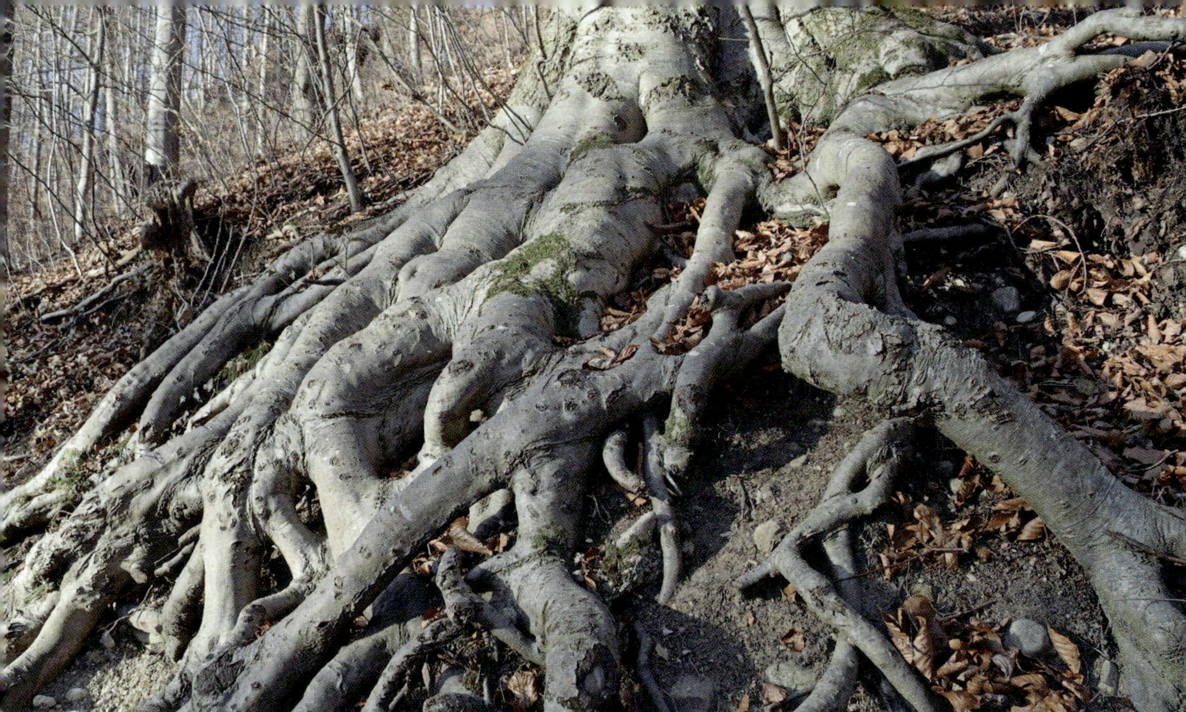

wütend, auf andere reagieren wir entspannt, unsere Reaktionen folgen unseren Mustern, wir wiederholen sie ständig in unserm alltäglichen Leben und fangen an zu glauben, dass unser Verhalten uns zu „guten“ oder „schlechten“ Menschen macht.

Manchmal können wir unser Reaktionsmuster ändern, wenn uns bewusst wird, was wir gerade tun, manchmal aber auch nicht. Vielleicht sind wir gelegentlich wirklich faul, aber diese Tatsache vermindert nicht unseren Wert als menschliches Wesen. Das sollten wir uns vor Augen halten und uns nicht selbst für unser Verhalten kritisieren. Mit etwas Mitgefühl für uns selbst können wir erkennen, dass wir im Grunde immer nur darum bemüht, sind Stabilität und Balance im Leben zu bewahren.

Muster schaffen innere Strukturen, an die wir uns halten können. Es gehört zu unserem Menschsein, Verhaltensmuster zu entwickeln. Als Kind waren wir unseren Eltern und auch anderen Betreuungspersonen mit unserer Lebendigkeit oft zu viel. Sie steckten in ihren eigenen Mustern fest, mussten selbst funktionieren und wollten einfach nur, dass wir lieb und brav sind, damit ihr eigenes Leben, ihr eigenes Sein nicht in Frage gestellt wurde.

Im Laufe unseres Lebens lernen wir so verschiedene Bewältigungsstrategien. In aktuellen Krisen greifen wir darauf zurück. Manche davon blockieren uns, wie z. B. Widerstand, das Zurückstellen eigener Bedürfnisse oder Ausweichen und Vermeiden. Wenn wir uns bewusst mit unserem eigenen Leben auseinandersetzen, können wir aufmerksam dafür werden, was sich in uns und um uns herum tut.

„Je klarer wir uns selbst und unsere Emotionen verstehen, desto mehr lieben wir das, was ist." (Baruch Spinoza, 17. Jh.)

Wir können unsere Filter, mit denen wir unser eigenes Leben beurteilen, entdecken. Wenn uns das bewusst ist, können wir es vermeiden, sie auch in der Beurteilung anderer anzuwenden.

Folgende Verhaltensmuster/Bewältigungsstrategien sind möglich:

- **Ausweichen und Vermeiden**
  Wir vermeiden bestimmte Situationen oder Handlungen, durch die wir Unannehmlichkeiten erwarten oder die uns Angst machen. Wir versuchen uns vor vermeintlich unangenehmen Konsequenzen zu schützen und verhindern dadurch gleichzeitig neue Erfahrungen. Ein Konflikt wird durch Ausweichen vermieden. Typisches Symptom ist eine Müdigkeit ohne organische Ursache. Das kann unser Leben erheblich einschränken.

- **Gute Leistungen erbringen**
  Mit einem gesunden Selbstvertrauen freuen wir uns darauf, Neues auszuprobieren und unser Bestes zu geben, wenn wir gefordert werden. Wir bekommen Lob und Anerkennung. Mit einem starken Selbstvertrauen kratzt es uns nicht, wenn wir nicht immer gewinnen. Haben wir allerdings die tiefsitzende Überzeugung in uns, dass wir nicht gut genug sind, schwächt das unser Selbstwertgefühl und wir wollen uns unsere Daseinsberechtigung verdienen. Wir glauben, immer gute Leistungen erbringen zu müssen, damit wir nicht abgelehnt werden. Ständig treiben wir uns selbst zu Höchstleistungen an, um besser als alle anderen zu sein. Verlieren wir einmal oder ist jemand anderes besser als wir, dann geht es uns furchtbar schlecht. Eine Niederlage bedeutet für uns gleich Ablehnung. So werden wir zu einem Workaholic, der immer mehr arbeiten muss und

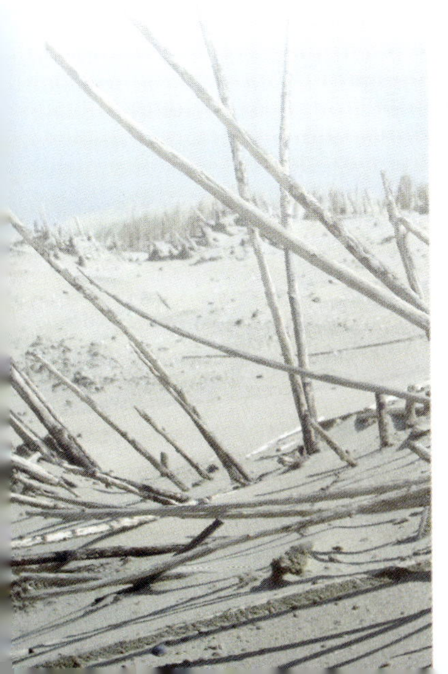

trotzdem fest davon überzeugt ist, nie zu genügen. Wir wollen immer noch besser werden.

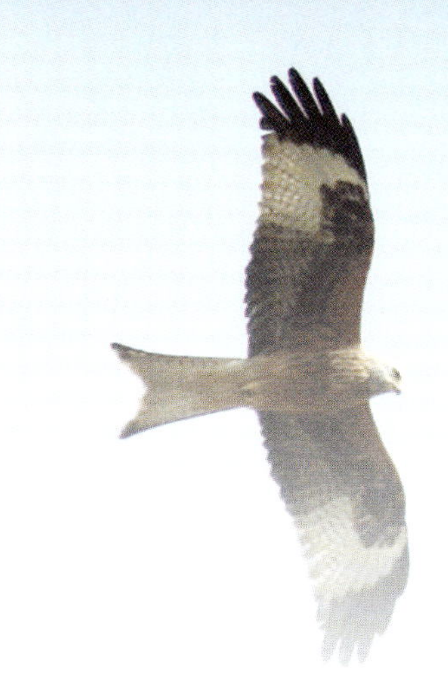

Anpassung an die Bedürfnisse anderer und zurückstellen eigener Bedürfnisse

Das hat viel damit zu tun, nett sein zu wollen. Wir richten uns immer nach den Erwartungen der anderen, Konflikte werden vermieden. Harmonie und Nähe um jeden Preis. Um es allen Recht zu machen, müssen wir unsere eigenen Wünsche unterdrücken. Jede selbständige Regung wird zurückgedrängt. Es gibt nur Gesetze und Regeln, an die wir uns halten müssen und die vom anderen aufgestellt werden.

Wir glauben, dass nichts so wichtig ist wie geliebt zu werden und Aufmerksamkeit zu bekommen.

Dafür gehen wir gerne in die Opferrolle und geben unsere Macht ab. Oft haben wir auch Angst vor unserer eigenen Größe und Kraft. Aufopferung beruht auf Unebenbürtigkeit. Wir stellen uns entweder über jemanden, weil wir glauben gut zu sein, oder indem wir uns unterordnen ganz nach dem Motto: Der Klügere gibt nach. Oder stellen uns unter jemanden, indem wir glauben, weniger wert zu sein.

Es fällt uns schwer Grenzen zu setzen, und je mehr wir uns selbst verleugnen, umso wütender werden wir in der Regel. Unsere Wut wird zu einem Vulkan in uns, der plötzlich hochgehen kann, da sehr viel Energie nötig ist, um unsere Gefühle dauerhaft zu unterdrücken. Unbewusst werden wir lieber krank, bekommen Bauchschmerzen oder entwickeln andere Krankheiten, die durch unterdrückte Gefühle hervorgerufen werden, als dass wir Ablehnung riskieren. Aufopferung blockiert echte Nähe, die anderen spüren, dass wir nicht echt sind, dass etwas mit uns nicht stimmt und vertrauen uns nicht. Nur wenn wir beides integrieren, das Nette und das Böse, können wir authentisch und zufrieden leben und erfüllende Beziehungen mit anderen Menschen eingehen.

Widerstand

Im Widerstand glauben wir, dass unsere Bedürfnisse nur dann befriedigt werden, wenn wir den anderen herausfordern. Zwar bekommen wir häufig eine Menge Ärger, aber wir bekommen

auf diesem Weg auch Aufmerksamkeit. Manche Menschen bekommen durch unser Verhalten auch Angst vor uns, wir plustern uns auf und werden laut.
Unser Verhalten äußert sich in einer generellen Widerstandshaltung gegenüber allem und jedem. Wir sind erst einmal dagegen und müssen unbedingt Recht bekommen. Das ist uns sehr wichtig. Auf diese Weise sorgen wir für Probleme, wir sabotieren uns selbst, indem wir häufig zu spät kommen, ständig etwas vergessen und zu allem Nein sagen. Damit maskieren wir unsere verletzten Gefühle und weigern uns, Ratschlägen zu folgen, haben häufig ein Autoritätsproblem. Das macht es uns schwer, Beziehungen einzugehen oder berufliche Erfolge zu haben. Wir verhalten uns passiv aggressiv, indem wir andere auflaufen lassen, Schuldgefühle erzeugen, Absprachen vergessen, Aufträge nicht ausführen oder krankfeiern (im Gegensatz zum Kranksein).
Auf der anderen Seite muss Widerstand nicht unbedingt pathologisch sein, sondern kann auch viel damit zu tun haben, dass wir uns bei Ungerechtigkeiten konstruktiv wehren können, indem wir uns nicht alles gefallen lassen. Dann allerdings verlassen wir den passiven Bereich des Widerstandes und werden aktiv.

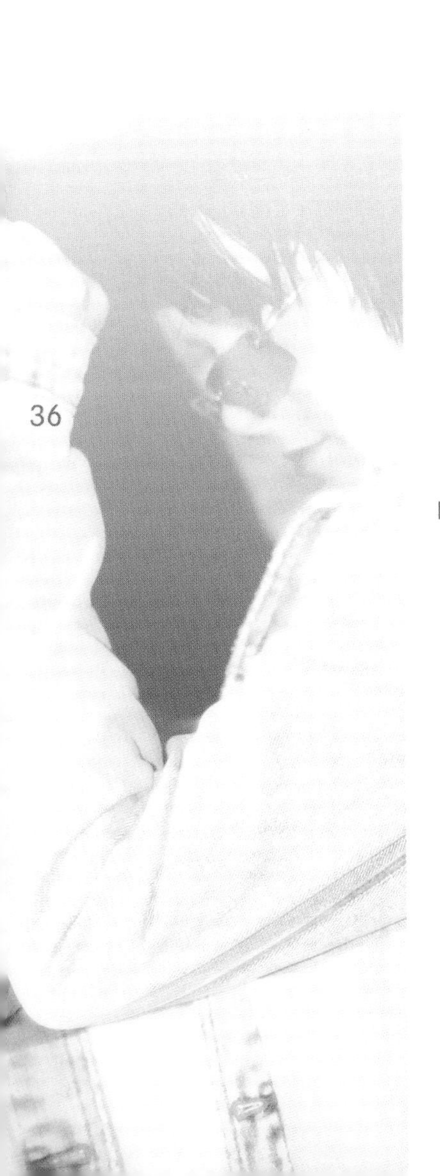

Kritik und Aggression

Wir können unsere aggressiven Impulse konstruktiv oder destruktiv einsetzen. Der lateinische Ursprung des Begriffs geht auf *agere = tätig sein, handeln* zurück. Wenn wir unser Leben aktiv gestalten wollen, müssen wir an das herantreten können, was wir gestalten wollen. Aggression kann auch als die Fähigkeit gesehen werden, die Umwelt an sich selbst anzupassen. Hindernissen gegenüber bleiben wir gelassen und suchen nach einer Lösung oder einem Ausweg. Der Wille zur Veränderung schließt Aggressivität mit ein.
Wird das unterdrückt, kommt es zu zielloser, negativer Aggression. Soziale Konflikte werden häufig im Interesse der bestehenden Verhältnisse und zu Ungunsten des einzelnen gelöst. Können wir unsere Bedürfnisse nicht mehr ausdrücken, versuchen wir sie mehr und mehr nicht mehr zu spüren. Wir werden taub. Anstelle von zielgerichteter Aggressivität gibt es blinde Zerstörungswut, die als angstmachende Zunahme von Gewalt erlebt wird.

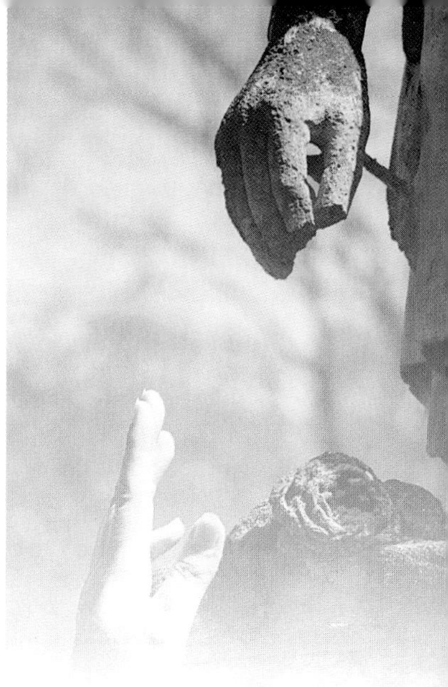

Missachtung fördert zerstörerische Aggression. Fühlen wir uns nicht geachtet oder fühlen wir uns der Situation gegenüber machtlos ausgeliefert, kommt ein Gefühl von Ärger auf. Häufig können wir das bei Patienten im Krankenhaus beobachten, die mit der Diagnose einer unheilbaren Krankheit oder einer bleibenden Behinderung konfrontiert werden. Sie reagieren auf ihre Umwelt mit Wut, Zorn, Spott, Zynismus und im schlimmsten Fall sogar mit Hass. Je heftiger die Gefühle, desto mehr verlieren sie sich dabei selbst aus dem Blick. Was wir nicht vergessen dürfen ist, dass die von der Krise Betroffenen mit ihrem aggressiven Verhalten im Grunde versuchen, ihre Angst zu verdrängen oder sie gleich einem Krieger zu bekämpfen.

Helfersyndrom

Um als Helfer in Erscheinung zu treten brauchen wir einen hilfsbedürftigen Menschen. Daher finden wir das Helfersyndrom häufig in sozialen Berufen. Menschen, die sich davor fürchten, die Verantwortung für ihr Leben zu übernehmen, fühlen sich oft hilf- und hoffnungslos, sie gehen in die Opferrolle. Die Retter sind oft verkleidete Opfer, die sich lieber um die Probleme anderer kümmern, als sich ihre eigenen anzuschauen. Der Helfer gefällt sich in der Rolle des vermeintlich „Starken", und er braucht es, gebraucht zu werden. Anstatt dem anderen zu zeigen, wie er sich selber helfen kann, hält er ihn klein und hilflos. Würden die Retter zugeben, dass auch sie bedürftig sind, käme es ans Licht, dass die Selbstlosigkeit ihres „Helfenwollens" gar nicht so selbstlos ist.

Pessimismus

Wir glauben, dass Menschen uns nicht wohlgesonnen sind, uns verletzen, unfair behandeln oder reinlegen wollen. Wir wollen uns mit unserem Misstrauen davor schützen. Wenn wir generell misstrauisch sind, haben wir häufig auch ein geringes Selbstvertrauen. Ohne Vertrauen können wir uns anderen nicht öffnen und verhindern so erfolgreich intime und enge Beziehungen. Doch das, was wir befürchten oder erwarten, geht häufig in Erfüllung. Denn wenn wir selbst uns kühl und reserviert verhalten, werden die meisten Menschen auch auf uns

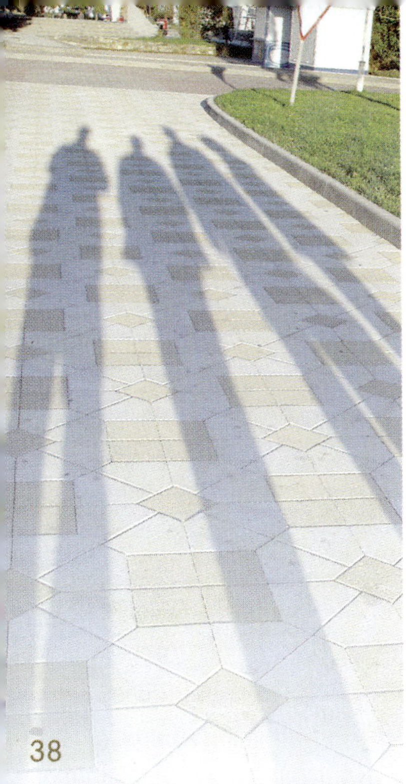

kühl und reserviert reagieren. Also behalten wir Recht, unsere Erwartungen werden erfüllt. Wir sehen nur noch das, was in unser pessimistisches Weltbild passt. Häufig haben wir auch Angst zu versagen und versuchen erst gar nicht, uns Herausforderungen zu stellen, sondern geben mit den Worten „Das kann ich sowieso nicht!" schon im Vorfeld auf. Wir suchen uns aus, was wir hören und sehen wollen und interpretieren alles so, wie es in unser Weltbild passt.
Würden wir anderen einen Vertrauensvorschuss geben, wäre es sehr wahrscheinlich, dass wir sehr viele positive Erfahrungen mit anderen Menschen machen würden. Das ist das Glück der Optimisten.

Projektion

Eine Projektion ist ein unbewusster innerer Prozess, bei dem wir unsere Sicht der Welt auf unsere Erfahrungen oder Menschen in unserem Umfeld übertragen. Wir leben in unserer eigenen Welt und sehen unsere Umwelt und die Menschen darin nicht so wie sie wirklich sind. Eigene innere Anteile, die wir ablehnen, die uns nicht bewusst sind, sehen wir im anderen und können so in der Begegnung keinen echten Kontakt herstellen. Zu beobachten ist das häufig in unseren engeren Beziehungen, z.B. in unseren Ehen oder unseren Beziehungen im Freundeskreis und am Arbeitsplatz. Wir reden aneinander vorbei und verstehen unseren Gesprächspartner nicht, sondern phantasieren, was der andere meint oder denkt. Unser Gegenüber wird nicht so wahrgenommen wie er ist. Das führt in intimen Beziehungen zu so manchem Problem, auf der anderen Seite können wir uns auch selbst entdecken, wenn wir eine Bewusstheit dafür entwickeln, wie wir mit dem anderen umgehen.

„Nur wer sich das Unmögliche zum Ziel setzt, kann das gerade noch Mögliche erreichen." (Viktor. E. Frankl) [9]

Hoffnung/positive Deutung der Situation

Wenn wir hoffnungsvoll sind und glauben, dass es für unsere Probleme eine Lösung gibt, dann suchen wir auch danach. Wir entwickeln positive Visionen und Träume. Diese helfen uns nicht aufzugeben, auch wenn die Situation hoffnungslos scheint. Wir sehen in allem einen tieferen Sinn.

9 https://www.aphorismen.de/

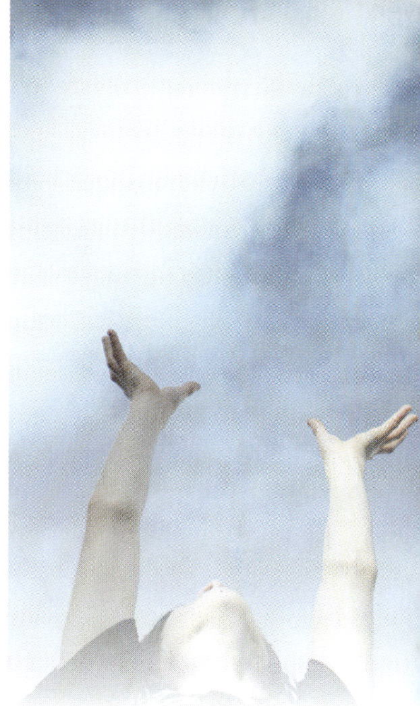

Solange wir Ziele haben, erleben wir unser Leben als sinnvoll. Allem liegt eine idealistische Einstellung dem Leben gegenüber zu Grunde. Wir leben so, dass wir unsere Möglichkeiten verwirklichen, und spüren häufig eine großen Sehnsucht nach dem Absoluten, dem Göttlichen in uns.

Akzeptieren der Situation
Das eigene Leben verändern zu wollen, Verbesserungen herbeizuführen und Dinge zum Positiven zu wenden, ist ohne Zweifel empfehlenswert, aber es gibt in unserem Leben immer wieder Situationen, die wir, trotz allem Bemühen, nicht ändern können. Akzeptanz ist hier die Lösung. Wenn wir diese Bewältigungsstrategie in unserem Leben gelernt haben, können wir uns an eine Situation anpassen, indem wir akzeptieren, was uns widerfahren ist. Es ist eine Form des Loslassens. Wenn wir nicht veränderbare äußere Umstände akzeptieren, reiben wir uns nicht auf und werden zufriedener.

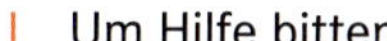

Um Hilfe bitten
Für kleine Kinder ist es selbstverständlich um Hilfe zu bitten. Wer sich als Erwachsener diese Fähigkeit bewahrt hat, geht leichter durchs Leben. Um Hilfe zu bitten und sich helfen zu lassen bedeutet in Kontakt zu treten, sich zu öffnen und gemeinsam etwas zu meistern, was allein nicht oder nur schwer möglich ist. Durch Fragen und Bitten geschieht Entwicklung. Wir zeigen unsere wahre Größe, denn um Hilfe zu bitten heißt auch, dass wir uns dabei verletzlich zeigen und verletzbar machen. Wenn wir den Mut haben um Hilfe zu bitten, kann uns geholfen werden, wir bleiben nicht stecken, wo wir ohne Hilfe nicht weiterkommen.

Das sind die häufigsten Bewältigungsstrategien, die wir im Laufe unseres Lebens entwickeln.

Einfluss auf unser Leben haben auch:

- **Kollektive Muster**
  Grundvorstellungen eines Volkes entstehen z. B. nach einschneidenden Erlebnissen. Nach dem Zweiten Weltkrieg wussten wir Deutschen, dass wir schuld sind. *" Viele bilden das Muster. Ich will nicht schuld sein, das zog ein weiteres Muster nach sich: Ich will keine Verantwortung übernehmen."* [10]

- **Soziale Muster**
  Sagen klar, wie man sich verhalten soll, z. B. wie man sich in der Freizeit oder auf einer Hochzeit kleidet. Oder sagen, wie man sich verhalten soll in Form von „Benimmregeln". In unserem Kulturkreis gibt man sich zur Begrüßung die Hand, in Japan z. B. verbeugt man sich. Je nachdem wo wir aufwachsen, übernehmen wir diese Verhaltensregeln. Sie erleichtern unser Zusammenleben und lassen uns wissen, woran wir sind und worauf wir uns verlassen können.

Unser Handeln wird häufig von Angst bestimmt. Hinter vielen Verhaltensweisen, besonders hinter jenen, die wir an uns nicht mögen, steckt eine Angst. Wir sind ungeduldig, weil wir Angst haben etwas Wichtiges in unserem Leben zu versäumen, quasi zu sterben, bevor wir alles erlebt haben, was wichtig für uns ist. Wir trauen uns selbst nichts zu, weil wir Angst vor Unvollkommenheit haben und uns selbst für minderwertig halten. Deshalb treten wir oft sehr bescheiden bis unterwürfig auf und ärgern uns dann darüber. Wir sabotieren uns, weil wir uns vor unserer Lebendigkeit und Lebenslust fürchten, und sind zum Teil sehr aufopfernd bis hin zu selbstzerstörerischem Verhalten, z. B. Suchtverhalten. Wir unterwerfen uns, weil wir Angst haben, uns nicht wehren zu können, dabei haben wir oft ganz viel Lebenskraft. Wir werden starrsinnig, weil wir Angst vor Veränderungen haben und werden gierig aus Angst vor Mangel. Wir sind selbstgefällig oder stolz und reagieren mit Hochmut, weil wir Angst davor haben, verletzt zu werden. Uns mit unseren Ängsten auseinanderzusetzen und in unserem Verhalten einen Ausdruck unserer Angst zu sehen, stärkt unsere Selbstliebe und fördert unser Verständnis für unser Menschsein und für unsere Mitmenschen.

10 Bergner, Thomas M.H.: Lebensmuster erkennen und nutzen. München 2005, S. 49, Zeile 20/21

Innere Überzeugungen

Innere Überzeugungen verschleiern unsere Sicht auf die Realität. In unserer Angst behindern wir uns selbst ganz oft. Wenn wir geliebt werden wollen, uns im Kontakt aber gleichzeitig nicht zeigen wollen, kann nur das Bild, die Fassade von uns, aber nie wir selbst geliebt werden. Was dazu führt, dass wir immer enttäuscht sind und die Liebe des anderen anzweifeln, da wir ja auf einer unbewussten Ebene genau wissen, dass nicht wir gemeint sein können, weil wir uns ja nie wirklich zeigen. Wir entwickeln die innere Überzeugung, dass der andere uns nicht will, sondern z. B. nur unseren Körper oder unser nach außen hin starkes Auftreten. Und dass das, was wir nicht zeigen, unsere Angst vor Verletzlichkeit, abgelehnt wird. Auch schränken unsere Überzeugungen uns ein. Glauben wir zum Beispiel, dass gläubige Menschen besser sind als Atheisten, so sehen wir nur das Bild, das wir uns von ihm gemacht haben und nicht den Menschen hinter diesem Bild. Unsere Vorstellungen vom Menschen stecken ihn in eine Schublade, bei jedem Treffen nehmen wir ihn nur so wahr, wie wir glauben dass er ist. Glauben wir, dass er unfreundlich ist, werden wir ihn unfreundlich erleben.

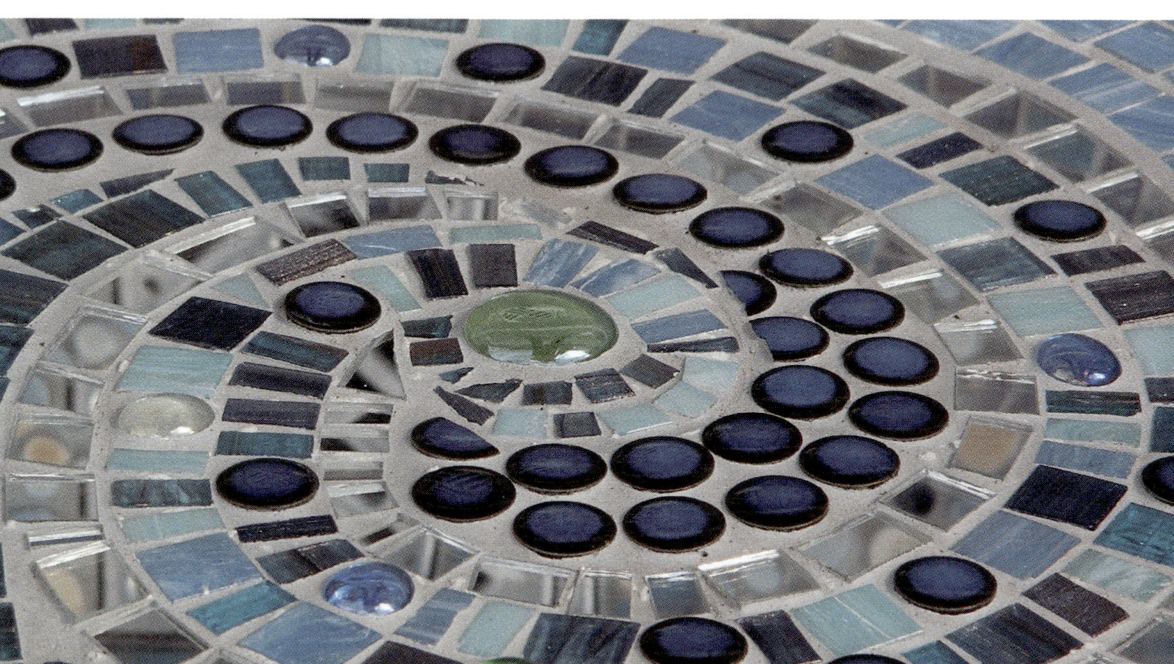

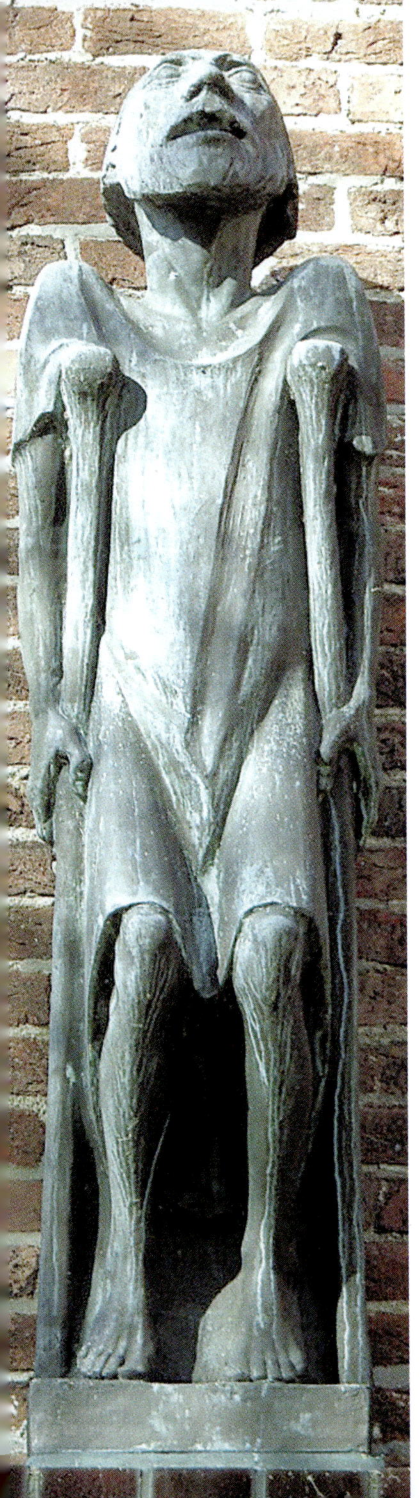

Innere Überzeugung	Verletzung/Gefühl dahinter
Nie hilft mir jemand. Keiner kümmert sich um mich. Ich bin ganz allein. Ich habe nicht genug.	Alleinsein Hilflosigkeit/Angst vor Mangel
Ich muss es alleine schaffen.	Angst vor Abhängigkeit.
Ich will alles beherrschen.	Unsicherheit/Angst vor Kontrollverlust.
Ich und meine Bedürfnisse sind unwichtig.	Minderwertigkeitsgefühl/ Angst vor Wertlosigkeit.
Ich will nie wieder verletzt werden. Du kriegst mich nicht.	Angst vor Nähe
Ich will um meiner selbst Willen geliebt werden. Ich will dazugehören. Ich muss etwas tun, um geliebt zu werden.	Liebesbedürfnis/ Angst nicht zu genügen.
Ich schaffe es nicht.	Versagensangst/ Angst nicht zu genügen.
Ich habe keine Zeit. Ich muss Risiken eingehen, um etwas zu erreichen.	Todesangst/ Angst etwas zu versäumen
Ich habe ein Recht auf Fehler. (wie andere auch)	Mitmenschlichkeit/Güte
Das Leben geht weiter. Es muss weitergehen.	Durchhaltevermögen/ Zuversicht
Ich will wissen, was andere von mir denken. Ich will meine Eltern stolz machen.	Sicherheit/Bestätigung/ Kontrolle/Angst nicht genug zu sein.
Ich will meine Ruhe. Ich will machen, was ich will.	Individualität, Eigenständigkeit
Im Leben bekomme ich nichts geschenkt. Ich muss alles selbst machen.	Eigenständigkeit, Kontrolle
Wo kämen wir da hin? Ich muss unbedingt das bekommen, was ich will.	Kontrolle/Macht
Ich werde verlassen. Ich will nicht verlassen werden.	Einsamkeit/ Angst vor Veränderung.

Ich kann niemandem vertrauen.	Vorsicht/Misstrauen
Ich will nicht, dass es wehtut. Ich darf mich nicht zeigen.	Angst, verletzt zu werden.
Ich bin bedroht. Ich habe Angst.	Überlebenskampf ,Todesangst

Berger Thomas M.H.: Lebensmuster erkennen und nutzen, München 2005, S.46/47

Es ist wichtig unsere Abwehrhaltung zu erkennen. Wir verstecken uns, leisten dem Leben Widerstand und greifen auf alte Muster zurück. Wenn wir unsere Muster beobachten und erkennen, können wir leichter einen Schritt zurücktreten, um sie aus einer Distanz heraus zu betrachten. Erst eine genaue Untersuchung kann aufdecken, welche Mechanismen unsere Muster hervorrufen hat. Wenn unser aktuelles Erleben von vorher gemachten Erfahrungen überlagert wird, können wir nicht das wahrnehmen, was wirklich gerade geschieht, sondern nehmen eher das wahr, was wir hoffen oder befürchten.

In der Rückschau erkennen wir, dass unsere Muster meist in einer für uns bedeutsamen Situation entstanden sind. Wir werden nicht ohne Grund so wie wir sind, wir mussten als Kind so werden. Es war notwendig, denn es hat einmal eine Not abgewendet. Heute greifen wir meist in einer ähnlichen Situation, in einem Konflikt oder in einer Krise wieder darauf zurück.

Jetzt im Erwachsenenalter haben wir die Möglichkeit zu überprüfen, welche Muster uns noch dienlich sind und welche nicht. Je klarer uns das wird, desto leichter haben wir die Möglichkeit, unsere Geschichten abzuschließen. Es ist wichtig für uns zu erkennen, dass nicht die Angst vor oder in einem Konflikt problematisch ist, sondern dass unser Ausweichen die problematische Angst verursacht, da der Konflikt nicht ausgetragen wird.

Die Erforschung unserer Muster öffnet uns mehr und mehr dem Leben. Denn die Auseinandersetzung mit Problemen, Ängsten und Sorgen kostet weniger Kraft als die Vermeidung. Dieses Wissen kann uns ermutigen, die Reise in unsere Vergangenheit anzutreten und einen Schlussstrich unter Lebensgeschichten zu ziehen, die uns nicht oder nicht mehr nützlich sind.

Bedeutung für die Auseinandersetzung mit dem Leben:
Sich wiederholende Lebensmuster können uns in Ketten legen. Im Lebensrückblick haben wir die Chance, uns ihrer bewusst zu werden. Wenn wir in unseren Lebensgeschichten die Muster erkennen, können wir besser damit umgehen und sie auflösen.

Anregungen zur Selbstreflexion:

- Auf welche Weise versuchst du es anderen recht zu machen?
- Wer oder was ruft in dir Schuldgefühle hervor?
- Was willst du wirklich? Fange mit kleinen Dingen an und schreibe dann die wirklich wichtigen Dinge auf.
- Welches sind deine Vermeidungsstrategien? Wie unterdrückst du deine negativen Gefühle – durch Essen, Süßigkeiten, Zigaretten oder andere Suchtmittel?
- Verursacht dir deine Arbeit Stress?
- Musst du perfekt sein?
- Was brauchst du, um Selbstvertrauen zu entwickeln, und von wem brauchst du es?
- Bei einem negativen Urteil über eine andere Person frage dich, inwieweit dasselbe Urteil auch für dich gilt?
- Achte auf deine positiven Urteile. Es ist viel leichter, die positiven Eigenschaften eines anderen zu sehen als seine eigenen. Frage dich deshalb auch hier: „Gilt das auch für mich?
- Welche Komplimente kannst du besonders schwer annehmen?
- Welche Gefühle unterdrückst du, wann warst du das letzte Mal wütend, eifersüchtig oder traurig?

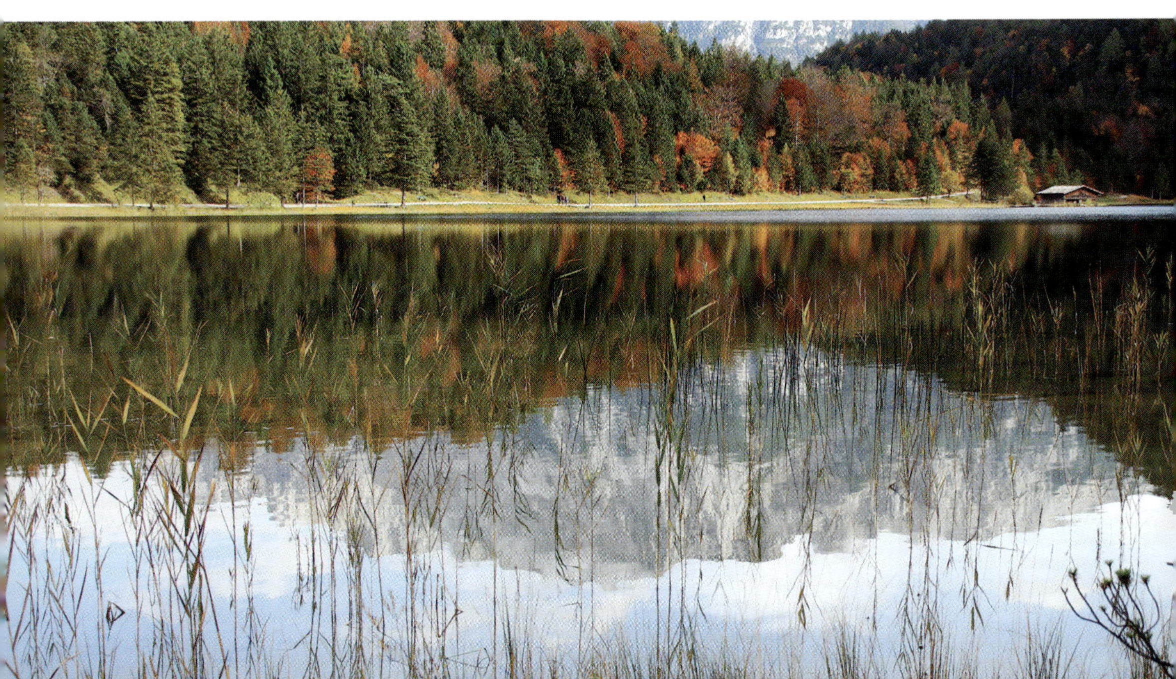

4.1.2 Unsere eigene Wahrheit

Alles was in unserem Leben passiert, wird in unseren Gedanken ständig mit alten Erfahrungen abgeglichen. Im Rückblick werden wir feststellen, dass es unsere Abhängigkeiten und Ängste sind, die darüber entscheiden, was wir verdrängen und was wir wahrnehmen. So sehen wir uns selbst und die Welt um uns herum durch einen Filter. Unsere Realität ist nicht wirklich das, was geschieht, sondern das, was wir denken dass geschieht. Wir vergleichen unsere Erfahrungen mit alten Erfahrungen, ordnen sie neu und geben ihnen eine Bedeutung, die in unser aktuelles Bild von Leben passt. Dadurch ist es nicht mehr die wirkliche Welt in der wir leben, sondern eine Welt, die in unserem Kopf entstanden ist. Unsere Erinnerungen sind immer persönlich, also subjektiv, jeder hat seine eigene Wahrheit. Wir haben eine Menge Überzeugungen, Vorstellungen und innere Bilder gespeichert, und all das, was wir jetzt erfahren, wird in unsere persönliche Wirklichkeit eingepasst.

Es ist so als hätten wir in unserem Inneren eine eigene Bühne, auf die wir uns selbst und die Menschen, mit denen wir in Kontakt kommen, stellen.

Wir schreiben das Drehbuch und erleben nicht das, was außen, sondern das, was in Bezug auf das äußere Geschehen in unserem Inneren vor sich geht. Wenn wir uns eingehender mit unseren Gedanken und Ängsten beschäftigen, erkennen wir, dass unser Leben aus immer wieder denselben Geschichten besteht, basierend auf den Vorstellungen über uns selbst und über unser Leben. Diese Vorstellungen haben häufig wenig mit der Realität gemein. Es sind Geschichten, die wir uns selbst erzählen und die so zu unserer eigenen, ganz persönlichen Wahrheit werden. Unser Hauptdilemma ist, dass wir uns mit unserem Denken identifizieren, wir leben mehr in unserem Kopf als in unserem Körper. Das macht uns zu Sklaven unseres Denkens. Dabei übersehen wir, dass unser Leben nicht gedacht werden kann. Wir sollten uns nicht auf das konzentrieren, was eindeutig nur vorgestellt oder eingebildet ist, sondern mehr auf das Offensichtliche achten. An sich ist unser Denken nicht falsch, ohne unseren Verstand könnten wir gar nicht reflektieren, es ist häufig nur sehr unbewusst. In unserem Freundeskreis werden wir zum Beispiel nicht auf einen Geburtstag eingeladen. Wenn wir abgespeichert haben, dass wir nicht erwünscht sind, denken wir, dass wir mit Absicht vergessen wurden, und reagieren verletzt oder beleidigt. So erleben wir, nachdem wir die abgespeicherten Daten aus unserer Vergangenheit hinzugefügt haben, das, was wir denken. „Ich wurde mit Absicht nicht eingeladen“ wird zu meiner Realität. Die Realität meines Freundes kann eine ganz andere sein. Er wird mein Verhalten anhand der Erfahrungen seiner Vergangenheit deuten. Nehmen wir einmal an, meine Einladung ist auf dem Postweg steckengeblieben und im letzten Moment erhalte ich sie doch noch und erscheine auf dem Geburtstag. Wie ich die Feier erlebe, hat wieder wenig mit der Realität zu tun und mehr mit meiner Interpretation. Zehn andere Gäste haben die Feier auf zehn andere Arten erfahren. Das heißt, dass niemand anderes auf dieser Welt auch nur irgendetwas auf genau die gleiche Art und Weise erfahren, wahrnehmen und verstehen kann wie ich, denn niemand sonst hat meine Geschichte.

Bevor wir unser Verhalten ändern können, müssen wir unser Denken über das, was ist, überprüfen. Dafür gibt es verschiedenen Techniken. Eine für mich hilfreiche Technik bietet „The Work“ von Bryon Katie. Eine Methode, die mit verschiedenen Fragen klärt, ob das, was wir als Problem sehen, wirklich ein Problem ist.

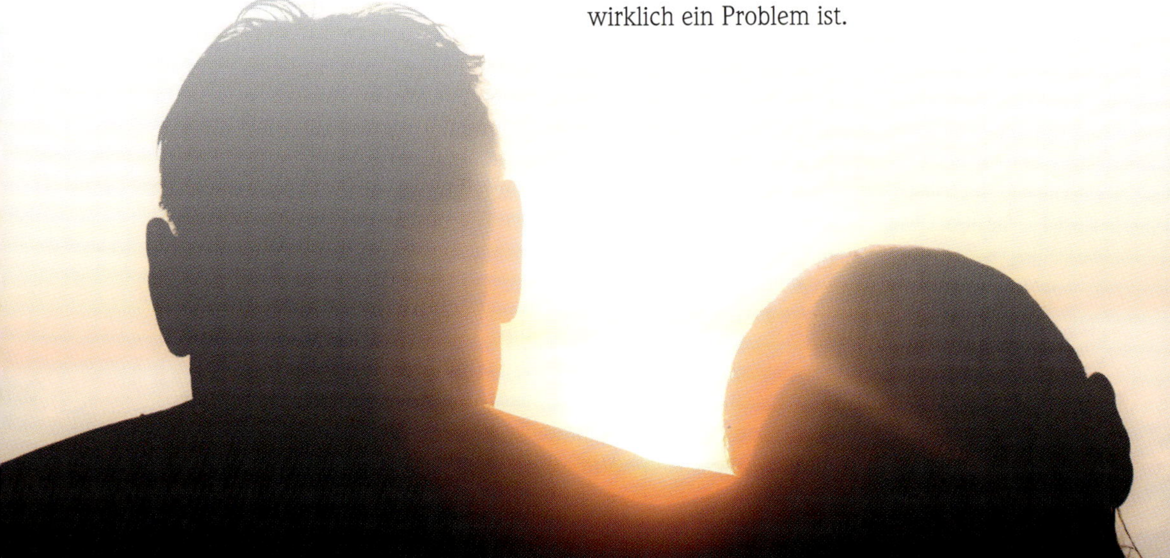

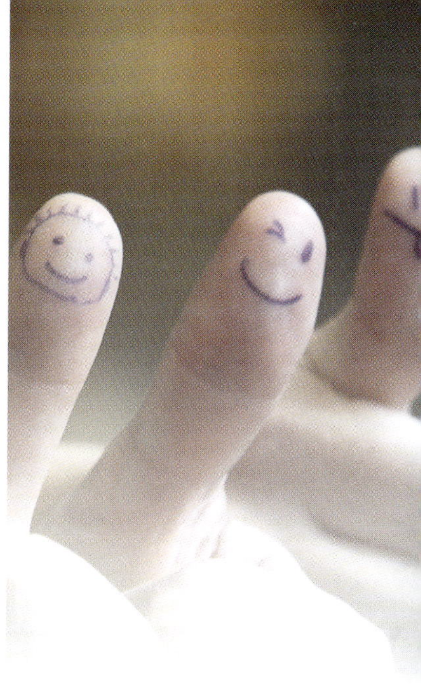

Unsere Gefühle entstehen nicht einfach so aus dem Nichts heraus, sondern sind verknüpft mit unseren biografischen Erlebnissen.
Es geht beim Erinnern deshalb nicht um die Wahrheit, sondern um das, was für mich persönlich die Wirklichkeit ist. Es geht also darum bewusster zu werden, denn in unserer Unbewusstheit werden Empfindungen, die eigentlich zu alten Erinnerungen gehören, in unserem Kopf ständig wiederbelebt. Wenn wir genau hinsehen, erkennen wir, dass wir größtenteils in einem emotionalen Gefängnis leben. Unsere zu alten Erfahrungen gehörenden Emotionen hängen an uns wie ein schwerer Sack, den wir ständig mit uns herumschleppen. Dieser Ballast schränkt uns durch Klagen, Bedauern und Hass ein.
Unsere persönlichen Gefühle stellen den Grund für alle Urteile dar und wir sind ständig am be- oder verurteilen. Positive Gefühle wir Freude, Dankbarkeit, Hoffnung, Gelassenheit und Liebe schenken uns Energie, und negative Gefühle wie Wut Hass, Zorn, Hilflosigkeit und Hoffnungslosigkeit rauben uns Kraft.
Zu urteilen ist eine normale menschliche Aktivität und Fähigkeit. Wann immer wir über andere urteilen zeigt, dass wir einen Teil von uns ablehnen. Wir sollten darauf achten, dass wir unsere Gefühle von unseren Urteilen trennen. Wenn wir uns immer wieder bewusstmachen, dass die Welt im Grunde eine Zaubershow ist und wir all das, was wir empfinden, manifestieren, können wir uns zurücklehnen und praktisch aus dem Zuschauerraum die Show beobachten. Gefällt sie uns nicht, können wir mit etwas Bewusstheit das Programm ändern. Unsere Selbsturteile sind dafür verantwortlich, dass wir uns auf eine bestimmte Art verhalten, und dafür, dass wir fühlen was wir fühlen.

Das heißt, dass wir lernen müssen zu akzeptieren, dass der andere nur Auslöser für unsere Gefühle ist und dass wir selbst für unsere Gefühle Verantwortung übernehmen müssen.

Wenn wir unsere kritische Haltung als Anzeichen dafür nehmen, dass wir unseren eigenen Gefühlen mehr Aufmerksamkeit schenken müssen, ist ein erster Schritt getan, um uns selbst zu erkennen, zu würdigen und die Zaubershow so zu gestalten, dass sie uns Freude bereitet.

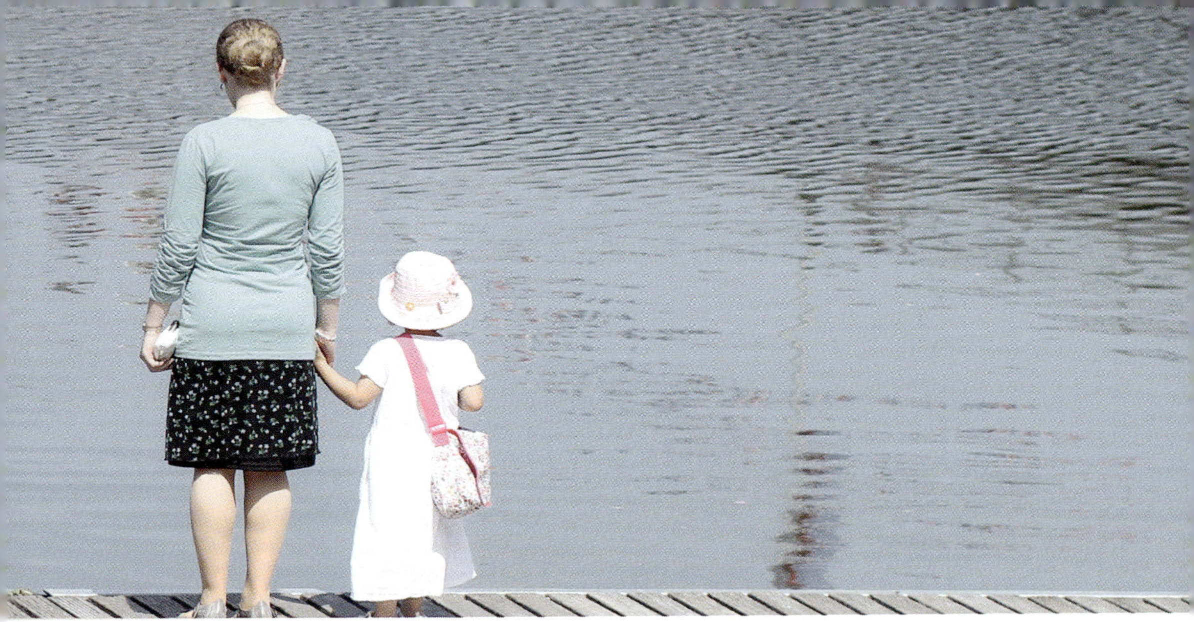

Aufmerksam unseren Gefühlen gegenüber zu sein hilft uns, weniger zu urteilen. Wenn ich meine „unangenehmen" Gefühle als Teil von mir selbst erleben kann, mit ihnen vertraut werde, sie verstehen kann, muss ich sie nicht ständig von außen wiederbeleben. Bevor wir anklagend auf eine andere Person und ihr negatives Verhalten zeigen, sollten wir uns daran erinnern, dass eine unverheilte Wunde diese Person veranlasst hat, sich so zu verhalten. Und dass uns ihr Verhalten auch nicht empören würde, sondern wir Mitgefühl für sie empfinden würden, wenn es nicht irgendetwas mit unseren eigenen Schatten zu tun hat und uns an irgendetwas erinnert, das wir vielleicht schon einmal mit einer andren Person erlebt haben. Häufig verurteilen wir auch am anderen, was wir insgeheim an uns selbst nicht mögen, und die anderen tun genau dasselbe mit uns. Jede Bemerkung, die unsere Gefühle verletzt, enthält vermutlich eines der Urteile, das wir selbst über uns fällen: „Du verhältst dich wie ein Ossi/Wessi.", „Du bist so altmodisch.", „Du hast keine Manieren.", „Du bist egoistisch.", „Du bist unnahbar, an dich kommt keiner ran.". „Du bist eingebildet."
Und die Menschen, die in unser Leben kommen, haben die unangenehme Angewohnheit, Rollen wichtiger Personen aus unsere Kindheit anzunehmen. Immer wenn wir an uns selbst zweifeln,

hat die Stimme aus der Vergangenheit ins Schwarze getroffen und uns fest im Griff. Wenn wir verurteilt werden, durch uns selbst oder durch andere, schneiden wir uns von unserer Lebendigkeit und unserer Spontanität ab.
Wir können uns von hinderlichen Überzeugungen und Mustern lösen, wenn wir genauer hinschauen und uns fragen, was genau uns jetzt veranlasst hat, über diese Person zu urteilen. Dabei sollten wir uns immer wieder vergegenwärtigen, dass wir nicht wirklich wissen können, wer der andere Mensch ist. Glauben wir zu wissen wer er ist, hat er nie wirklich eine Chance. Egal wie er sich verhält, wir halten an unserer Einschätzung über ihn fest. In der Begegnung mit anderen ist es gut, wenn wir vergessen, dass wir schon glauben zu wissen, wie sie sind, und wir sie jedes Mal neu und unvoreingenommen betrachten.

4.1.3 Wie wir uns selber darstellen

Aus den unzähligen Erfahrungen, die wir jeden Tag machen, greifen wir beim Erzählen nicht nur das heraus, was für uns wichtig ist, sondern wir treffen eine Auswahl im Hinblick auf die Lebensthemen, die zeigen, welcher Mensch wir sind oder sein könnten, und vor allem auch die zeigen, welcher Mensch wir gern sein möchten. Es wird zusammengefasst, gekürzt, ausgeschmückt und verbessert, die Lebensgeschichte spiegelt immer unser ganz subjektives Erleben wider. Unsere Erinnerungen sind deshalb nicht unveränderbar. Folglich kann die Darstellung unseres eigenen Lebens oft wenig mit der Realität oder mit historischen Gegebenheiten zu tun haben. Als Menschen haben wir ein ganz großes Bedürfnis uns mitzuteilen, und es ist nur zu verständlich, dass wir nur das gerne von uns zeigen, was wir als annehmbar und vorzeigbar halten. Unser Leben wird dadurch leichter, weil unerfreuliche Erinnerungen an Kraft verlieren.
Biografiearbeit kann uns dabei helfen bewusster zu leben. Sie hat nicht das Ziel, uns selbst oder andere zu verbessern, sondern mehr Mitgefühl, Verständnis und Gewahrsein für unsere Selbsteinschätzung zu entwickeln.

Wenn wir als Begleiter die Fähigkeit haben, uns in andere Sichtweisen hineinzudenken, können wir uns der Realität des anderen öffnen und haben die Möglichkeit, seine wie auch unsere eigene Wahrheit zu akzeptieren. Wir können lernen, dass es meistens unter jeder Wahrheit noch eine tiefere Wahrheit gibt, dass sich diese aber nur zeigen kann, wenn wir bereit und offen dafür sind.
Mitgefühl für uns und den anderen hilft uns, einander da sein zu lassen und anzuerkennen, was wir sind. In einem echten Kontakt können wir am ehrlichsten wir selbst sein und uns mit unserer Wahrheit zeigen. Eben auch mit einer Wahrheit, die vielleicht gerade nicht so schön ist, weil wir uns allein gelassen oder abgewiesen fühlen.
Mich auch mit meinen „unangenehmen" Gefühlen zu zeigen hilft mir, mich auf meine eigene Wahrheit einzulassen und zu meiner eigenen Wahrheit zu stehen. Die Muster meiner gewohnten Identität können dadurch aufbrechen, und aus Hoffnungslosigkeit kann Akzeptanz entstehen.

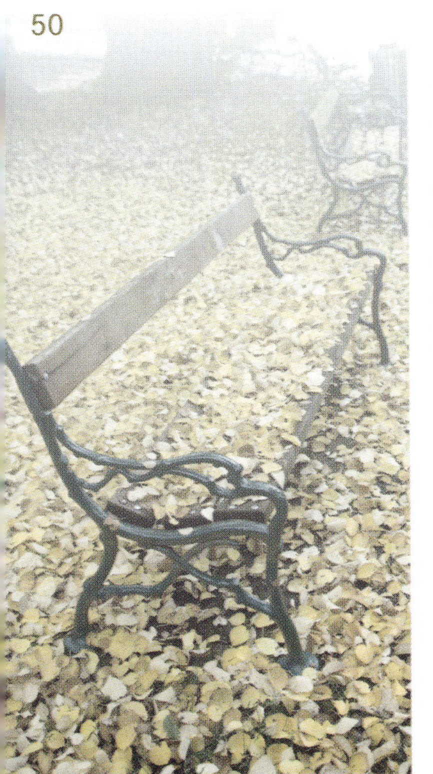

Bedeutung für die Auseinandersetzung mit dem Leben:
Wir deuten die Erlebnisse unseres Lebens anhand der Erfahrungen, die wir gemacht haben. Erinnerung ist immer subjektiv. Es geht darum, unsere eigene Wahrheit und die des anderen zu respektieren. Niemand hat jemals die richtige oder falsche Erinnerung, also nehmen wir in der Begleitung von Menschen alles was wir hören als das an, was es ist, und bewerten es nicht.

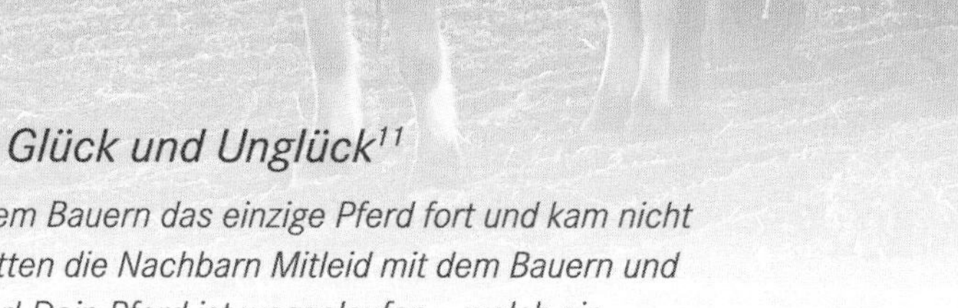

Glück und Unglück[11]

Eines Tages lief einem Bauern das einzige Pferd fort und kam nicht mehr zurück. Da hatten die Nachbarn Mitleid mit dem Bauern und sagten: „Du Ärmster! Dein Pferd ist weggelaufen – welch ein Unglück!"
Der Landmann antwortete: „Wer sagt denn, dass dies ein Unglück ist?" Und tatsächlich kehrte nach einigen Tagen das Pferd zurück und brachte ein Wildpferd mit.
Jetzt sagten die Nachbarn: „Erst läuft dir das Pferd weg – dann bringt es noch ein zweites mit! Was hast du bloß für ein Glück!"
Der Bauer schüttelte den Kopf: „Wer weiß, ob das Glück bedeutet?" Das Wildpferd wurde vom ältesten Sohn des Bauern eingeritten; dabei stürzte er und brach sich ein Bein. Die Nachbarn eilten herbei und sagten: „Welch ein Unglück!"
Aber der Landmann gab zur Antwort: „Wer will wissen, ob das ein Unglück ist?"
Kurz darauf kamen die Soldaten des Königs und zogen alle jungen Männer des Dorfes für den Kriegsdienst ein. Den ältesten Sohn des Bauern ließen sie zurück – mit seinem gebrochenen Bein.
Da riefen die Nachbarn: „Was für ein Glück! Dein Sohn wurde nicht eingezogen!"
Glück und Unglück wohnen eng beisammen, wer weiß schon immer sofort, ob ein Unglück nicht doch ein Glück ist?

(Christian Morgenstern, 1871-1914)

11 http://medienwerkstatt-online.de/lws_wissen/vorlagen/showcard.php?id=7228&edit=0

4.1.4 Versöhnungsarbeit

Schauen wir auf unser Leben und fragen uns, was war, und wie wir zu dem Menschen geworden sind, der wir heute sind, dann gehen wir auf Spurensuche und erforschen unser eigenes Leben. Dadurch entdecken wir die Lehren, die wir aus unseren Lebensgeschichten ziehen können. Beim Erzählen kommt es zu einem Austausch zwischen Vergangenheit und Gegenwart. Eine Heilung der Wunden geschieht nicht durch Verdrängung, sondern durch Versöhnung. Indem wir erkennen, wie wir Lebensereignisse in unserem Leben wahrgenommen, bewertet und eingeordnet haben, geschieht Versöhnung.

„Unsere Geheimnisse sind menschliche Geheimnisse, und unser gegenseitiges Vertrauen, das sie uns miteinander teilen lässt, hat viel zu tun mit dem Geheimnis, menschlich zu sein.“[12] *(Frederick Buechner)*

Wenn der Erzähler beim Erinnern wieder ganz in sein damaliges Erleben eintaucht, können vage Gedanken und Gefühle ganz klar in sein Bewusstsein kommen. Weit zurückliegende Ereignisse werden wieder lebendig, wir erinnern uns an Details wie z.B. Gerüche, Töne und Berührungen. Spüren noch einmal unser erstes Verliebtsein, spüren noch einmal den ersten Kuss auf unseren Lippen, fühlen noch einmal unser freudiges Aufgeregtsein oder fühlen noch einmal unseren tiefen Schmerz im ersten Liebeskummer. Dabei kommen Gefühle hoch, werden noch einmal voll erlebt und können mit den Gefühlen, die wir jetzt haben, verglichen werden.

Wir können sie aus einer anderen, ganz neuen Perspektive heraus betrachten. Wenn wir es schmerzvollen Erlebnissen erlauben in uns hochzukommen, damit wir Ihnen, mit all dem was wir heute wissen, im Erinnern noch einmal begegnen können, haben wir die Chance, uns mit ihnen auszusöhnen. Wir können uns erlauben loszulassen und schaffen dadurch Raum für Neues.

12 Barry Lane: Schreiben heißt sich selbst entdecken. Augustus Verlag München 1995, S.9

„Wenn die Achtsamkeit etwas Schönes berührt, offenbart sie dessen Schönheit. Wenn sie etwas Schmerzvolles berührt, wandelt sie es um und heilt es.“ *(Aus dem Zen-Buddhismus)*

Ohne Gegenüber, das sich einfühlt, zuhört und bei uns ist, wird es uns schwerfallen, unsere Lebensbilanz in Angriff zu nehmen. Wir werden es vor uns herschieben und es vielleicht immer wieder auf später verschieben. Deshalb ist es hilfreich, wenn uns jemand an die Hand nimmt und uns auf unserer Reise begleitet.

In der Verarbeitung von belastenden und unerwarteten Ereignissen konstruieren wir uns eine eigene Welt. Manche Erlebnisse tragen wir jahrzehntelang als Geheimnis mit uns herum, sie sind so geheim, dass wir uns oft selbst erst wieder daran erinnern, wenn wir in Form von Biografiearbeit oder von außen mit einem ähnlichen Schicksal, sei es durch Erzählungen oder Berichte im Fernsehen, konfrontiert werden.

Erfahrungen von Missbrauch, Misshandlung, Kriegserlebnisse, Unfälle, Krankheit, Trennung und Tod können uns sprachlos machen. Unbewusst wollen wir uns eine Wirklichkeit schaffen, mit der wir weiterleben können. Unsere nicht erzählten Geschichten sinken in unser Unbewusstes und werden dort zu unserem Schatten. Nicht gesehen und nicht beachtet, leben sie trotzdem weiter in uns.

Manchmal möchten sie doch noch erzählt werden, wir können sie nicht heraufbeschwören, aber wenn sie sich selber zeigen wollen haben wir die Chance, neue Einsichten zu gewinnen. Einige Fragen und Konflikte im Hinblick auf unsere Geheimnisse lassen sich deshalb erst im Abstand der Jahre beantworten und lösen. Speziell in der Begleitung von belastenden Erinnerungen kann unsere Angst überwältigend werden und eine behutsame, liebende, nicht wertende Begleitung ist wichtig.

Als Kind waren wir in der für uns folgenschweren und belastenden Situation häufig allein und ihr machtlos ausgeliefert.

Machtlosigkeit bedeutet Schmerz, Leiden und Angst. All diese Gefühle wurden von uns in der Situation unterdrückt. Solange diese Unterdrückung unserer Gefühle besteht, werden unsere damit verbundenen Ängste weiter bestehen. Alle unterdrückten Gefühle während des Schlüsselerlebnisses halten unsere Ängste am Leben.

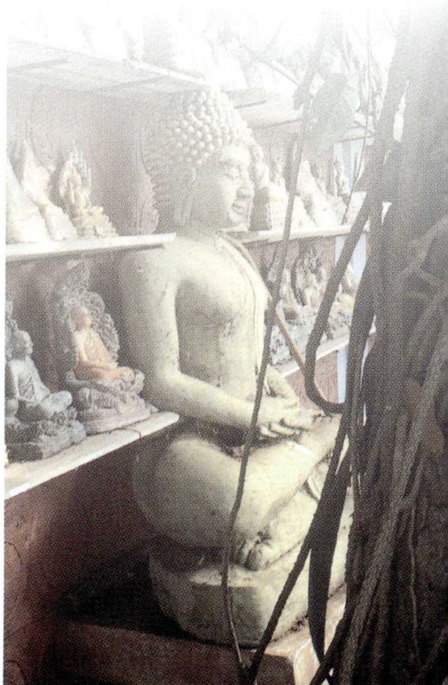

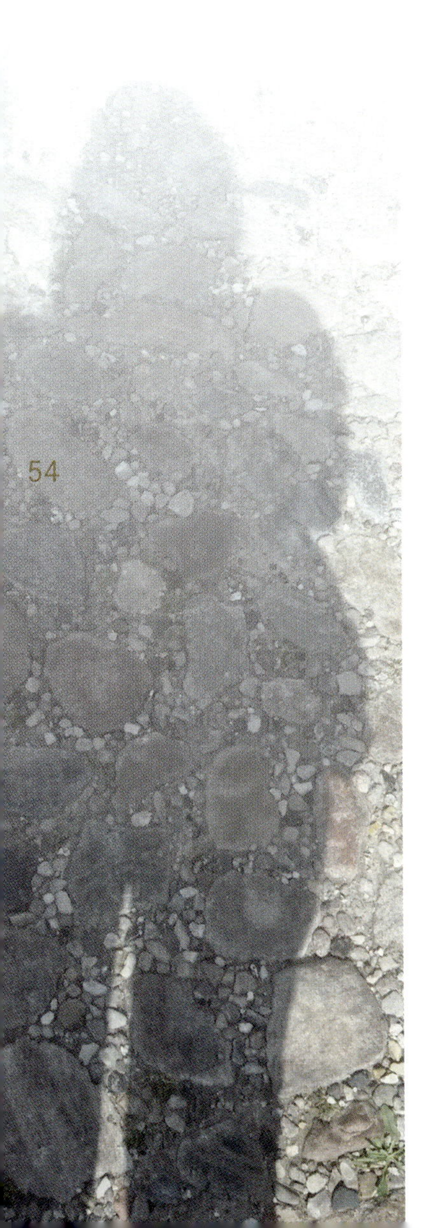

Wenn wir nun ein für uns belastendes Geheimnis erlösen wollen, ist es wichtig, das Ereignis wieder zu erleben. Wenn wir uns erinnern was passiert ist, und in dieses Alter zurückgehen, um es noch einmal zu erleben, können unsere Gefühle vollständig werden und aus unserem Nervensystem wegschmelzen. Je öfter wir schmerzhafte Erinnerungen im Erleben auflösen und mit verschiedenen Aspekten unseres Wesens in Kontakt kommen, desto mehr entsteht ein Gefühl von Vertrauen ins Leben. Manche Geschichten müssen einfach immer wieder erzählt werden, bis sie wirklich ganz verdaut sind. Ein liebevolles Anschauen gelingt in der Regel eben häufig nur, wenn wir durch unsere schmerzhaften Erfahrungen begleitet werden.

„Manches wird erst aus dem engen Kontakt heraus verständlich, anders durch den distanzierten Blick.“ [13]

Und als Reaktion auf die Liebe, die wir in der Begleitung erfahren, und die wir so lange, so schmerzlich vermisst haben, kann sich unser inneres Biest melden.
Gefühle von Hass können auftauchen. Seinen Hass auszuagieren ist natürlich zerstörerisch, ihn aber in unserem Inneren einzusperren ist nicht weniger destruktiv. Was können wir also tun? Wir können die Emotion (Hass) da sein lassen, müssen ihr aber nicht nachgehen. Sie da sein zu lassen ohne ihr zu folgen, sie spüren, sie aber nicht gegen jemanden, auch nicht gegen uns selbst, richten. Wir können sie zu der Person zurückbringen, zu der sie ursprünglich gehörte. Das kann in Form einer Kissenarbeit (Methode aus der Gestalttherapie) geschehen, bei der ein Kissen stellvertretend für die Person steht, die ursächlich für unser Gefühl verantwortlich ist.
Biografiearbeit ist aber auch deshalb Versöhnungsarbeit, weil sie uns hilft, für Veränderungsprozesse aufmerksamer zu werden.
Die körperlichen Veränderungen im Laufe unseres Lebens nehmen wir in der Regel deutlich wahr. Diese hindern uns oft daran, die positiven Seiten des Altwerdens anzunehmen. Unsere Selbstwahrnehmung richtet sich oft nur auf unseren körperlichen Zerfall. Unser inneres Wachstum bemerken wir kaum. Hier kann uns das biografische Arbeiten helfen, unsere Wahrnehmung für das Tatsächliche zu schärfen, damit wir den Gewinn des Altwerdens

13 Ruhe, Hans Georg: Methoden der Biografiearbeit. Weinheim 2009, , S. 16, Zeile 4-5

leben und genießen können. Denn auch wenn wir alt werden oder sind, bleiben wir derselbe Mensch, der wir immer waren. Wir haben ein altersloses Ich, das unsere Einzigartigkeit und unser Wesen ausmacht.

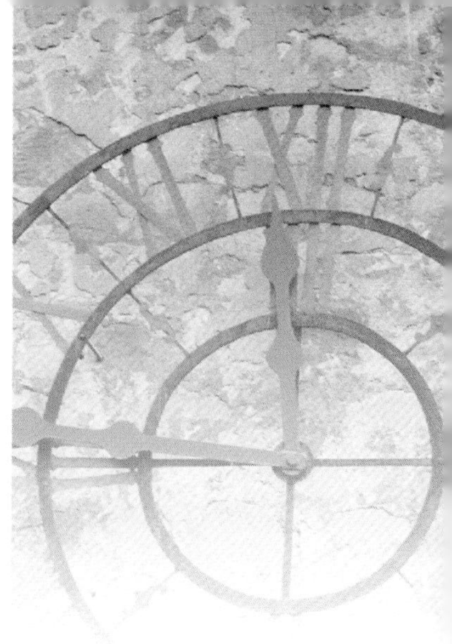

„Lebensangebote und krisenhafte Einbrüche wechseln sich in unserer biografischen Gegenwart ab.“ [14]

Je älter wir werden oder je kürzer die Lebensspanne wird, die uns bleibt, desto größer wird der Wunsch, einen Sinn im eigenen Leben zu sehen – oder bilanzierend einen Schlussstrich zu ziehen. Am Ende unseres Lebens werden vergessene Geschichten an glückliche Zeiten, Enttäuschungen und Lebensbrüche lebendig. Oft tauchen Bilder aus unserer Kindheit auf, manche Träume sind offengeblieben, manche Gelegenheit ließen wir ungenutzt verstreichen, wie z. B. ein unerfüllter Kinderwunsch. Manche Erinnerungen schenken uns jetzt noch einmal Energie, manche kosten Kraft. Aber auch hier können wir es uns nicht aussuchen, unsere Erinnerungen tauchen auf und eine Versöhnung kann am Ende unserer Reise besonders wichtig für uns werden. Haben wir uns schon im Laufe unseres Lebens mit Biografiearbeit beschäftigt, gibt es vielleicht nicht mehr ganz so viele Lebensgeschichten, die noch Versöhnung brauchen, und die Gegenwart wird nicht so sehr von Vergangenem bedrängt. Unsere Gegenwart muss aber trotzdem in der Angst vor der Zukunft mit Fragen wie „Wann sterbe ich?“ „Wie lange noch?“ „Wie wird die Nacht und der morgige Tag?“ bestanden werden.

Bedeutung für die Auseinandersetzung mit dem Leben:
Die Auseinandersetzung mit dem vergangenen Leben gibt uns die Möglichkeit, unser Leben abzurunden. Uns so anzunehmen, wie wir sind und waren, und einen Sinn in unserem Leben zu sehen.

Anregung zur Selbstreflexion:

- Erzähl ein Märchen über etwas, das in deinem Leben passiert ist.
- Male eine Landschaft mit einzelnen Personen, die scheinbar nichts miteinander zu tun haben. Schreibe ihre Gedanken über ihre Köpfe.
- Denke an jemanden, den du nicht magst, stell dir vor, was diese Person denkt, versetze dich in ihre Position und schreibe auf, was sie denkt.

14 Klingenberger, Hubert/Zintl, Viola: Eigenständig. München 2001, S. 47, Zeile 5-6

Märchen und Geschichten in ihrer kurzen und knappen Form, können uns helfen tiefgründige Wahrheiten aus unserem Unterbewusstsein hervorzulocken. Auch in der Biografiearbeit können wir diese Bildersprache nutzen um eine Verbindung zu unseren Lebenserfahrungen herzustellen.

Die magische Welt des Märchens hilft nicht nur Kindern ihre Erlebniswelt mit ihren Ängsten und Sorgen zu bewältigen, sondern auch uns Erwachsenen.

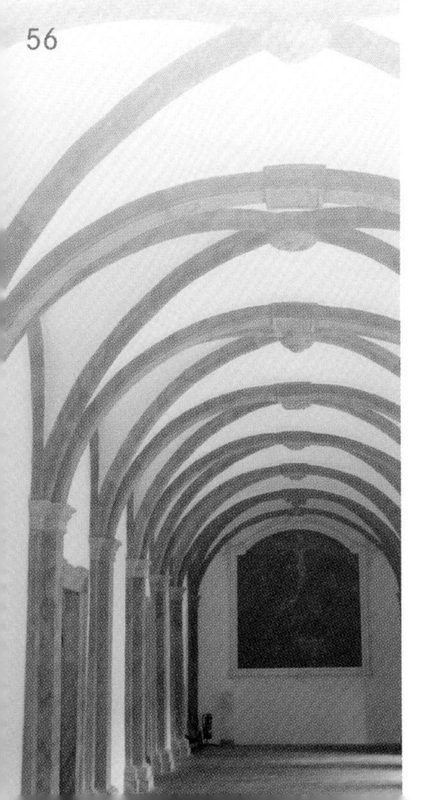

Die glänzende Rüstung

Es war einmal ein kleines Mädchen, das ging in einen dunklen, kalten Keller und kam nie wieder raus. Jemand anderes ging an ihrer Stelle die Stufen hoch, das war nicht mehr sie selbst. Gewiss, sie war ihr ähnlich, sie hatte denselben Gang, dieselbe Statur und hatte dasselbe glänzende Haar, aber es fehlte etwas. Sie hatte dort unten im Keller etwas zurückgelassen, es war nur eine Winzigkeit, eine klitzekleine Kleinigkeit, aber es war etwas von Bedeutung. Und diese Winzigkeit machte es aus, dass ihre Augen und ihr Körper hart wurden. Für das, was sie im Keller zurückgelassen hatte, bekam sie eine schimmernde, glänzende Rüstung und wurde unverwundbar.

Ein guter Tausch, so dachte sie, denn um sie herum war Krieg und es wurde scharf geschossen. Egal was auch immer passierte, sie spürte nichts mehr. Alles prallte an ihr ab. Irgendwann, so dachte sie, werde ich mich an euch allen rächen und bis es soweit ist, bleib ich einfach hier mit erhobenem Haupt stehen und rühre mich nicht mehr von der Stelle. Niemand kann mir etwas anhaben, niemand kommt mehr an mich ran.

Die Jahre zogen ins Land und sie stand immer noch da, längst war der Krieg vorbei. Doch auch das hatte sie noch nicht bemerkt. Ihre Rüstung schimmerte immer noch, kein Kratzer war an ihr zu erkennen. So schön sie anzuschauen war, genauso schwer lag sie auf ihren Schultern. Um das Gewicht die ganzen langen Jahre hinweg tragen zu können, musste sie ganz starr werden. Sie wurde eine Statue, unlebendig und kalt. Schönheit, Perfektion und Unverwundbarkeit haben eben ihren Preis. Viele Menschen kamen und gingen, manche blieben kurz stehen, um ihre Schönheit zu bewundern, aber niemand sah wer sie wirklich war. Ihre starre Haltung schreckte jeden ab, ließ jeden denken, dass sie, obgleich wunderschön, doch nur eine glänzende, kalte Statue war. Bis eines Tages ein verwunschener Prinz in Gestalt eines sehr, sehr alten Mannes des Weges kam. Auch er wirkte etwas unlebendig und wurde von niemandem gesehen. Am wenigsten noch von sich selbst. Und weil er nichts Besseres zu tun hatte, ließ er sich zu ihren Füßen nieder und sprach zu ihr.

Er erzählte ihr vom Leben, von dies und das und von der Liebe, die er überall und in allem sah, sogar in ihr. Um ihren Körper herum pflanzte er wilde Blumen, die er jeden Tag mit Liebe hegte und pflegte. Bald schon erblühte eine bunte Wiese um sie herum, in der es ganz lebendig zuging, mit vielen kleinen Krabbeltieren. Bienen und Schmetterlinge flogen umher und erfreuten das Herz des Prinzen. Was für eine Pracht, dachte er sich, und es war ihm egal, dass jeder, der vorbeikam, zu ihm sagte, dass er nur seine Zeit verschwenden würde zu Füßen der starren Schönheit. „Es ist ja schließlich meine Zeit", dachte er, „und überhaupt, was ist schon Zeit für jemanden, der liebt?"

Die Statue, die einmal ein Mädchen war, hörte ihn und weinte. Sie sah wie bunt das Leben wirklich war und gerne wäre sie mit den Schmetterlingen um die Wette auf der bunten Wiese herumgetollt. Aber sie war schon so lange erstarrt, dass sie sich keinen Zentimeter mehr von der Stelle bewegen konnte, und auch ihr Weinen blieb unsichtbar. So lange hatte sie schon nichts mehr an sich herangelassen, dass sie jetzt auch nicht mehr in der Lage war, etwas herauszulassen. Sie lebte in Gefangenschaft und wurde sehr, sehr traurig, als sie das erkannte. Es war eine selbstauferlegte Gefangenschaft. Eingegangen, als sie damals etwas von sich selbst im Keller zurückließ, und besiegelt, als sie Rache schwor. Wie gern würde sie jetzt ihre Rüstung ablegen, aber es ging nicht mehr, sie war ganz fest verschlossen und der Schlüssel war das, was sie einst im Keller zurückließ.

Der Prinz spürte ihre Traurigkeit und schaute sie an. Er hört ihr leises Flehen: „Bitte hilf mir, geh in den Keller und bring mir den Schlüssel, damit ich meine Rüstung ablegen kann, damit ich leben kann." Erschrocken lehnt er ab: „Ich kann dir nicht helfen, ich bin selbst kaum lebensfähig. Ich kann nur lieben, für die Anforderungen des täglichen Lebens bin ich gänzlich ungeeignet. Ich werde den Keller nicht finden und weiß auch nicht wie der Schlüssel aussieht zu deinem Schloss. Wie soll ich ihn da finden? Das ist ganz und gar unmöglich. Es tut mir Leid, aber ich kann es nicht." Da weinten beide herzzerreißend.

Das hörte ein kleines Blümlein, das ganz in der Nähe auf der Wiese stand. Es drehte sein kleines Köpflein in ihre Richtung und sprach: „Nimm mich mit, ich zeige dir den Weg, ich kenn ihn gut und verleihe dir Kraft und Mut für dein schwieriges Unterfangen. Mit mir wird dir auch das Unmögliche gelingen, denn ich bin die Blume der Selbstliebe." So fasste der Prinz sich ein Herz, brach das Blümlein und ging los. Schon bald sah er die verwitterten Stufen, die in den dunklen, tiefen Keller hinabführten, und das kleine Blümlein in seiner Hand gab

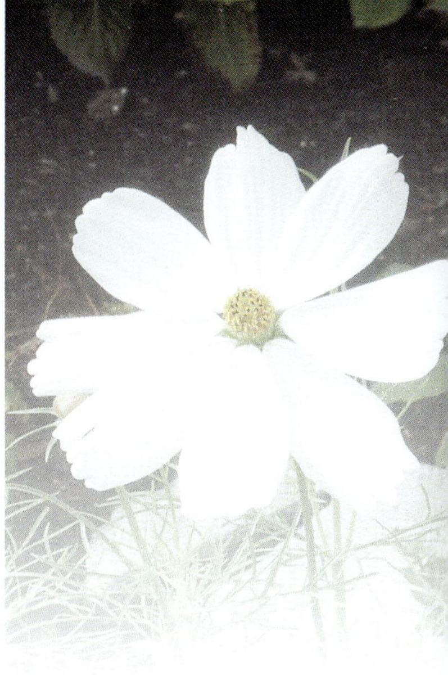

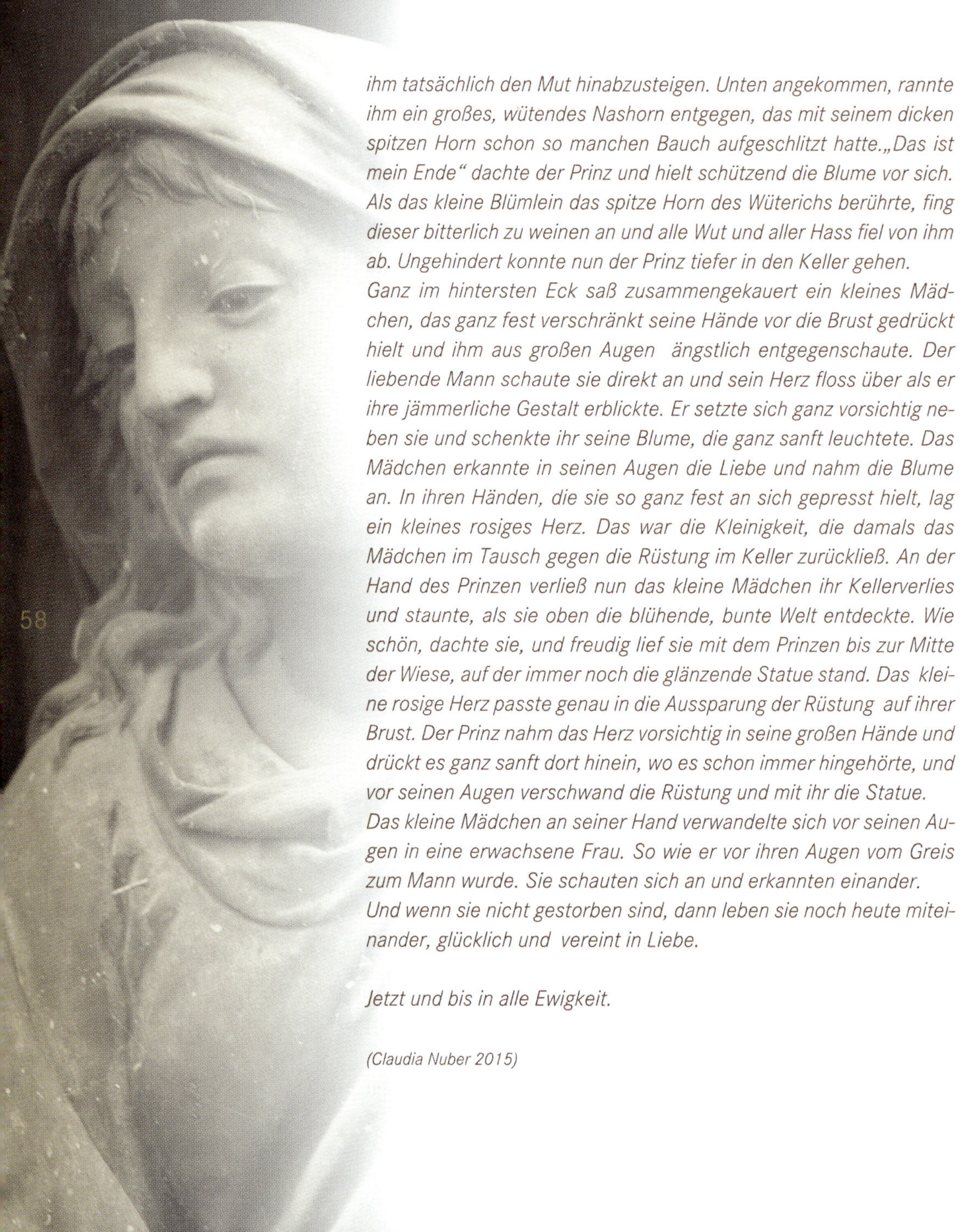

ihm tatsächlich den Mut hinabzusteigen. Unten angekommen, rannte ihm ein großes, wütendes Nashorn entgegen, das mit seinem dicken spitzen Horn schon so manchen Bauch aufgeschlitzt hatte. „Das ist mein Ende“ dachte der Prinz und hielt schützend die Blume vor sich. Als das kleine Blümlein das spitze Horn des Wüterichs berührte, fing dieser bitterlich zu weinen an und alle Wut und aller Hass fiel von ihm ab. Ungehindert konnte nun der Prinz tiefer in den Keller gehen.
Ganz im hintersten Eck saß zusammengekauert ein kleines Mädchen, das ganz fest verschränkt seine Hände vor die Brust gedrückt hielt und ihm aus großen Augen ängstlich entgegenschaute. Der liebende Mann schaute sie direkt an und sein Herz floss über als er ihre jämmerliche Gestalt erblickte. Er setzte sich ganz vorsichtig neben sie und schenkte ihr seine Blume, die ganz sanft leuchtete. Das Mädchen erkannte in seinen Augen die Liebe und nahm die Blume an. In ihren Händen, die sie so ganz fest an sich gepresst hielt, lag ein kleines rosiges Herz. Das war die Kleinigkeit, die damals das Mädchen im Tausch gegen die Rüstung im Keller zurückließ. An der Hand des Prinzen verließ nun das kleine Mädchen ihr Kellerverlies und staunte, als sie oben die blühende, bunte Welt entdeckte. Wie schön, dachte sie, und freudig lief sie mit dem Prinzen bis zur Mitte der Wiese, auf der immer noch die glänzende Statue stand. Das kleine rosige Herz passte genau in die Aussparung der Rüstung auf ihrer Brust. Der Prinz nahm das Herz vorsichtig in seine großen Hände und drückt es ganz sanft dort hinein, wo es schon immer hingehörte, und vor seinen Augen verschwand die Rüstung und mit ihr die Statue.
Das kleine Mädchen an seiner Hand verwandelte sich vor seinen Augen in eine erwachsene Frau. So wie er vor ihren Augen vom Greis zum Mann wurde. Sie schauten sich an und erkannten einander.
Und wenn sie nicht gestorben sind, dann leben sie noch heute miteinander, glücklich und vereint in Liebe.

Jetzt und bis in alle Ewigkeit.

(Claudia Nuber 2015)

4.2 Lebensbewältigung oder die Reise ins Hier und Jetzt

JETZT, dieser Augenblick ist unser Leben, JETZT ist die Zeit, in der alle Ereignisse stattfinden. Wir haben keine Garantie auf ein hohes Alter. Wenn wir jetzt nicht leben und unser Leben immer auf später verschieben, kann es sein, dass es vorüber ist, bevor wir wirklich gelebt haben. Aber was heißt das, was bedeutet es wirklich, im Jetzt zu leben?

„Wenn nicht jetzt, wann dann? Wenn nicht hier, sag mir wo und wann? Wenn nicht wir, wer sonst? Es wird Zeit. Komm wir nehmen das Glück in die Hand“, *

heißt es in einem Songtext von Höhner, den die meisten von uns kennen und auch schon laut mitgesungen haben. Der Text rüttelt uns auf, gibt uns ein Gefühl von „Ja, jetzt pack ich es, ja, jetzt lebe ich.“

Jedem von uns erscheint das logisch und sinnvoll zu sein und wir wissen, dass wir wirklich nur im JETZT leben können. Aber was nützt es uns es zu wissen, wenn wir es trotzdem nicht tun, wenn wir unsere Talente nie wirklich ausschöpfen? Sondern stattdessen lieber an der Vergangenheit festhalten? Jetzt ist Leben, und Leben ist spontan sein, ist mit dem mitzugehen, was jetzt im Augenblick ist. Stecken wir in der Vergangenheit fest, dann gelingt uns das nicht, denn wir sind damit beschäftigt, uns selbst zu verurteilen oder für das, was war, einen Schuldigen zu finden, den wir stattdessen verurteilen können.
Dabei ist es nicht wichtig, ob ein Urteil inhaltlich richtig ist, wichtig ist zu erkennen, wann ein Urteil uns angreift und unser Handlungsvermögen und unseren Selbstwert zerstört. Aus unseren Fehlern lernen wir nicht, indem wir uns für sie verurteilen, sondern indem wir urteilsfrei anerkennen was funktioniert und was nicht. Dann können wir auch zu unseren Fehlern stehen, aus ihnen lernen und an ihnen wachsen.
Sind wir nicht mit urteilen beschäftigt, dann vergleichen wir uns mit andren, die vielleicht besser sind als wir, mehr Erfolg haben oder beliebter sind. Das gibt uns das Gefühl, kleiner, geringer oder minderwertiger zu sein und hat zur Folge, dass wir uns selbst an-

Laufe nicht der Vergangenheit nach, verliere dich nicht in der Zukunft. Die Vergangenheit ist nicht mehr. Die Zukunft ist noch nicht gekommen. Das Leben ist hier und jetzt. (Buddha)

* „Wenn nicht jetzt, wann dann“ Handballversion © mit freundlicher Genehmigung der Vogelsang Musikverlag; Text & Musik: R. Rudnik, H. Schöner, J.-P. Fröhlich, H. Krautmacher, P. Werner, Jens Streifling.

greifen, uns verurteilen, und den Kontakt mit unserem gegenwärtigen Erleben verlieren.

Natürlich haben wir beim Heranwachsen bestimmte Fähigkeiten und Kenntnisse erworben, die uns im Jetzt hilfreich sind und auf die wir mit Recht stolz sein können. Auch haben wir aus unseren Erfahrungen gelernt, das lässt uns in vielen Situationen selbstsicher handeln. Aber wenn wir weiterhin glauben, dass wir mit unseren Leistungen immer besser werden müssen, und uns selbst mit Verachtung strafen, weil wir noch nicht gut genug sind und immer noch Fehler machen, können wir uns den Aufgaben und den Herausforderungen im Hier und Jetzt nicht wirklich stellen. Sind nie wirklich wir selbst und können unsere Zeit nicht mit bleibenden Erinnerungen füllen, die zeigen, wer wir wirklich sind.

„Die Frage der Fragen: Einmal wird man mich nicht fragen: Warum bist du nicht Mose gewesen? Man wird mich fragen: Warum bist du nicht Sussja gewesen?“ (Sussja von Hanipol, 18. Jh.)

Wir haben die Verantwortung, unser Leben jetzt, jeden Tag so zu leben, dass wir unsere Begabungen nicht vergeuden.

Im Vergleich mit anderen Menschen, die scheinbar mehr dem Idealbild, das wir von uns selber haben, gleichen, werden wir im gegenwärtigen Augenblick immer schlechter abschneiden.

Im Vergleich mit einem Ideal werden wir nie genügen. In dem Gefühl, schlecht oder minderwertig zu sein, können wir unsere Talente, unser einzigartiges Sein nicht zum Ausdruck bringen. Um jetzt hier zu sein müssen wir erkennen, dass unser Wert als menschliches Wesen nicht davon abhängt, wie wir im Vergleich mit anderen abschneiden oder wieviel wir leisten. Damit aufzuhören heißt, uns selbst nicht länger einzuschränken und im gegenwärtigen Moment voll und ganz und lebendig da zu sein. Alles was uns jetzt begegnet, wird auch einmal Vergangenheit sein. Jetzt können wir beeinflussen, was in den nächsten Jahren unsere Erinnerung sein wird. Sollen es schöne Momente und erfüllende Begegnungen mit anderen Menschen sein, müssen wir uns überlegen, was wir verändern können, damit wir jetzt ganz da sind.

Einen ersten Schritt dahin gehen wir, indem wir aufmerksam dafür werden, wann wir gedanklich mehr in der Vergangenheit leben oder wann wir uns Sorgen um unsere Zukunft machen. Immer wenn wir das bemerken, können wir uns bewusst entscheiden, ins Jetzt zurückkehren und uns von den Vorstellungen lösen, wie wir sein müssen, um geliebt, anerkannt und akzeptiert zu werden. Wir sind eben nicht die vollkommene Idealperson, sondern ein ganz normaler Mensch, der manches gut und anderes weniger gut kann. Und in diesem Bewusstsein kann es uns gelingen, uns den Aufgaben in der Gegenwart zu stellen und ein Ja für das zu haben, was in diesem Augenblick geschieht. So kann das Ja im Jetzt auch als Vorbereitung für das letzte große Ja im Leben gesehen werden.

Unseren Körper bewusst wahrzunehmen hilft uns, mehr im Jetzt anzukommen. Wir können jederzeit unsere Aufmerksamkeit auf unseren Körper lenken und uns fragen: „Spanne ich mich irgendwo an?" „Was machen meine Arme, mein Bauch, meine Beine und meine Schultern?" „Wie atme ich?" „Wie fühle ich mich jetzt?". Wenn wir unsere Aufmerksamkeit auf das richten, was jetzt gerade in uns ist, erkennen wir, dass die Anspannung unseres Körpers meistens unsere Gefühle widerspiegelt. An unserer Körperhaltung können unsere Emotionen abgelesen werden und signalisieren unserem Gegenüber viel deutlicher als unsere gesprochenen Worte, wie es uns wirklich geht.

Wenn wir anfangen, das verletzte innere Kind in uns zu sehen und diesem Kind, also all unseren ungelebten Gefühlen, in uns Raum geben, können wir aus den Erinnerungen und Erfahrungen unserer Vergangenheit lernen.

Unsere Gefühle und dadurch auch wir brauchen im Jetzt unser Verständnis, unsere Fürsorge und unser Mitgefühl. Unsere „Kleinkindgefühle" wollen in diesem Moment ganz da sein, wollen von uns beachtet werden. Im Jetzt ganz da zu sein hat auch etwas damit zu tun, ob wir uns selbst gute Eltern sein können.

Unsere Gefühle nicht zu unterdrücken, sondern sie bewusst zu spüren, lässt uns erkennen, dass wir mehr sind als unsere Gefühle. Unsere Gefühle sind einfach nur Gefühle, sie sagen überhaupt nichts darüber aus, was für ein Mensch wir sind. Und unsere Angst vor unseren Gefühlen ist meistens viel schlimmer als die

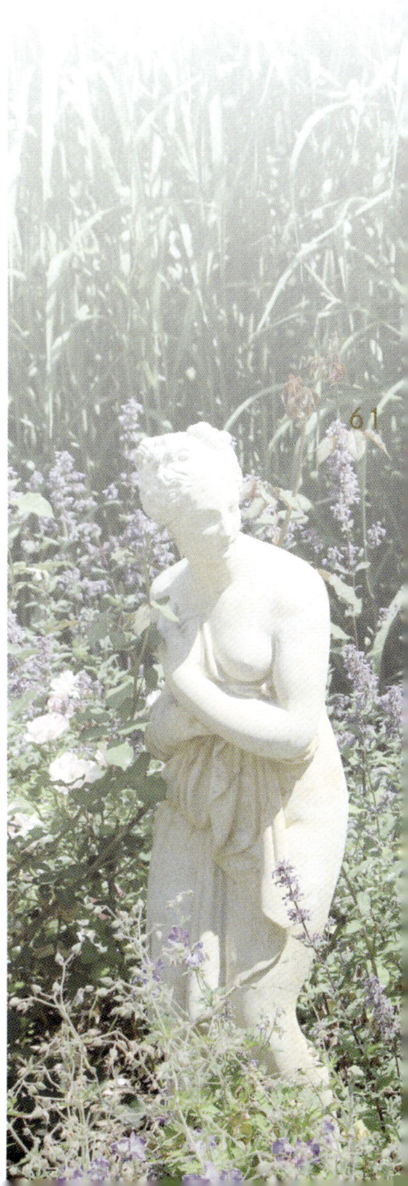

Gefühle selbst. Sie auszudrücken verringert unser Bedürfnis, uns selbst oder andere zu verurteilen.

Aus Angststörungen und anderen psychischen Erkrankungen können wir uns allerdings nicht selbst befreien, das sind behandlungsbedürftige Erkrankungen und unterscheiden sich von „normalen" Gefühlen.

Unsere „gewöhnlichen" Gefühle sind ein bisschen wie Wolken, schnell da und auch schnell wieder weg, sie kommen und gehen. Können sie aber aus irgendeinem Grund nicht abregnen, türmen sie sich auf und werden ein heftiges Unwetter, das uns aufwühlen kann. Fallen unsere Selbstverurteilungen von uns ab und haben keine Gewalt mehr über uns, können wir eine bejahende Haltung für das, was uns begegnet, und für unsere eigene ganz subjektive Wahrheit entwickeln, ohne daran festhalten zu müssen.

Etwas weghaben zu wollen hält es nur umso hartnäckiger in unserem Leben fest. Aber auch wenn wir erfolgreich sind und unseren Erfolg festhalten wollen, gelingt es uns nicht von Augenblick zu Augenblick, in uns selbst zu ruhen. Anerkennung von außen befriedigt vorerst unseren Drang nach positiver Beurteilung, aber unsere Angst, dass wir irgendwann wieder nicht genügen, bleibt, und wir bemühen uns, alles zu tun, damit wir weiterhin Anerkennung bekommen. Das stärkt unsere innere Überzeugung wertlos zu sein und wir nehmen uns immer noch nicht voll und ganz an, haben weiterhin kein Gefühl dafür, wer wir sind. So wird es, obwohl wir erfolgreich sind, schwer, uns für die Angebote, die uns das Leben bietet, zu öffnen und sie zu ergreifen. Unseren Platz im Leben einnehmen und gegenwärtig zu leben heißt auch, unabhängig zu sein von Lob und Tadel. So können wir spontan aus einem direkten Kontakt mit unserem eigenen Leben heraus reagieren und sind lebendig.

Unsere übliche Einstellung dem Leben gegenüber zu verändern braucht Zeit. Eine Erfahrung nicht mehr als gut oder schlecht zu beurteilen, ist ungewohnt. Annehmen bedeutet, dass wir weder etwas ablehnen noch anerkennen, sondern dass wir jede Erfahrung einfach nur geschehen lassen.

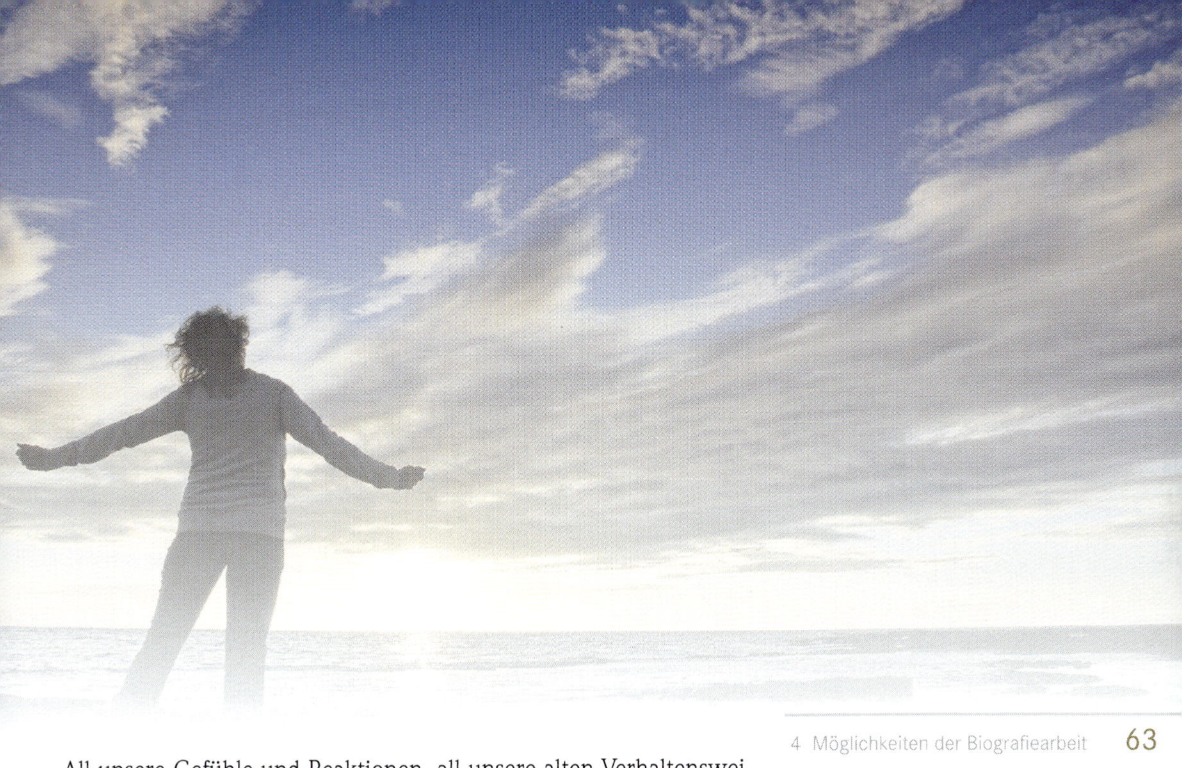

All unsere Gefühle und Reaktionen, all unsere alten Verhaltensweisen, die jetzt immer wieder auftauchen, gehören zu den ersten Schritten um zu erkennen, wo wir jetzt gerade stehen und was als Nächstes dran ist in unserem Leben. Und es geht im Grunde nicht wirklich darum irgendwo anzukommen, sondern einfach immer nur darum, ganz bewusst einen Schritt nach dem anderen zu gehen.

Bedeutung für die Auseinandersetzung mit dem Leben: *In der Biografiearbeit interpretiert und deutet der Mensch selbst sein Leben. Er kann sich selbst erkennen. Das bildet die Grundlage dafür, wie er sich den Aufgaben und Herausforderungen in seinem Leben stellt.*

Wir Menschen stellen häufig erst, wenn alles Äußere von uns abfällt, fest, dass nichts Materielles etwas mit dem zu tun hat, was wir im Inneren wirklich sind. Ich muss da besonders an Frau K. denken.

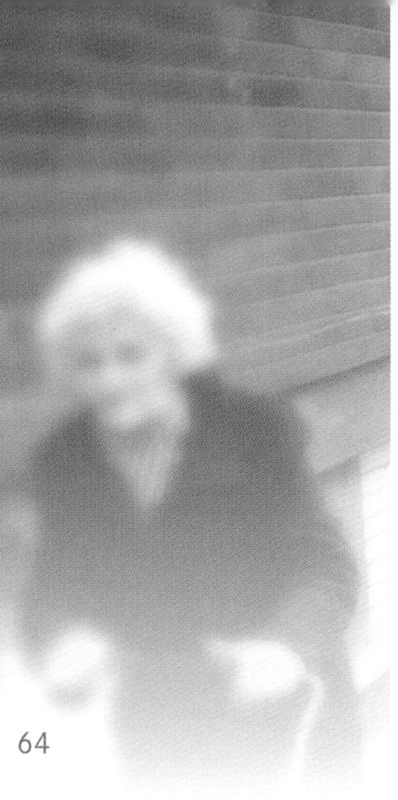

Bedeutung für die Begleitung und Pflege:
Für Frau K. ist ein selbstbestimmtes, bewusstes Leben sehr wichtig.
Ihr Zimmer darf man nur nach Aufforderung betreten, sie meldet sich bei Bedarf.
Auch nachts lehnt sie die routinemäßigen Durchgänge alle zwei Stunden ab.

Fallbeispiel Frau K. :

Frau K., 45 Jahre alt, kommt nach einer eineinhalb jährigen Krankheitsdauer zu uns auf die Palliativstation. Sie hat ein weit fortgeschrittenes, metastasierendes Bronchialkarzinom. Operation, Chemotherapie und Bestrahlung haben nur kurzzeitig zu einem Stillstand ihrer Erkrankung geführt. Sie ist alleinstehend und Lehrerin von Beruf. Frau K. hat ein großes Interesse an Sprachen, sie berichtet, dass sie sehr kommunikativ ist und gern von sich und ihrem Leben erzählt. Sie hat vielfältige Interessen, Kunst, Kochen, Malen, Sport, Musik, und ihre Eigenständigkeit sind ihr sehr wichtig. Frau K. spricht offen über ihr Sterben und erzählt, dass sie es schade findet, dass die meisten Menschen den Tod tabuisieren und aus ihrem Leben heraushalten. Sie sagt, sie selbst könne sich zwar auch nicht vorstellen wie es ist, wenn sie tot ist, oder wie das ist, wenn sie stirbt. Nur der Gedanke daran ist jetzt nicht mehr so tabu. *„Ich lasse das zu und mute mich auch damit den Menschen zu. Das ist jetzt ein Teil von meinem Leben."*

Sie hätte gelernt zu akzeptieren, dass ihre Lebenszeit begrenzt ist, und erlebt ihr Leben jetzt viel tiefer als früher. Wenn sie auf ihr Leben zurückblickt, sagt sie, dass sie es eher leichter hatte. Ihre Familie hatte Geld, sie ist in einem großen Haus aufgewachsen, war ein Einzelkind und hat nie auf etwas verzichten müssen. In der Schule und auch später auf der Uni hatte sie keine größeren Probleme. Einzig dass ihre beiden Eltern auch schon sehr jung an Krebs gestorben seien, war belastend.

„Mir ist bewusst, dass jeder Tag mein letzter sein kann. Diese Art, wie ich jetzt plötzlich alles wahrnehme, ist intensiv, sehr verstärkt, und alles Unwichtige ist weit weg, plötzlich völlig bedeutungslos."

Diesen Zustand will sie nicht gerne abgeben, sie will nicht wirklich sterben, am liebsten würde sie noch ganz lange so mit ihrem Sterben leben.

Alles was ihr einmal wichtig war, ihre Arbeit, ihre sportliche Betätigung, alles worüber sie sich definiert hat, wurde ihr genommen, und bekommen hat sie dafür ein großes Gefühl von Liebe und Schönheit. *„Dieses Gefühl von Glück"*, meint sie *„kann man vielleicht wirklich nur erleben in dem Bewusstsein von Begrenzung und Vergänglichkeit."*

Die Begleitung von Frau K. war kompromisslos, sie hat genau gesagt, was sie wann und wie haben möchte. Vieles war dadurch leicht, manches aber auch erschwert, da sie in mancher Schicht einfach niemanden sehen wollte. Und sich in manchen Schichten aber wiederum einen intensiven, echten Kontakt gewünscht und genau gespürt hat, ob ihr Begleiter präsent war oder nicht. *„Gell,“* sagte sie oft, *„ich bin eine Zumutung.“*

Obwohl sie alleinstehend war, hatte sie einen großen Freundeskreis, der sie unterstützt hat. Sie hat gerne Espresso getrunken, Pizza, Vanilleeis mit heißen Himbeeren und Käsespätzle gegessen und wurde von Freunden mit ihren Lieblingsspeisen versorgt. Immer dann, wenn sie Lust darauf hatte. *„Appetit habe ich keinen,“* sagte sie, *„aber das sinnliche Erleben von Essen ist mir wichtig.“* Oft hat sie nur an einem Stück Pizza gelutscht oder daran gerochen oder ihren Finger reingesteckt und diesen genüsslich abgeleckt.

Nach Besuchen von Menschen, die ihre schwere lebensbedrohliche Erkrankung nur schwer aushalten konnten und ihr von anderen Krebskranken erzählten, die wieder gesund wurden, hat sie jemanden gebraucht, dem gegenüber sie ihrem Ärger Luft machen konnte. *„Die können einfach meine Realität nicht aushalten und wollen mir was anderes einreden“*, schimpfte sie. Obwohl ihr Sprüche wie *„Die Hoffnung stirbt zuletzt“* ein rotes Tuch waren, war ganz deutlich zu spüren, dass sie selbst ganz viel Hoffnung hatte, noch möglichst lange mit ihrer Erkrankung leben zu können.

Gestorben ist Frau K. nicht bei uns, sie konnte wieder nach Hause entlassen werden und lebte dort noch einige Wochen. Verstorben ist sie meines Wissens nach im Hospiz.

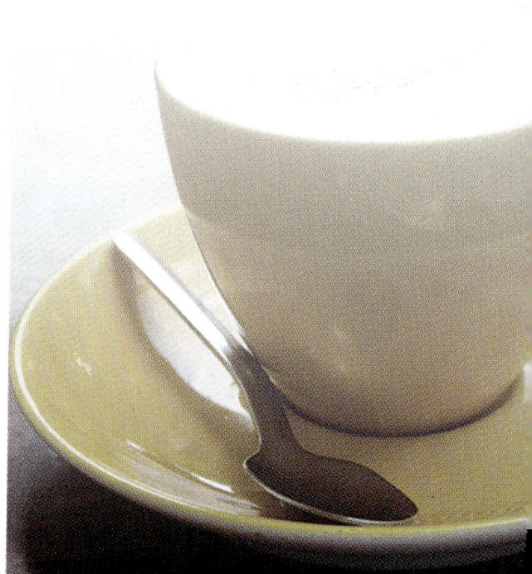

4.3 Lebensplanung oder die Reise in die Zukunft

„Das Leben kann nur in der Schau nach rückwärts verstanden, aber nur in der Schau nach vorwärts gelebt werden.“
(Søren Kierkegaard)[15]

Wenn wir an die Zukunft denken, denken wir oft nicht nur an unsere eigene Zukunft, sondern machen uns auch darüber Gedanken, wie die Welt sein soll, in der unsere Kinder und Kindeskinder leben werden. Oft macht uns die Zukunft Angst und uns fehlt die Gewissheit, dass es uns gelingen kann, auch scheinbar Unveränderliches zu verändern. Trotzdem sollten wir es versuchen und die Hoffnung nicht aufgeben. Und bei dem anfangen, was wir verändern können. Um unser Leben zu planen brauchen wir das Gefühl, alles erreichen zu können, ohne irgendetwas tun zu müssen. Um bei unserer Lebensplanung eine Vorstellung davon zu entwickeln, wo wir hinwollen, dürfen uns keine Selbstzweifel quälen. Um herauszufinden was wir zukünftig wollen, müssen wir unsere Vergangenheit verstehen und unsere gegenwärtige Situation einschätzen. Was ist uns wichtig im Leben, welche Lebensthemen wie z.B. die eigene Person, Arbeit, Partnerschaft, Familie, Freundschaft, Besitz oder das Vergnügen sollen in unserem Leben im Vordergrund stehen? Haben wir uns darüber Klarheit verschafft, können wir Pläne für die Zukunft schmieden.

Um etwas zu verändern, müssen wir auf die Dinge zugehen, die wir uns wünschen, und uns darüber im Klaren sein, dass Veränderungen wie alles im Leben Konsequenzen haben. Wir müssen uns auch darüber Gedanken machen, welche Konsequenzen unsere geplante Veränderung nach sich zieht. Welche Personen müssen wir über unsere Pläne informieren oder auch mit einbeziehen?

Auch sollten wir auf Menschen oder andere Kraftquellen (Tiere, Bücher, Musik), die uns unterstützen, zurückgreifen können. Wir kennen unserer eigenen Stärken und Schwächen, sind „selbstbewusst“ und vielleicht sogar verliebt in das Leben. Da lassen sich Pläne für das Morgen umsetzen und das Leben lebenswert machen.

Wir können und wollen unter Umständen nicht alle Angebote, die uns das Leben bietet, ergreifen. Manche Lebensthemen werden nur eine untergeordnete Rolle in unserem Leben spielen können. Und manche Pläne werden sich einfach nicht umsetzen lassen.

15 http://zitate.net/

Wenn wir uns nicht mit anderen vergleichen, sondern uns unserer eigenen Möglichkeiten und Talente bewusst sind, können wir aus uns selbst heraus leben. Können unsere inneren Beschränkungen aufbrechen und sein wer wir sind. In diesem Bewusstsein wird es leichter weiterzugehen, den nächsten Schritt zu tun. Und uns einfach vom Leben führen zu lassen, wohin es mit uns will. Denn auch wenn wir Pläne schmieden, können diese vom Leben immer wieder durchkreuzt werden. Als Frau können wir ungeplant schwanger werden und müssen unsere Karrierepläne erst einmal wieder zurückstellen. Oder wir wünschen uns eine Familie und werden dann aber von unserem Partner verlassen und leben wieder eine Zeit lang allein. Wir wollen uns ein Haus kaufen, verlieren aber unseren Job. Dann müssen wir unsere Pläne eben anpassen, denn Leben lässt sich nicht kontrollieren, und ein Aspekt eines erfüllten Lebens ist, den Wert unserer eigenen Erfahrung schätzen zu lernen und Freude für das zu empfinden, was wir erfahren.

„Leben ist das, was passiert, während du dabei bist, andere Pläne zu schmieden“ [16] *(John Lennon)*

„Wahrlich ich sage euch: Wer nicht das Reich Gottes annimmt wie ein Kind, der wird nicht hineinkommen.“ [17] *(Lukas 18:17)*

Deshalb ist es sicher nicht verkehrt, mit einer offenherzigen Faszination für das Leben da zu sein. Etwas unvernünftiger, frivoler und unkontrollierter zu sein als wir es für gewöhnlich sind. Und das Leben wie ein Kind zu untersuchen, zu betrachten, auf es zu lauschen, es zu schmecken und es herunterzuschlucken. Dann werden wir an unserem Lebensende vielleicht auch nicht das Gefühl haben, vom Leben nicht satt geworden zu sein.

„Der Tod kommt nur einmal, und doch macht er sich in allen Augenblicken des Lebens fühlbar. Es ist herber, ihn zu fürchten, als ihn zu erleiden“ [18] *(Jean de la Bruye're)*

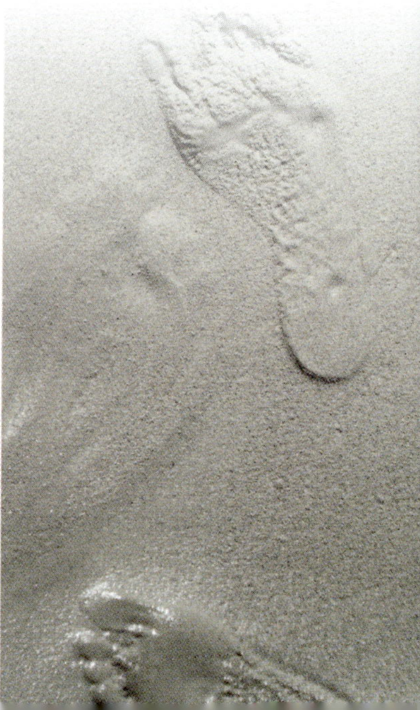

16 http://zitate.net/

17 Die Bibel nach Martin Luther, Das Neue Testament, Deutsche Bibelgesellschaft, Stuttgart, 1999, S.96

18 https://www.aphorismen.de

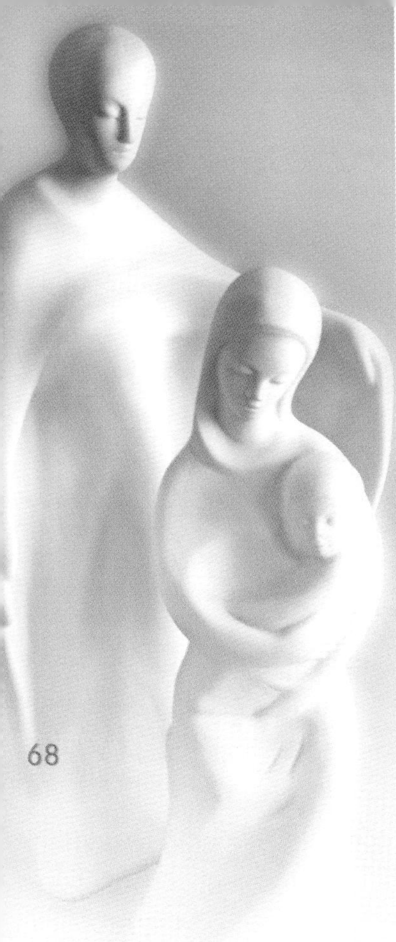

Biografiearbeit beinhaltet in ihrer Lebensplanung auch, mit unserer Sterblichkeit, mit der Begrenztheit unseres Lebens zu leben.

„Solange wir leben, leben wir mit dem Tod."[19]

Unzählige Male üben wir im Leben Abschiednehmen, wir nehmen Abschied von unserer Kindheit, unserem Beruf, Wünschen, Hoffnungen, von unserem Partner, von lieben Menschen. Und erfahren dabei, dass ein Abschied immer beides beinhaltet, einen Verlust und einen Neuanfang. Zu wissen, dass wir auch vom Leben Abschied nehmen müssen, bleibt ein theoretisches Wissen. Theoretisch fällt es uns leicht unsere Sterblichkeit zu akzeptieren, denn sie gehört zum Leben dazu. Aber wie ist das, wenn wir tatsächlich mit unserem eigenen Sterben konfrontiert werden?
Ich kann mich noch gut an die Zeit erinnern, als die Geburt unseres ersten Sohnes bevorstand. Ich hatte tatsächlich ein wenig Angst vor der Geburt. Natürlich wusste ich, dass es schmerzhaft sein würde, aber mit dem Gedanken *„Das haben schon Millionen von Frauen vor mir geschafft, das schaffe ich auch!"* ging ich in den Kreissaal. Dort wurde ich eines Besseren belehrt. Als ich vor Schmerzen nicht mehr ein noch aus wusste, waren nun meine Gedanken *„Das schaffe ich nicht!"*, und am liebsten wäre ich davongelaufen. Aber das ging nicht, egal wo ich hingelaufen wäre, das Kind in mir und der Geburtsschmerz wären mitgekommen. Ich musste da durch, es blieb mir nichts anderes übrig. Hätte ich eine Wahl gehabt, hätte ich die Geburt abgebrochen, die Schwangerschaft rückgängig gemacht und auf Kinder verzichtet. Und ich weiß nicht, ob ein sich in das Unausweichliche ergeben ein Annehmen ist.
Der Schmerz war, als ich unseren Sohn im Arm hielt, schnell vergessen, und wir bekamen auch noch ein zweites Kind, dessen Geburt ganz anders war.
Vermutlich kann man Gebären auch nicht wirklich mit Sterben vergleichen. Das eine hat mit Freude und einem Willkommenheißen zu tun, das andere mit Trauer und Abschiednehmen, aber in dem Punkt, dass es kein Zurück gibt, gleichen sie sich doch. Das Abschiednehmen vom Leben und die Trauer über den bevorste-

19 Ruhe, Hans Georg: Methoden der Biografiearbeit. Weinheim 2009, , S. 145, Zeile 9-10

henden Tod ist für unzählige schwerkranke Menschen überall auf der Welt, nicht nur in Hospizen oder auf Palliativstationen, jetzt in diesem Augenblick ihre Lebensaufgabe. Sie haben keine Wahl und müssen sich dem stellen, dass alles im Tod verlorengeht, ihre Persönlichkeit, alles, was sie sich vorgestellt haben, ihre Ziele und Konzepte vom Leben, alles wird im Sterben bedeutungslos.

Anregungen zur Selbstreflexion:

- Was sind deine Stärken?
- Wieviel Kraft hat dich dein Leben bisher gekostet?
- Was fällt dir leicht, was fällt dir schwer?
- Was magst du in deinem Leben, welche Privilegien hast du genießen können?
- In welchen Bereichen deines Lebens möchtest du mehr Energie einsetzen?
- Was war und oder ist dir in deinem Leben besonders wichtig?
- Welche deiner Erinnerungen ist dir am lebhaftesten im Gedächtnis?
- Was macht dich glücklich, was unglücklich?
- Welche Gelegenheiten/Chancen bieten sich dir?
- Welche Entwicklungen in deinem Leben bedrohen dich?
- Was ist aufregend und spannend in deinem Leben?
- Ist dein Leben erfüllt? Wenn ja, was erfüllt dich?
- Welche Wahrheiten in deinem Leben haben sich im Nachhinein als Lebenslüge erwiesen?
- Wer oder was hat dir in schweren Zeiten geholfen?
- Welche Träume hast du im Moment, was möchtest du unbedingt noch erleben?
- Was sollte deiner Meinung nach jeder Mensch in seinem Leben gesehen oder getan haben?
- Was war die schwerste Entscheidung in deinem Leben und warum?
- Was ist das Schönste, das du in deinem Leben erreicht hast?
- Kinder und Narren sagen die Wahrheit, heißt es. Wann warst du in deinem Leben ein Narr?

Bedeutung für die Auseinandersetzung mit dem Leben: *Biografiearbeit ist auf die Zukunft ausgerichtet. Indem wir unsere Vergangenheit verstehen, unsere gegenwärtige Situation einschätzen und uns Ziele setzen, werden Pläne für das Morgen realisierbar, die unsere Zukunft lebenswert machen.*

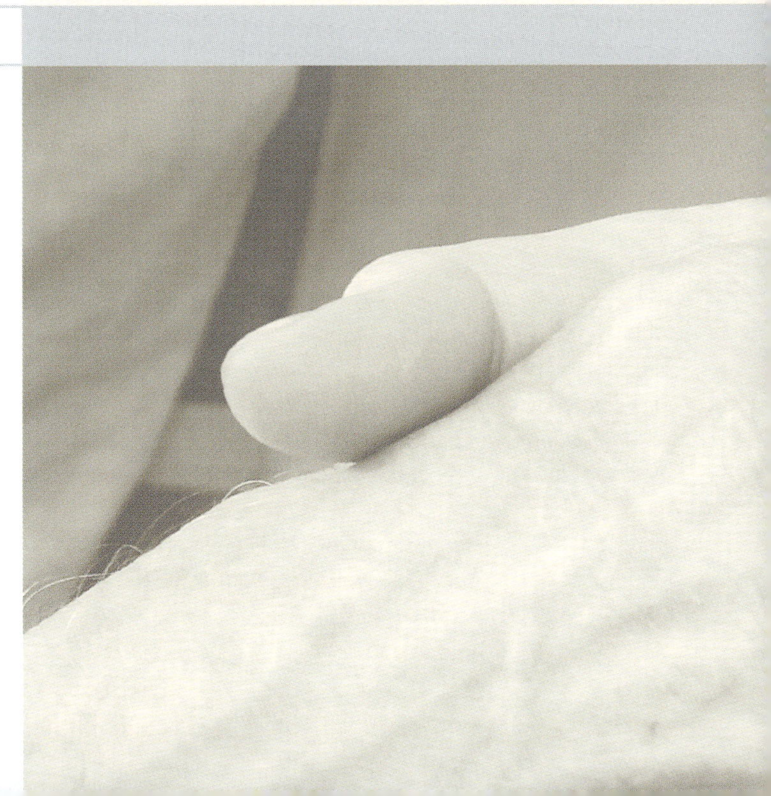

Kapitel 5

Gebote zur Biografiearbeit

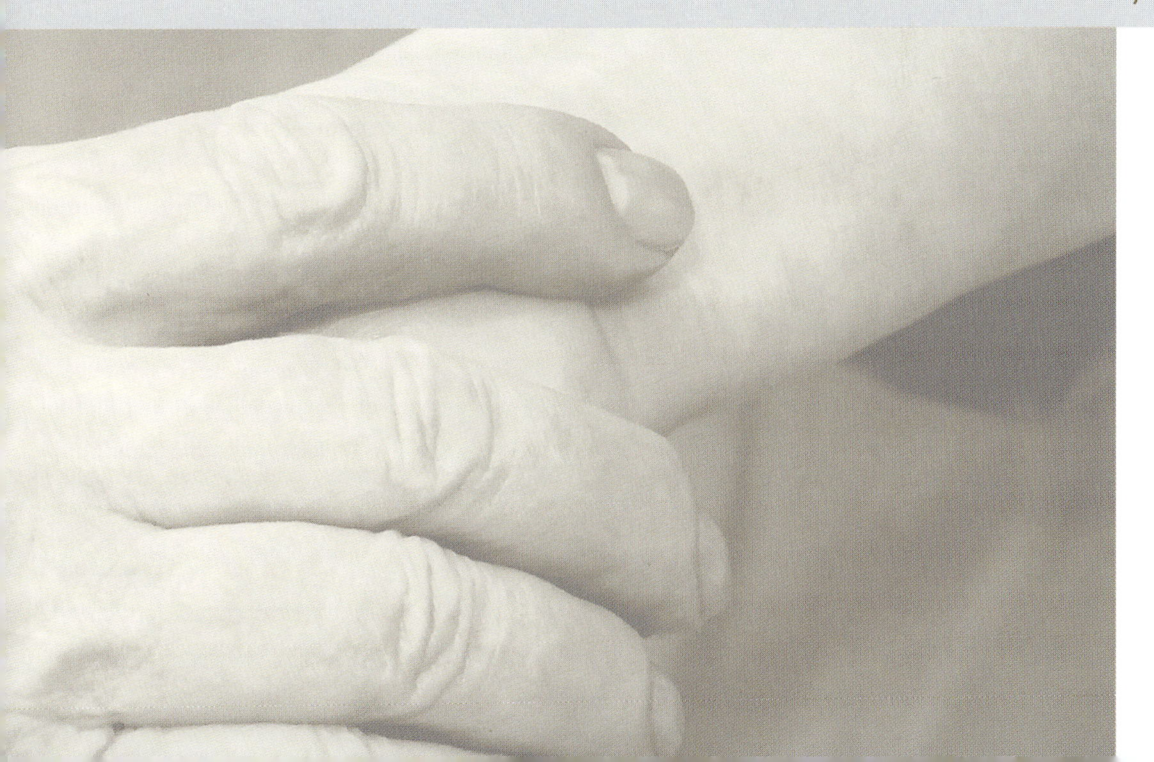

5 Gebote zur Biografiearbeit

Als Biografiearbeiter sollten wir einige Gebote als Wegweiser betrachten, die uns in der Begleitung die Richtung weisen. Wir haben das Ziel, uns dem anderen einfühlend zuzuwenden und ihn in seinem „So-sein" anzunehmen. Das Wort „Gebot" kommt von „bieten" – ein Angebot machen. Wir bieten uns selber an, unsere Präsenz, unser uneingeschränktes Dasein. Dafür brauchen wir die Bereitschaft, uns als Mensch vom anderen berühren zu lassen, dem anderen zu begegnen. Eine Begleitung erfordert ein bedingungsloses, ungestörtes Nahesein.

5.1 Wertschätzung

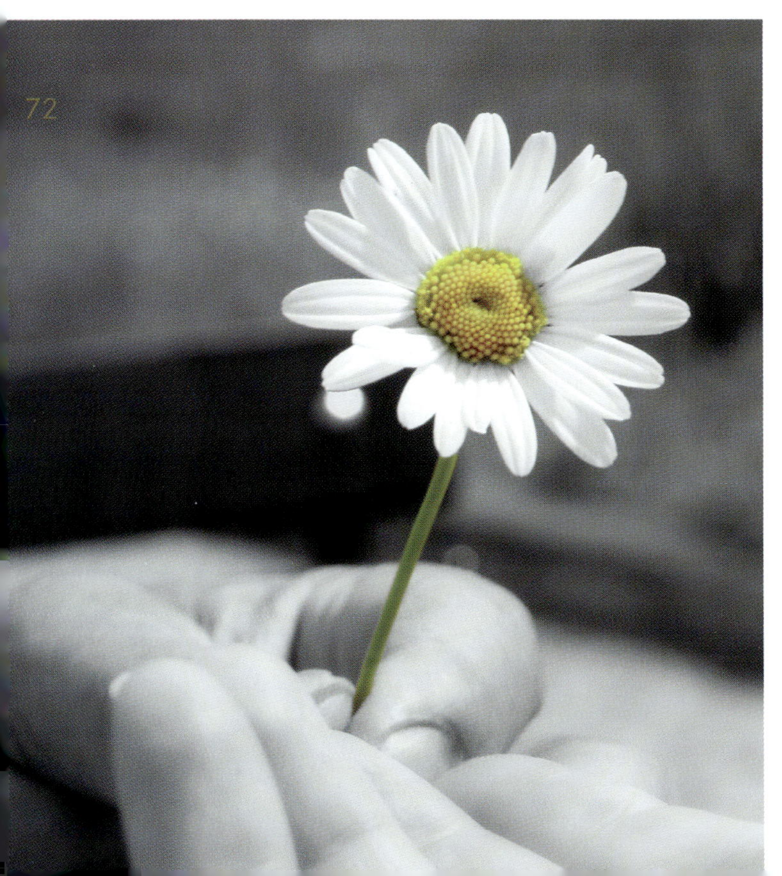

Viele Menschen glauben, dass ihr Wert davon abhängt, was sie leisten, welchen Bildungsgrad sie erlangt haben, wieviel materielle Werte sie ihr Eigen nennen können oder davon, was ihre Kinder im Leben erreicht haben. Aber nichts von alledem hat etwas mit unserem tatsächlichen Wert als Mensch zu tun. Es gibt nichts, was wir haben oder tun können, was unseren Wert bestimmt. Allein dass wir da sind, dass wir leben, macht uns wertvoll. Es gibt niemanden auf der Welt, der wertvoller oder weniger wertvoll ist als wir selbst. Und tief in unserem Herzen wissen wir, dass es im Zentrum unseres Wesens etwas Herrliches und Überwältigendes gibt. Es ist unsere Liebesfähigkeit, die genauso wie unsere Fähigkeit zur Reflexion unser Menschsein ausmacht. Liebe ist ein natürlicher Anteil unseres Wesens, und es ist natürlich für uns zu lieben. Einzig unsere Angst vor Verletzung veranlasst uns dazu, unser Herz zu verschließen. Aus unserem offenen Herzen heraus können wir dem Erzählenden mit Respekt und Wohlwollen begegnen. In einer entspannten Haltung, in der ich mich selbst auch sein lassen kann, in der ich authentisch bin, habe ich die Möglichkeit, mich auf den anderen einzulassen, ihn so wahr- und anzunehmen wie er ist. In dem Wissen, dass jeder Mensch gleich viel Wert hat und sich diesen nicht erst durch Leistung verdienen muss, können wir Biografiearbeit aus einer gleichwertigen Beziehung heraus gestalten. Wir akzeptieren die Individualität unseres Gegenübers und wissen, dass er, egal was er tut oder getan hat, seinen ihm innewohnenden Wert niemals verlieren kann. Begegnen wir dem Erzählenden in dieser entspannten, offenen, wertschätzenden Haltung, kann er sich als Person wahrgenommen, geschätzt und akzeptiert fühlen und sich selbst auch öffnen.

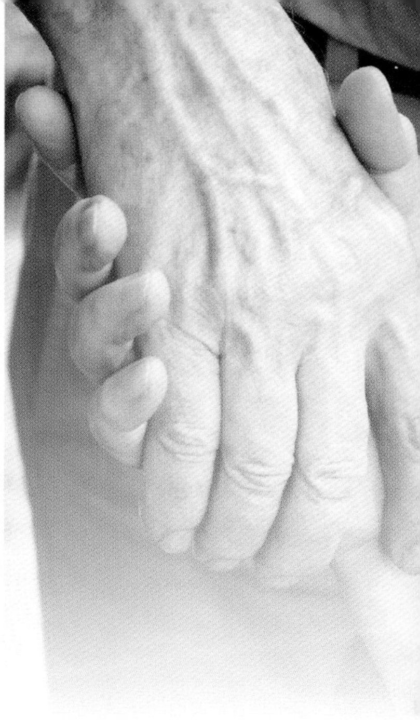

Unsere Demut, die Bereitschaft, uns seelisch berühren zu lassen, unserer Wahrnehmung „gewahrsein", unser Interesse, Neugier und Forschergeist helfen uns, beim anderen zum Entdecker zu werden und in ihm den Entdecker zu wecken. Damit er selbst in seinen Lebensgeschichten die Glaubensmuster und Vorstellungen entdecken kann, die ihn daran hindern, seinen eigenen ihm innewohnenden Wert zu erfahren. Dabei ist uns bewusst, dass nicht wir die Quelle von Wissen und Weisheit sind, das nicht wir die Lösung kennen müssen, um sie dem Erzähler nahezubringen, sondern dass jeder Einzelne selbst seine Wahrheit suchen und finden muss. Indem wir versuchen, das Erleben und die Wahrnehmung des andern möglichst genau nachzuempfinden, ohne unsere eigenen aus unserer Geschichte stammenden Interpretationen mit einfließen zu lassen, können wir unser Gegenüber wertschätzen und ihm liebevoll begegnen.

5.2 Freiwilligkeit

Das Arbeiten des Erzählers und des Begleiters an und mit der Biografie sollte ein Angebot sein, das gerne angenommen wird. Der Erzählende entscheidet, was er erzählen will, er bestimmt das Tempo, das Thema, die Intensität des Themas, Dauer des Gesprächs, und wählt die Umstände der Gesprächssituation. Dafür braucht es Zeit, damit der Erzähler immer wieder hinzuspüren kann, ob es noch für ihn passt oder ob er etwas anderes will und braucht. Wichtig ist, den Erzählenden nicht zu unterbrechen und ihn ernst zu nehmen. Ihm die Zeit zu lassen, seinem eigenen Erzähltempo zu folgen. Ich darf nur eintreten, wenn mir die Tür geöffnet wird, und bevor ich anklopfe, muss ich mir darüber im Klaren sein, ob ich überhaupt eintreten will. Es muss mir bewusst sein, dass es immer wieder Menschen geben wird, zu denen ich nur schwer einen Zugang finden werde. Deswegen muss ich im Vorfeld klären, wie ich zu dem Erzählenden stehe. Wenn ich mich verpflichtet fühle und mir die Zuwendung zu dieser bestimmten Person nur unter Mühe gelingt, sollte ich das Angebot Biografiearbeit nicht machen bzw. es einem anderen Begleiter überlassen.

Als Begleiter bin ich mit meiner wachen Aufmerksamkeit beim anderen, ohne dass daran irgendeine Forderung geknüpft ist.

Auch gute Absichten haben keinen Platz, gerade im Umgang mit Sterbenden erlebe ich es immer wieder, dass im Pflegeteam Stimmen laut werden, dass ihnen jemand die Wahrheit sagen muss. Wir können davon ausgehen, dass sie die Wahrheit um ihr nahes Lebensende kennen, dies aber oft nicht glauben können oder wollen. Ungefragt dürfen wir ihnen die Wahrheit nicht wie einen nassen Lappen um die Ohren klatschen. Unsere gutgemeinten Ratschläge und Auf- oder Erklärungen sind fehl am Platz. In der Begleitung geht es darum, zusammen mit ihnen nach Ressourcen und Quellen zu suchen, aus denen sie Kraft schöpfen können. Dabei bestimmen immer sie selbst, was sie sich anschauen wollen und was nicht.

5.3 Behutsamer Umgang

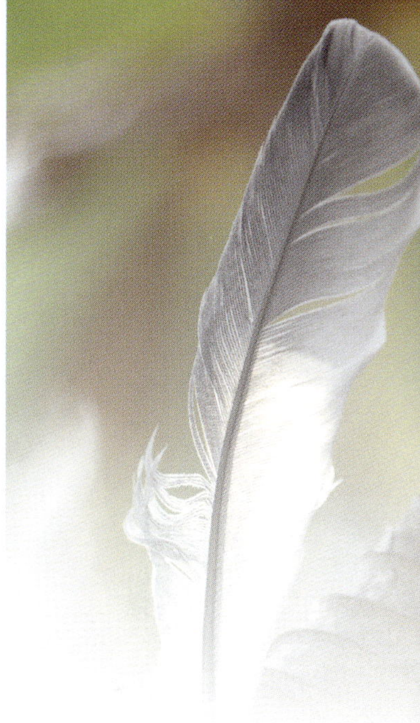

Viele Menschen verstummen bei dramatischen Lebensveränderungen, sie ziehen sich zurück. Das erleben wir ganz häufig im Hospiz, auf der Palliativstation oder in der Begleitung beim Sterben zu Hause.

Wird das vom Begleiter akzeptiert und erzählt er stattdessen etwas aus seinem eigenen Alltag, seinem Leben, fällt es einigen leichter sich zu öffnen. Neutrale Gesprächsangebote können als Erholungspausen genutzt werden oder erinnern an eigene Erlebnisse, die weniger dramatisch waren als die jetzigen Veränderungen. Im geduldigen Zuhören und da sein können dann im Verlauf auch Erlebnisse auftauchen, die schwer zu bewältigen waren. Im Rückblick können sie sich an erfolgreiche Bewältigungsstrategien erinnern und diese im Heute als heilsame Schlüsselerinnerung nutzen. Unsere Präsenz ist die Voraussetzung für jede authentische Beziehung. Wir sollten offen sein für den Erzählenden mit der Bereitschaft, unser eigenes Ich zurückzunehmen und sein Erleben wertfrei anzunehmen.

Betroffene entwickeln ein ganz feines Gespür dafür, wie offen, aber auch wie belastbar wir sind. Auch danach wird entschieden, ob sie sich uns anvertrauen. Ein respektvoller Umgang wird von unserem Gegenüber sofort registriert, es hilft ihm zu vertrauen und sich für Erinnerungen zu öffnen. Vielleicht hilft es ihm sogar, seinen eigenen inneren Kritiker zum Schweigen zu bringen. Deswegen dürfen seine Eigenarten oder Einstellungen, die er dem Leben gegenüber hat und die ich ablehne, nicht zu einer Verurteilung oder Benachteiligung der Person führen. Wir dürfen nicht auf vermeintliche Fehler, die er begangen hat, hinweisen oder ihn dafür kritisieren, warum sollten wir das auch tun?

Wir alle können unser Leben nicht rückgängig machen oder es korrigieren. Wir sind keine Richter, und mit unserer Kritik stellen wir uns über den Erzählenden und beschämen ihn! Unsere Rolle ist die des mitfühlenden, zugewandten Zuhörers.

Nicht nur im Umgang mit Dementen ist es wichtig, die Gefühle des Betroffenen zu spiegeln. Werden Gefühle aus der Kindheit wiederbelebt, ist es auch für Menschen, die an ihrer Biografie arbeiten wichtig, dass Gefühlsäußerungen ernst genommen und bejaht werden. Das Gefühl im Erzählten benennen, bestätigen

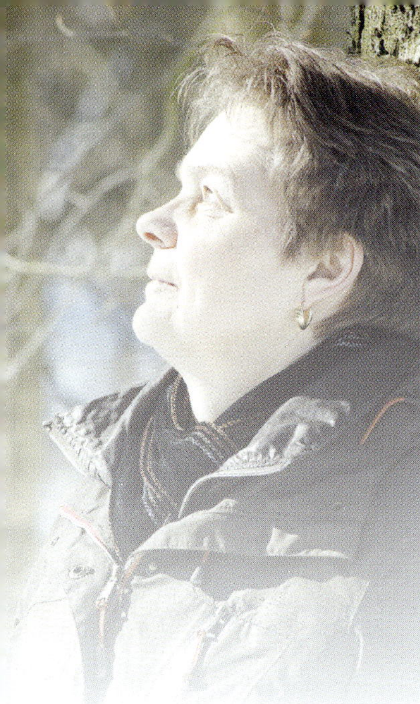

und ihm Raum geben. Da kann ein einfacher Satz wie „Ja das tut richtig weh.“, „Das macht sie jetzt richtig wütend.“ oder ein bestätigendes „Hmm“ helfen, dass sich der Erzählende gesehen und in der Begleitung durch uns sicher fühlt.
Sich sicher zu fühlen meint auch, dass der Erzählende sich traut, all seine Gefühle auszudrücken, die jetzt in der Verarbeitung der aktuellen Situation auftauchen wie Wut, Angst, Zorn, Trauer oder Neid auf alle Gesunden, ohne Angst haben zu müssen, allein gelassen oder verurteilt zu werden. Erst danach gelingt häufig ein Annehmen der Situation. Ein Annehmen seiner Situation dürfen wir als Begleiter aber nicht erwarten, das darf nicht unser Ziel sein, besonders dann, wenn wir Sterbende begleiten. Denn wir sind alle Menschen und wir wollen leben.
Unser eigenes Sterben können wir in der Regel nur solange annehmen, wie es eine theoretische Tatsache unseres Lebens ist und bleibt. Als Mensch haben wir eine große Anpassungsfähigkeit, die wir auch brauchen, denn unser aller Leben ist von Verfall und Chaos bedroht. Irgendwann betrifft es jeden von uns, wir müssen uns mit der Tatsache, lebensbedrohlich erkrankt zu sein, auseinandersetzen. In dieser Auseinandersetzung lernen wir mit den Symptomen – mit körperlicher Schwäche, mit Atemnot und Schmerzen – umzugehen. Die meisten von uns wünschen sich mehr Zeit, auch wenn unsere Situation von außen betrachtet oft unerträglich scheint. Sterben wollen wir trotzdem nicht und lernen stattdessen, wie wir unser „Kranksein“ annehmen können, wie wir uns damit arrangieren, und irgendwann wird es sogar ganz normal für uns, es wird unser Alltag.
Und so werden wir als Begleiter sehr viel häufiger erleben, dass der Sterbende seine schreckliche, schmerzhafte Situation annehmen oder aushalten kann, aber sich nicht vom Leben verabschieden will und sein Sterben bis zum Schluss nicht annimmt, sondern um sein Leben kämpft.

5.4 Grenzen wahrnehmen

Manche Erinnerungen lassen sich durch Erinnern nicht bearbeiten, deshalb gibt es ein Recht auf Verdrängung. Menschen mit ihren traumatischen Erinnerungen zu konfrontieren, mit denen wir sie nach dem Erzählen alleinlassen müssen, ist unzumutbar. Verdrängungs- und Verleugnungsmechanismen dienen ihnen unbewusst als Schutz und müssen von uns respektiert werden.

Auch schwierige Erlebnisse, die zwar erinnert aber nicht erzählt werden wollen, müssen von uns geschützt werden, damit es nicht zu einer unfreiwilligen Selbstoffenbarung kommt. Wer über sich selbst erzählt, macht sich angreifbar und verletzbar.

Wir müssen darauf achten, Grenzen wahrzunehmen und deutlich machen, dass wir sie achten werden.

Der Erzählende hat ein Recht auf Verschwiegenheit. Und ich als Begleiter habe die Verantwortung, darauf zu achten, wieviel der Erzählende ertragen kann. Wenn jemand sehr sachlich von sehr emotionalen Erlebnissen erzählt, sollte ich darauf achten, in meiner Reaktion auch sachlich zu bleiben. Durch seine Sachlichkeit schützt sich der Erzählende vor der Flut der Erinnerung. Mein einfühlendes Mitleid könnte seine selbstgesetzte Grenze verletzen. Und einmal verletzte Grenzen werden meist enger. Achte ich hingegen die Grenzen, können sie sich von selbst weiten, wenn die Zeit reif dafür ist.

Arbeite ich mit Sterbenden, muss ich besonders auf ihre Grenzen achten. Wir dürfen nicht über oder für den Sterbenden denken. Es gibt sicher einiges, was uns wichtig scheint, das noch geklärt werden müsste. Wenn zum Beispiel kein Kontakt mehr zu Familienangehörigen besteht. Aber keiner außer dem Sterbenden selbst kann wirklich wissen, welcher Kontakt jetzt noch für ihn gut oder wichtig ist. Deswegen sollten wir nicht versuchen zu ergründen, wieso und warum, denn das geht uns nichts an. Sondern sollten stattdessen versuchen zusammen mit ihm herausfinden, zu wem er noch einen Kontakt wünscht, und wenn möglich diesen herstellen.

Auch wenn wir uns generell in der Begleitung den Bedürfnissen des anderen unterordnen, achten wir darauf, die Grenze unserer eigenen Kraft und Geduld zu wahren.

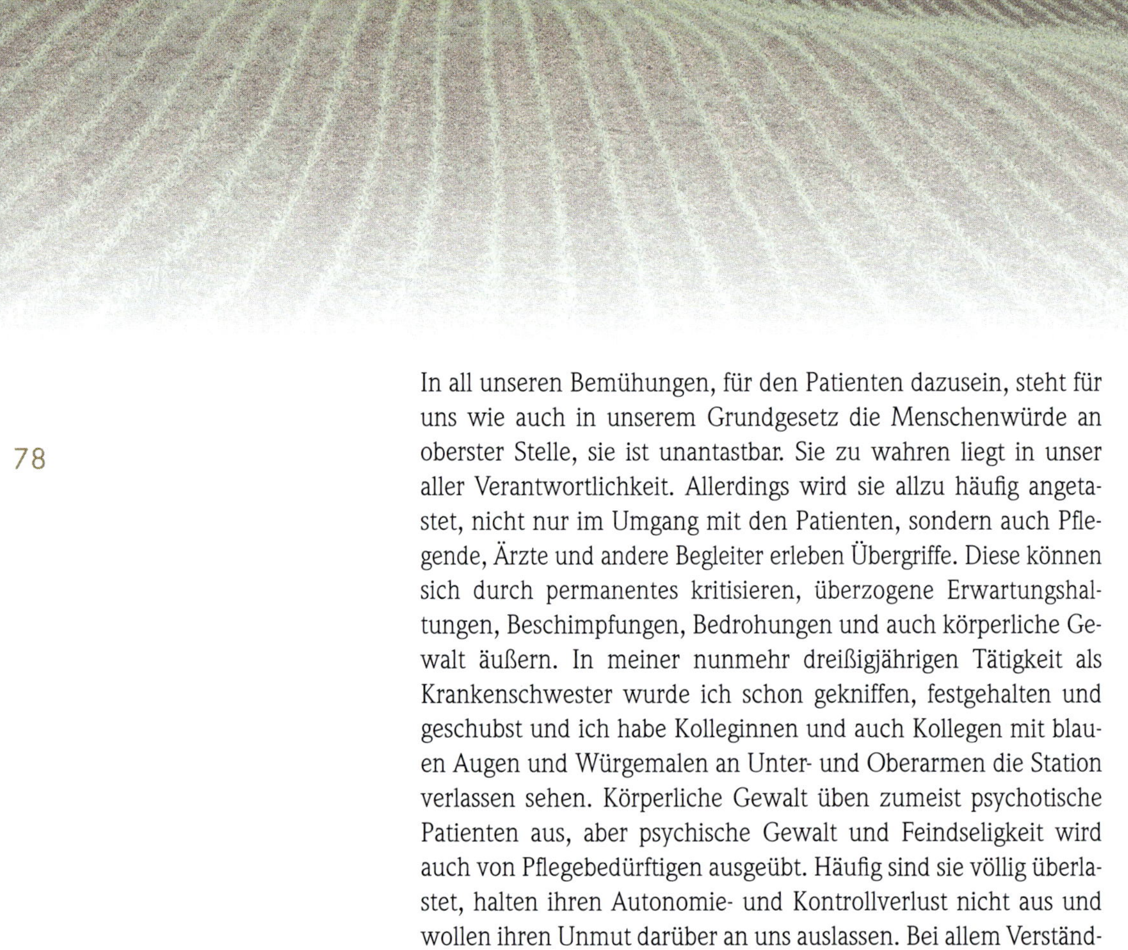

In all unseren Bemühungen, für den Patienten dazusein, steht für uns wie auch in unserem Grundgesetz die Menschenwürde an oberster Stelle, sie ist unantastbar. Sie zu wahren liegt in unser aller Verantwortlichkeit. Allerdings wird sie allzu häufig angetastet, nicht nur im Umgang mit den Patienten, sondern auch Pflegende, Ärzte und andere Begleiter erleben Übergriffe. Diese können sich durch permanentes kritisieren, überzogene Erwartungshaltungen, Beschimpfungen, Bedrohungen und auch körperliche Gewalt äußern. In meiner nunmehr dreißigjährigen Tätigkeit als Krankenschwester wurde ich schon gekniffen, festgehalten und geschubst und ich habe Kolleginnen und auch Kollegen mit blauen Augen und Würgemalen an Unter- und Oberarmen die Station verlassen sehen. Körperliche Gewalt üben zumeist psychotische Patienten aus, aber psychische Gewalt und Feindseligkeit wird auch von Pflegebedürftigen ausgeübt. Häufig sind sie völlig überlastet, halten ihren Autonomie- und Kontrollverlust nicht aus und wollen ihren Unmut darüber an uns auslassen. Bei allem Verständnis für ihre schwierige Situation, ihre Verzweiflung und Not haben sie dennoch nicht das Recht, ihre Wut und ihren Zorn an uns auszuleben. Auch sie müssen unsere Menschenwürde achten und wir haben die Pflicht und stehen in der Verantwortung, sie daran zu hindern, bei uns zum Täter zu werden.

5.5 Aktives Zuhören

Man sollte auf Mimik, Gestik und Körperhaltung achten. Oft drückt ein intensiver Blickkontakt ein Gesprächsbedürfnis aus. Die Frage: „Darf ich mich zu Ihnen setzen?" oder ein verständnisvolles Lächeln, eine leichte Berührung, kann der Einstieg in ein Gespräch sein. Einen Kontakt können wir viel leichter herstellen, wenn wir uns so hinsetzen, dass wir unserem Gegenüber in die Augen schauen können und durch eine zugewandte Körperhaltung Gesprächsbereitschaft signalisieren.

"Kommunikation ist für eine Beziehung genauso wichtig wie das Atmen fürs Leben."[20]

Kommunikation ist das Senden und Empfangen von Botschaften. Dabei kann es zu Missverständnissen kommen. Es gibt Verhaltensweisen, die in einem Gespräch echte Nähe und einen Kontakt verhindern. Bei belastenden Gefühlen neigen wir dazu, unserem Gesprächspartner diese Gefühle möglichst schnell wieder nehmen zu wollen, indem wir sie trösten, ablenken, anklagen oder versuchen, ihr Problem für sie zu lösen. Dabei wollen wir eher uns selbst Erleichterung verschaffen. Gefühle lösen sich nicht einfach durch Zuspruch von außen auf. Wir lassen den anderen durch unser Beschwichtigen mit seinen Gefühlen allein und bringen ihn zudem mit Äußerungen wie „Na, na, so schlimm ist es doch auch wieder nicht." zum Schweigen. Ein Anklagen ist eine eher seltene Verhaltensweise von professionellen Begleitern, es kommt aber vor und ist ein Ausdruck ihrer Hilflosigkeit: „Jetzt reißen Sie sich aber mal zusammen!" Gerne wird auch abgelenkt, indem wir z.B. sagen „Sie werden sehen, morgen sieht die Welt schon wieder anders aus.". Der Erzählende wird sich auch nicht geschätzt oder verstanden fühlen, wenn wir ihn mit den Worten unterbrechen „Ich kenne das. Ich hatte auch mal …". Stattdessen sollten wir unserem Gegenüber Raum geben sich mitzuteilen, z. B. durch unser eigenes Schweigen. Im Aushalten von Gesprächspausen hat der andere Zeit, sich über seine Empfindungen klar zu werden. Wenn wir konzentriert und aufmerksam zuhören hat der andere Zeit, seine Gedanken zu sortieren, er muss sich darauf verlassen können, dass wir ihn nicht unterbrechen und dass wir nicht verändern wollen, was er sagt. Auch mit unseren Ratschlägen „Versuchen Sie doch mal

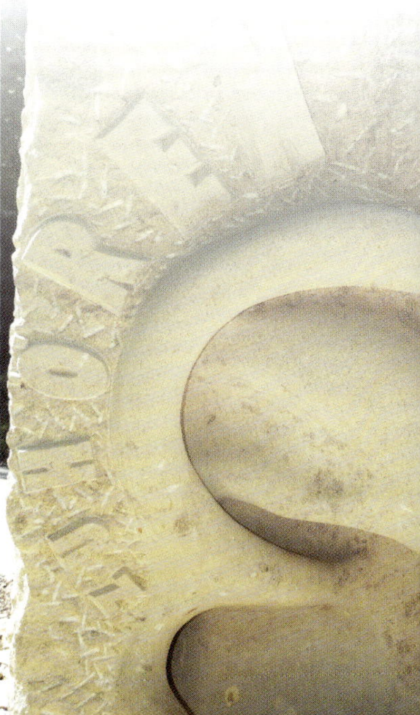

20 Satir, Virginia: Mein Weg zu dir. Kindle EBook, Pos. 199, Z. 8 bis 9

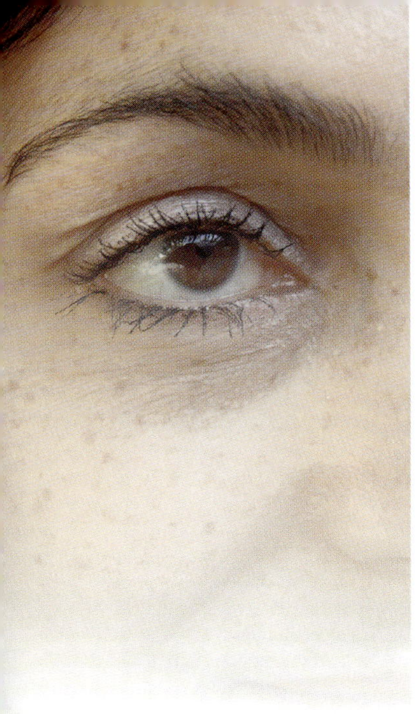

…“ können wir ihm nicht helfen und sollten uns zurückhalten. Er wird sich dadurch eher unterlegen fühlen und sich zurückziehen. Wenn wir uns unserem Gegenüber zuwenden und ihm ohne viele Worte, z. B. durch „Mm“, oder „Hmm …“ bestätigen, dass wir bei ihm sind, hat er die Möglichkeit, selbst etwas klarer zu sehen und wird befähigt, Problemlösungen für sich zu finden. Beim Zuhören die Worte auf sich wirken lassen und versuchen herauszuhören, was beim anderen das Thema ist, was ihm wichtig ist und was er mitteilen will. Wir vergewissern uns, ob wir unseren Gesprächspartner richtig verstanden haben und geben wider, was wir sachlich und emotional verstanden haben. Dabei ist es wichtig, dem anderen zu vermitteln, dass wir sichergehen wollen, ihn richtig verstanden zu haben: „Ich habe es so verstanden, dass …; „Sie meinen, dass …?“; „Ihnen ist wichtig, dass …?“; „Sie möchten gerne …“ „Mit anderen Worten …“; „Sie glauben …?“, Trifft es zu, dass …?“ Aussagen wie „Ich verstehe Sie.“, „Das kann ich nachfühlen.“ sollten wir dabei vermeiden. Das ist eher verletzend. Denn selbst wenn wir ähnliche Erfahrungen hatten, werden wir sie doch anders erfahren und verarbeitet haben. Mit solchen Aussagen nehmen wir dem anderen seine Einmaligkeit.

Man sollte keine eigenen Interpretationen in das Gespräch bringen und den Erzählenden selbst herausfinden lassen, was das Erzählte für ihn bedeutet. Aussprechen lassen; häufig müssen Geschichten immer wieder erzählt werden, bis sie für den Erzählenden eine Form gefunden haben, mit der er leben kann. Dies kann durch einfühlendes Nachfragen wie „Ich möchte gern mehr darüber erfahren.“, „Erzählen Sie doch bitte mehr.“ geschehen. Auch sollten keine Fragen zum Wieso oder Warum gestellt werden. Das führt dazu, dass der andere sich ausgefragt fühlt und er in das Gefühl kommt, sich rechtfertigen zu müssen. Besser ist „Und das ist/war so weil …“, „Und die Ursache dafür war …“, „Und das hat dazu geführt, dass …“. So können wir fehlende Informationen zur Klärung (auch für den Erzählenden) erfragen. Dabei müssen wir darauf achten, dass wir seine Schutzräume nicht verletzen, zu einer Erweiterung seiner Grenzen darf jedoch ermutigt werden. Eine Hilfe dafür sind die fünf Freiheiten in der Kommunikation nach Virginia Satir aus ihrem Buch *Mein Weg zu dir*.[21]

21 Satir, Virginia: Mein Weg zu dir. Kindle EBook, Pos. 134 bis Pos.138

- Die Freiheit zu sehen und zu hören, was im Moment wirklich da ist - anstatt das, was sein sollte, gewesen ist oder erst sein wird
- Die Freiheit, das auszusprechen, was ich wirklich fühle und denke - und nicht das, was von mir erwartet wird
- Die Freiheit zu meinen Gefühlen zu stehen - und nicht etwas anderes vorzutäuschen
- Die Freiheit, um das zu bitten, was ich brauche, anstatt immer erst auf Erlaubnis zu warten
- Die Freiheit in eigener Verantwortung Risiken einzugehen, anstatt immer nur auf „Nummer sicher" zu gehen und nichts Neues zu wagen

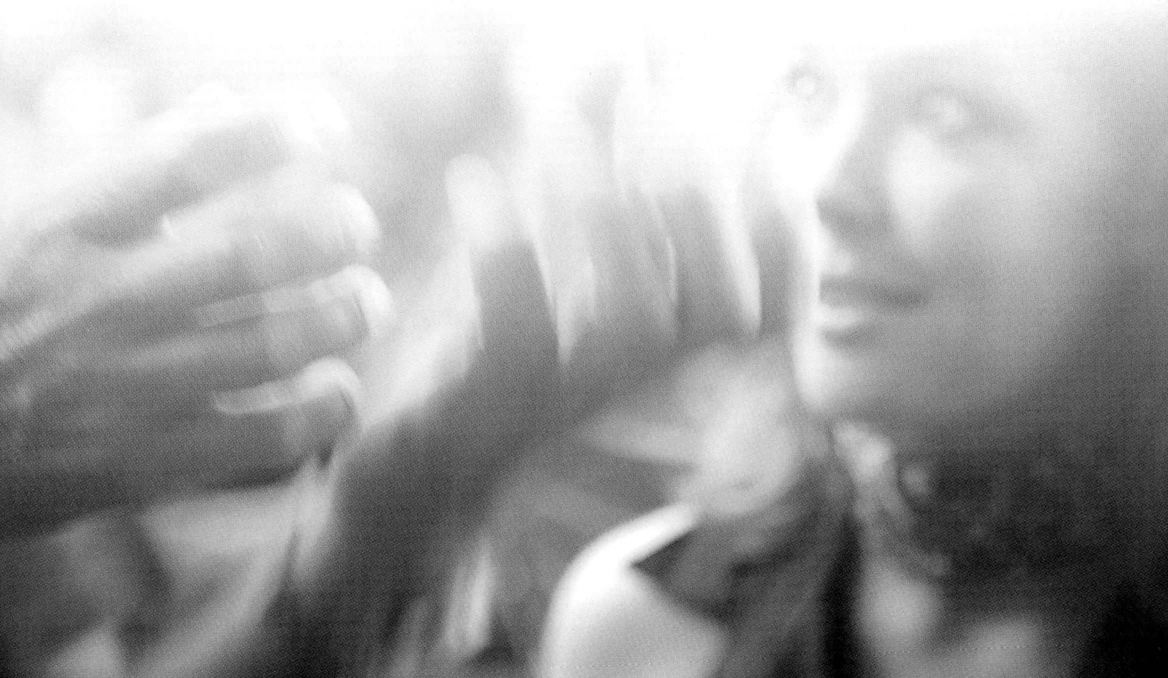

5.6 Sensibler Umgang mit Daten

Es sollten nur die Informationen aus den Lebensgeschichten aufgenommen werden, die für die heutige Lebenssituation des Patienten wichtig und bedeutend sind. Wir tragen die Verantwortung dafür, dass vertrauensvoll geäußerte Informationen, die er nur uns erzählen wollte, nicht „Allgemeingut" werden.

Unsere Vertrauenswürdigkeit und seine Intimsphäre wären stark eingeschränkt, wenn wir unbegrenzt Informationen über eine Person sammeln und weitergeben würden. In der Begleitung eines Heimbewohners, eines Patienten im Krankenhaus, im Hospiz und auch in der ambulanten Begleitung sind wir an die gesetzliche Schweigepflicht gebunden. Wir müssen dem Erzählenden die Gewissheit geben, dass er selbst bestimmen kann, ob das Erzählte weiterverwendet wird oder ob es in diesem geschützten Raum verbleibt. Es darf im Kontakt eben auch nur um das reine Erzählen gehen, bei dem nichts schriftlich fixiert oder weitergegeben wird. Ein Kontakt, in dem seine Geheimnisse bei uns gut aufgehoben sind und er vielleicht im Erzählen eine Erleichterung erfährt.

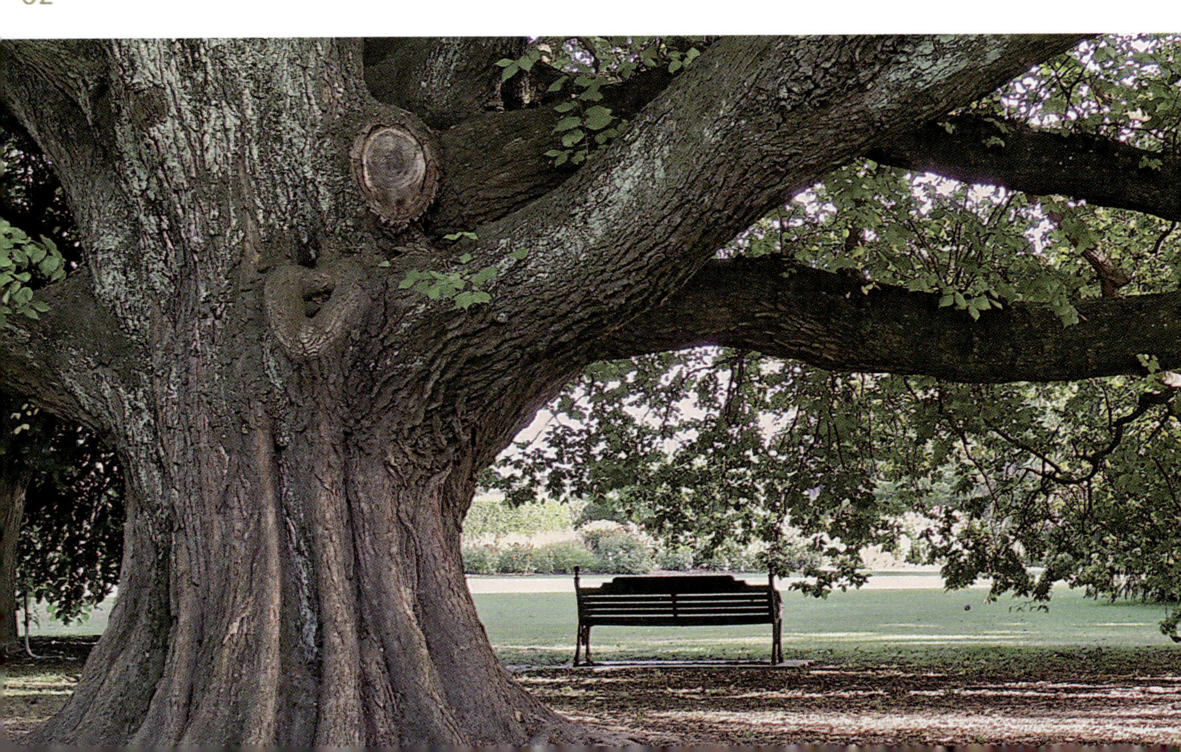

5.7 Bereit sein, das erfahrene Vertrauen zurückzugeben

Biografiearbeit kann nur gelingen, wenn ich mich auch mit meiner eigenen Biografie beschäftige und bereit bin, das erfahrene Vertrauen zurückzugeben, indem ich auch aus meinem eigenem Leben erzähle. Jemand der sich öffnet und auf dieser Ebene aus seinem Leben erzählt und nichts von uns zurückbekommt, bleibt nach unserer Begegnung leer, es kommt zu einem Ungleichgewicht. Dabei geht es nicht um ein Konkurrieren oder darum, sich selbst darzustellen, sondern um ein Miteinander fließen, bei dem das erzählt wird, was aus unserem gemeinsamen Fluss heraus aus unserer Erinnerung hochkommt. Wir geben das Vertrauen, das wir erfahren haben, zurück, geben das Geschenk in Form einer eigenen Lebensgeschichte zurück. Gemeinsamkeiten können Vertrauen stiften und Unterschiede können spannend sein, aus denen wir auch etwas Neues lernen können. So wird das Leben nicht bewertet, sondern verglichen. Wir sind keine Richter und unsere Wertvorstellungen oder Lebenshaltungen dürfen nicht zu einer Benachteiligung der Person führen, die sich uns anvertraut hat. Im Annehmen der Erfahrungen fühlt sich auch der Erzählende in seinem Sosein angenommen, und das Sichanvertrauen kann ihm helfen, seine Lebensgeschichten zu integrieren und zu heilen.

Bin ich als Mensch und nicht nur als „Fachmann" da, kann ein Miteinander geschehen, bei dem ich selbst ganz tief berührt werde.

Wir müssen ganz als Mensch anwesend sein. Wenn wir uns bemühen, eine professionelle Rolle zu spielen und strikt Methoden anzuwenden, kann keine heilende Begegnung geschehen. Häufig wird eine professionelle Rolle eingenommen, in dem Versuch, sich vor den heftigen Emotionen zu schützen, die beim Erzählen in uns selbst wachgerufen wurden. Lösen die Erzählungen einen eigenen Schmerz in uns aus, können wir uns vor ihm nicht schützen, er bleibt uns, auch wenn wir versuchen, ihn nicht zu zeigen. Wir setzen eine Maske auf und sind nicht mehr erreichbar. Hinter dieser Maske können wir den anderen nicht mehr klar wahrnehmen und auch seine Empfindungen nicht mehr verfolgen. Durch unser Bemühen, nichts mehr, vor allem aber auch unseren eigenen Schmerz, der in der Begegnung aktiviert wurde, zu fühlen, distanzieren wir uns von ihm. Wenn wir meinen, wir müssten uns vor den Empfindungen schützen, hindern wir auch den Erzählenden unbewusst daran, seine eigenen Emotionen wirklich tief zu erleben. Zu einer echten Begegnung gehören nicht nur zwei Personen, sondern auch, dass jede Person im Kontakt mit sich selbst und bereit ist, etwas vom anderen hereinzulassen.

Hinter einer Maske sind wir weder im Kontakt mit uns selbst noch mit dem anderen, wir können nichts mehr miteinander teilen und sind nur noch mit unserer körperlichen Hülle da. Wir haben aufgehört, den Menschen vor uns zu begleiten, er ist allein. Gelingt es uns jedoch dazubleiben, lernen wir zu unterscheiden und nehmen differenzierter wahr. So können wir seine und auch unsere eigenen Empfindungen in unserem eigenen Körper bewusster wahrnehmen.

In der Situation ehrlich mitzuteilen, was wir selbst erleben, hilft auch dem Erzähler, sich selbst deutlicher wahrzunehmen. Durch die ehrliche Begegnung mit unseren eigenen Verletzungen lernen, wir mit dem Patienten präsent zu bleiben und durch den Schmerz hindurchzugehen, ohne seine Ängste und seine Hilflosigkeit zu übernehmen. Indem wir wahrhaftig sind und zeigen, dass uns ihr Schicksal nicht gleichgültig ist, bleiben wir bei ihnen und sind an ihrer Seite in der oftmals kaum aushaltbaren Situation. Wir müssen nicht mehr versuchen, unseren Schmerz zu unterdrücken und können viel leichter einen Schritt zurücktreten, um das richtige Verhältnis zwischen Nähe und Distanz zu finden. Ohne Mauern und Masken sind wir in der Lage Sterbenden zuzuhören und ihnen nah zu sein.

Die Gewissheit, dass wir präsent sind, sie nicht alleine lassen, egal was auch passiert, ist der Trost, den sie jetzt brauchen.

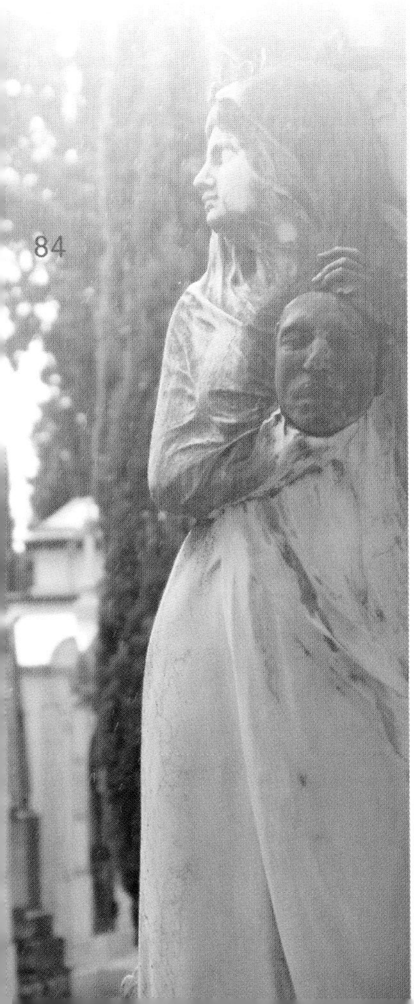

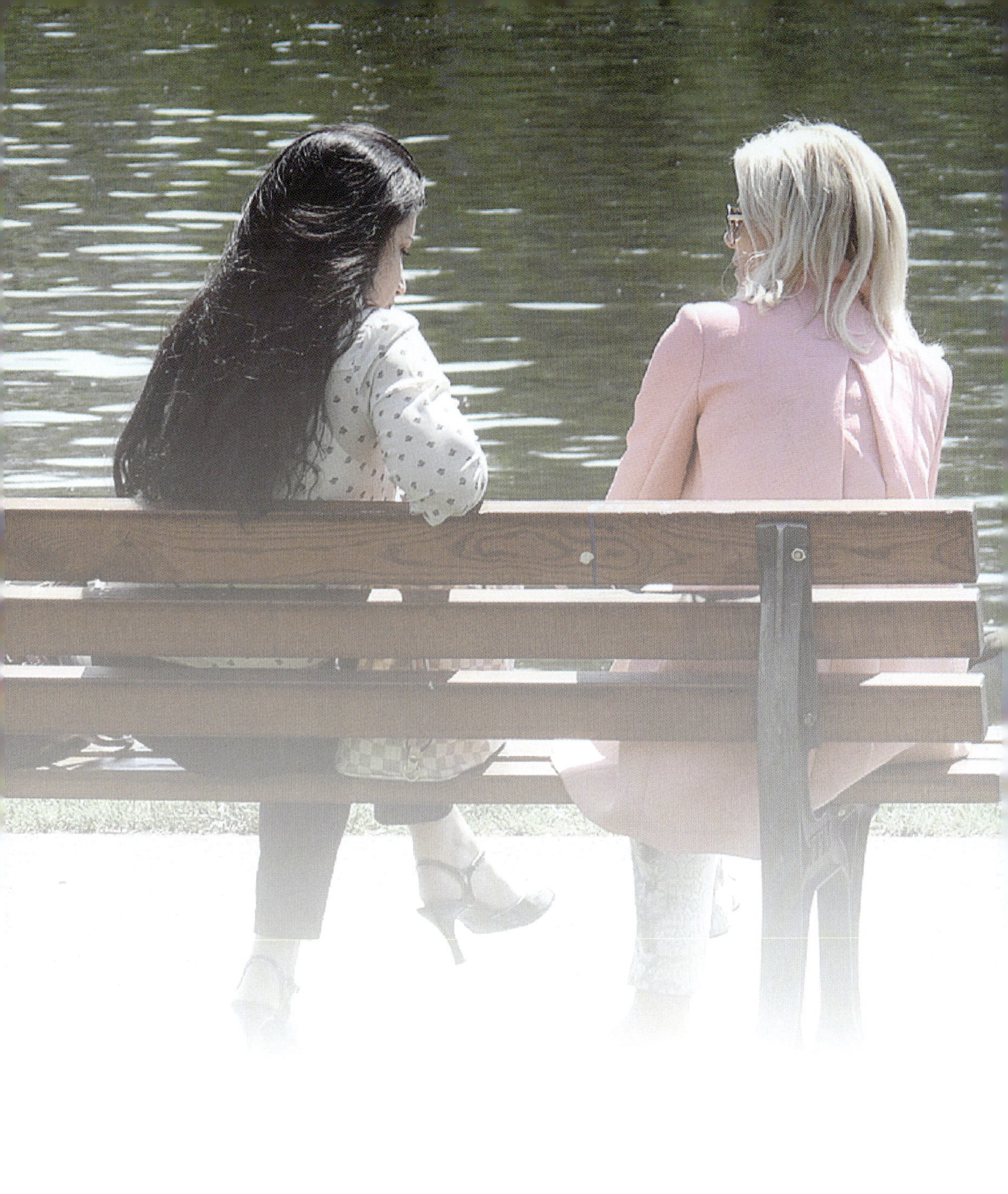

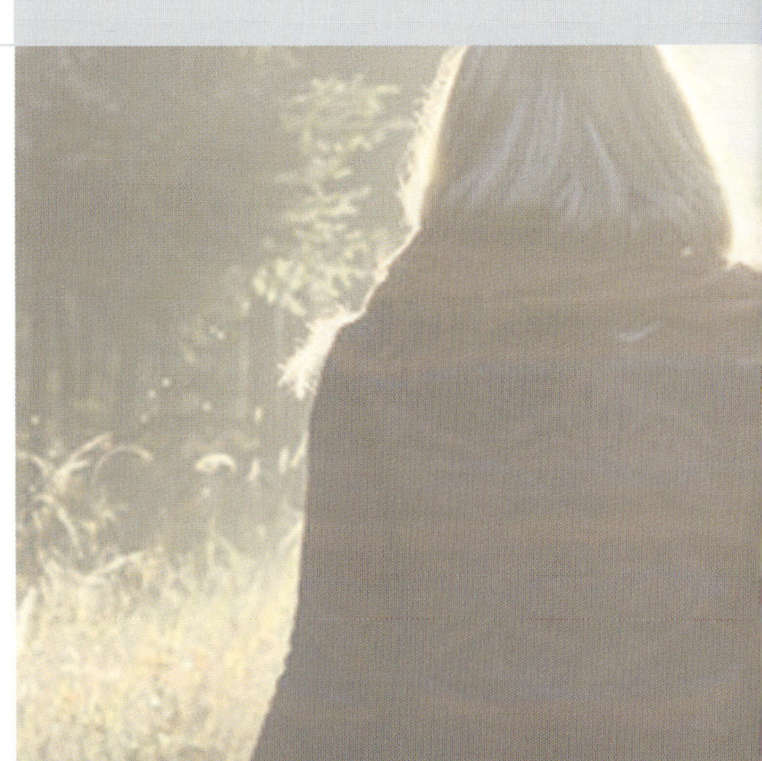

Kapitel 6

Lebensphasen und Biografiearbeit

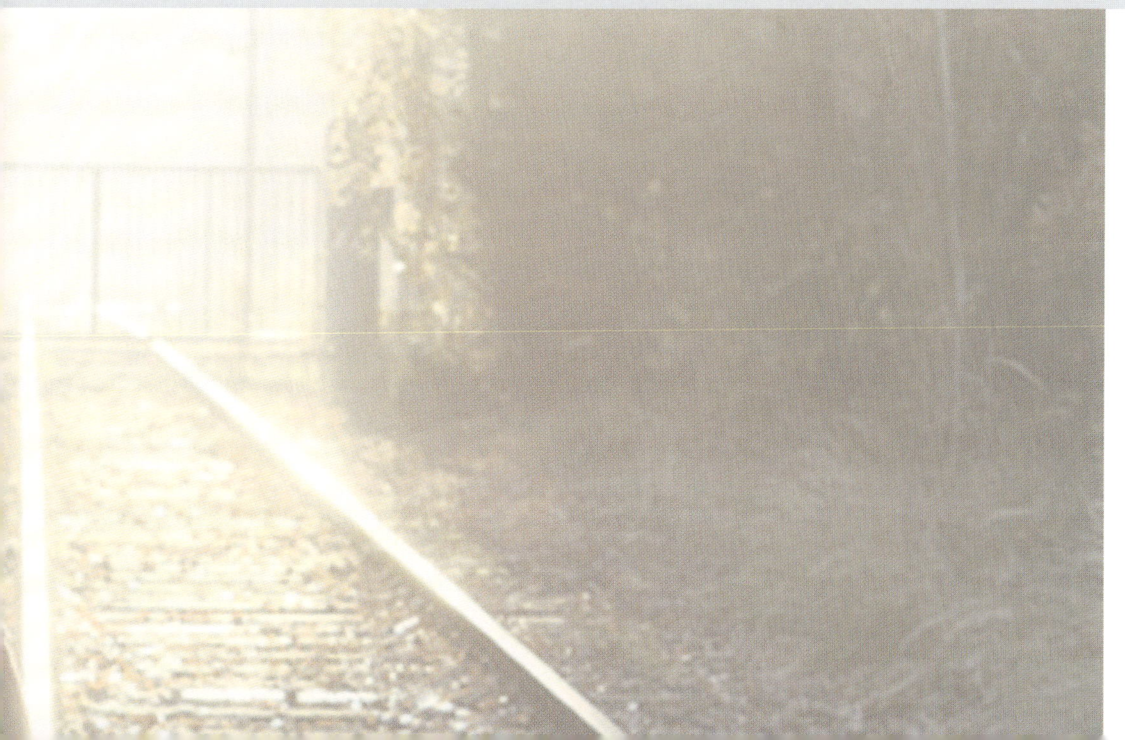

6 Lebensphasen und Biografiearbeit

Biografiearbeit kann in allen Phasen und Bereichen des Lebens eingesetzt werden. Im Erinnern und beim Erzählen unserer Lebensgeschichten reflektieren wir selbst das eigene Leben, und das kann in jeder Lebensphase hilfreich sein. Unsere Lebensthemen sind mit unserem Alter eng verknüpft. Wir können nur mit unserer eigenen Entwicklung Schritt halten, wenn wir lernen, Altes loszulassen. Unser ganzes Leben besteht aus Abschieden, das geht schon bei der Geburt los: als Neugeborenes müssen wir uns vom Mutterleib verabschieden und das setzt sich unser ganzes Leben lang fort. Alles was wir erleben, das Schöne und auch das Schreckliche, hört wieder auf, alles hat mit Abschied und Loslassen zu tun. So ist jeder Übergang in eine andere Lebensphase mit Abschiednehmen verbunden.

„Der Übergang von einer Lebensphase zur anderen bedeutet immer auch das Aufgeben, Umgestalten, Loslassen alter Bindungen und das Eingehen neuer Beziehungen.“ [22]

Das, was wir loslassen müssen, wird Teil von uns und gibt uns die Kraft, damit wir uns neuen Lebensaufgaben stellen können. Jeder Übergang von einer Lebensphase in die nächste und auch jede Verlustsituation wie Trennung vom Partner, Arbeitslosigkeit, Altwerden, Tod eines Angehörigen oder das eigene Sterben, ist immer auch eine Wachstumschance. Das Leben ist ein sich ständig verändernder Prozess. Das beschreibt ein Zitat von Erich Fromm sehr treffend:

„Die Geburt ist nicht ein augenblickliches Ereignis, sondern ein dauernder Vorgang. Das Ziel des Lebens ist es, ganz geboren zu werden …“ (Erich Fromm) [23]

Ganz geboren zu werden, um die Person zu sein, die wir wirklich sind. Und das vollzieht sich unser ganzes Leben lang. Deshalb können wir uns auch unser ganzes Leben lang mit unserer eigenen Biografie, unserem eigenen Werden und Vergehen, beschäftigen. Ständig werden wir in etwas Neues hineingeboren und lassen etwas Altes zurück. Etwas Altes nicht hinter uns zu lassen, Vertrautes nicht aufgeben wollen hat immer auch etwas damit zu tun, dass

22 Specht-Tomann, Monika/Tropper, Doris: Zeit des Abschieds. Düsseldorf 1999, S. 155
23 http://www.grundschulmarkt.de/zitate.htm

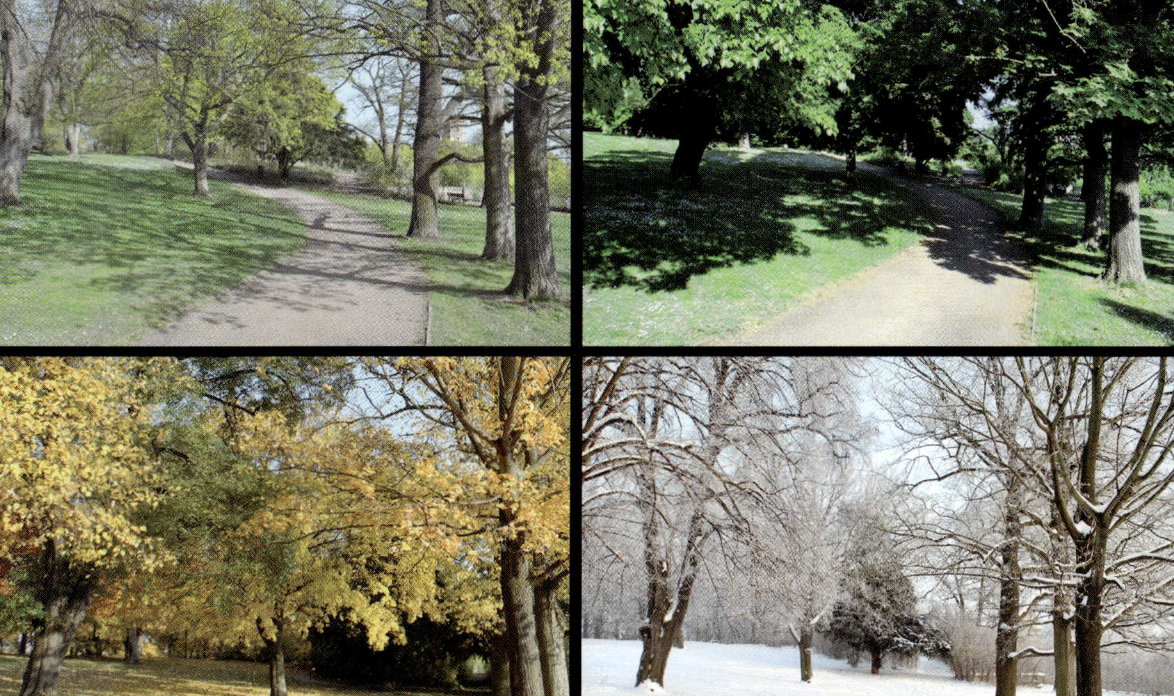

wir unsere Sicherheit nicht aufgeben und Chaos und Verwirrung vermeiden wollen. In unser aller Leben ist Chaos und Verwirrung aber erst einmal eine normale Begleiterscheinung. Leben lässt sich nicht kontrollieren, es passiert einfach. Am deutlichsten wird uns das in einer Lebenskrise, wenn wir etwas verlieren, zum Beispiel unsere Arbeit, unseren Partner, einen lieben Menschen oder unsere Gesundheit. Leben ist ein ständiges Werden und Vergehen, nichts bleibt so wie es ist. Alte Konflikte, Erinnerungen, nicht ausgedrückte Gefühle und Missverständnisse lassen uns unsere Vergangenheit ständig mit uns herumtragen. Wir sind nicht frei und lassen uns und den anderen nicht sich selber sein, sondern wollen ihn und uns selbst ständig verändern. Wirklich frei zu sein, dafür braucht es Mut und hat eben sehr viel mit loslassen können zu tun. Als Symbolik für unser Lebensalter mit seinen verschiedenen Lebensphasen stehen häufig auch die Jahreszeiten. Jahreszeiten spiegeln das Leben von der Geburt, der Blüte, der Reife und dem Sterben wider. Es ist ein ständiger Kreislauf wie auch in unserem eigenen Leben, indem es immer wieder Neuanfänge und Zeiten der Rückbesinnung und des Loslassens gibt.

6.1 Kindheit

Alle Einflüsse, denen ein Kind in seiner Herkunftsfamilie und seinem Umfeld ausgesetzt ist, prägen sein Weltbild. In unserer Kindheit lernen wir je nach der Qualität der Fürsorge, ob wir unserer Umwelt vertrauen können oder nicht. Urvertrauen ist ein bedingungsloses Vertrauen, das alles, was immer auch geschehen mag, zum Guten sein wird. Ein Baby, dessen Bedürfnis nach körperlicher Nähe und nach Zuwendung befriedigt wurde, lebt im Zustand des Urvertrauens, und fühlt sich auch als Erwachsener noch verbunden, er kennt die Erfahrung von umfassender Liebe.

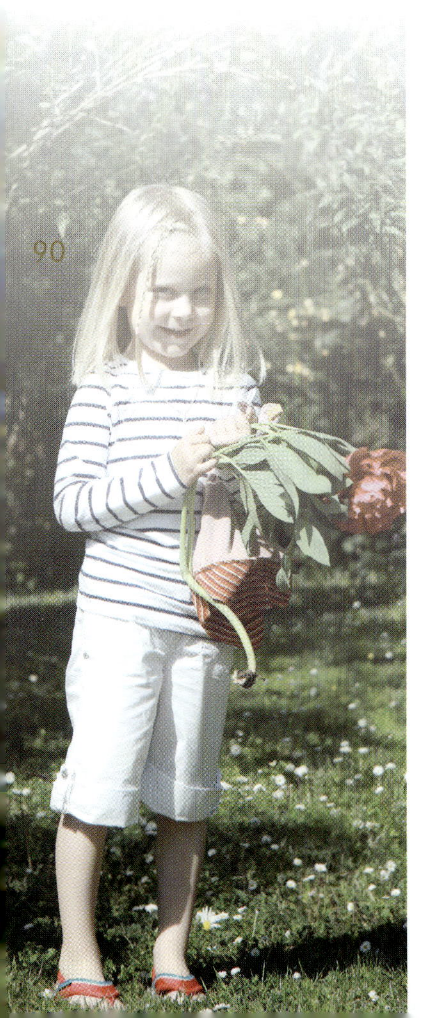

Bei Kindern erleben wir eine intensive Lebendigkeit ihrer Gefühlswelt. Ihre Lebendigkeit gleicht einem Garten im Frühling, in dem alles sprießt und wächst. Frühling symbolisiert immer Aufbruch und Neubeginn. Als Kind wollen wir die Welt erobern und erkunden unser Leben, das in der Regel noch nicht durch Pflichten eingeschränkt wird. Wenn wir beim Bild vom Frühling bleiben, sehen wir, wie die zarten Gräser, Halme, Kräuter und Blumen mutig der Sonne entgegenwachsen. Wird ein oder zweimal über die wachsenden Pflanzen hinweggetrampelt, hinterlässt das keine Spuren auf unserer jungen Psyche. Wächst ein Kind in einem positiven, glücklichen und optimistisch geprägten Elternhaus auf, hat es große Chancen, selbst zu einem glücklichen, positiven Menschen heranzuwachsen und ein erfülltes und befriedigtes Leben zu führen. Werden die kindlichen Gefühle von der Mutter anerkannt, werden sie nicht beurteilt oder eingegrenzt, sind Kinder diese verblüffend schnell wieder los und schreiten zu neuen Taten. Wird uns als Kind aber immer wieder gesagt, dass wir zu laut sind, und werden wir daran gehindert, unseren Gefühlen freien Lauf zu lassen, weil wir Rücksicht auf die Nachbarschaft oder Gäste nehmen müssen, bleiben wir in ihnen hängen. Werden wir bewertet, indem uns gesagt wird, dass wir egoistisch, faul und unzuverlässig sind, prägt das unser Selbstbild. Wir nehmen als Kind die Meinung unserer Eltern/Erzieher über uns an.

War das Elternhaus überwiegend lebensfeindlich und hat ein Kind ständig Grenzüberschreitungen oder Missbrauch erfahren, dann ist das wie eine Planierraupe, die ihre Spuren im Garten hinterlässt. Ängste, Depressionen, Minderwertigkeitsgefühle, Hemmungen, Schuldgefühle und Versagensängste haben hier ihren

Ursprung. Werden sie erkannt, kann schon Kindern mit Hilfe von Biografiearbeit geholfen werden.
Biografiearbeit hat in der psychosozialen Arbeit mit Kindern und Jugendlichen einen festen Platz. Kinder, die adoptiert wurden, in Pflegefamilien oder in Heimen aufwachsen, kann sie helfen, ihre Wurzeln und einen Halt im Leben zu finden. Biografiearbeit kann in der Kinder- und Jugendarbeit helfen, ein negatives Selbstbild aufzulösen und den Kindern und Jugendlichen zu mehr Selbstvertrauen zu verhelfen.

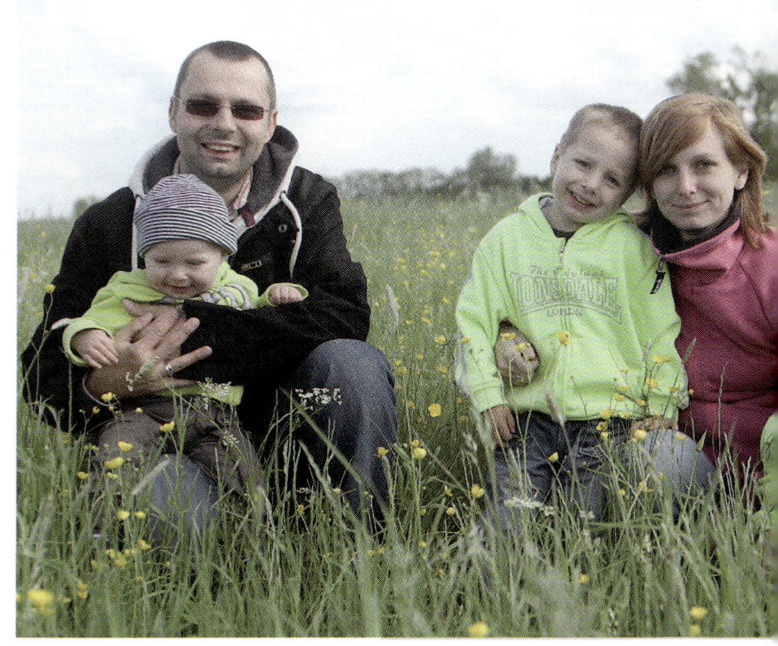

Erziehung hat im Allgemeinen viel damit zu tun, im Kind unerwünschte Gefühle wie Trauer, Wut, Zorn und Schmerz zu unterdrücken. Normalerweise fehlt das Vertrauen ins Leben nie ganz. Da aber niemand in eine vollkommene Familie hineingeboren wird, ist es selten vollständig vorhanden. Deshalb können wir auch in jeder „normalen" Familie Erfahrungen machen, die weniger unterstützend sind. Aufgrund unserer unterdrückten Gefühle entwickeln wir neurotische Reaktionsmuster, die uns unser ganzes Leben lang begleiten.

„Nicht im realen Geschehen, sondern in der Notwendigkeit der Verdrängung liegt bekanntlich der Ursprung der Neurose.[24]

Das innere Kind steht für unser Unbewusstes, für unsere instinktive Seite, für unsere Gefühle. In unserem Unterbewusstsein sind alle Erfahrungen, Gefühle und Erinnerungen aus unserer Kindheit gespeichert.

„So wie wir als Kinder behandelt werden, behandeln wir uns während unseres ganzen restlichen Lebens."[25]

24 Miller, Alice: Am Anfang war Erziehung. Frankfurt 1983 ,S.21, Z:30-32
25 Miller, Alice: Am Anfang war Erziehung. Frankfurt 1983, S. 158, Zeile 18-19

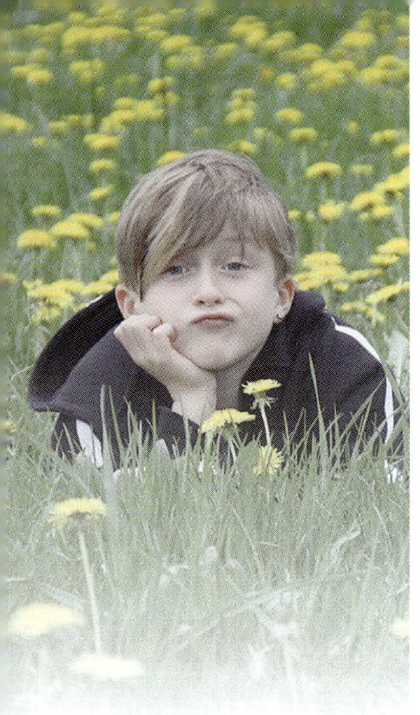

Die einst von außen kommenden Stimmen der Personen, die uns beurteilt haben, sind in unser Unterbewusstes gewandert und sprechen nun durch unsere Gedanken mit uns.

Anregungen zur Selbstreflexion:

- Gibt es Fotos von dir als Baby/Kind? Was strahlen sie aus?
- Beschreibe dich als Kind aus der Sicht deiner Mutter oder eines anderen Familienmitglieds.
- Beschreibe deine frühesten Kindheitserinnerungen.
- Von wem wurdest du betreut, war deine Mutter berufstätig oder Hausfrau?
- Welches war deine größte Kindheitsangst?
- Was waren deine Lebensträume in der Kindheit, welchen Beruf wolltest du ergreifen?
- Wann waren deine Eltern stolz auf dich?
- Wem ähnelst du, deiner Mutter oder deinem Vater?
- Wo warst du als Kind am glücklichsten, wann war das?
- Welchen Unfug hast du angestellt?
- Für was und wie wurdest du als Kind bestraft?
- Wurde über deine Geburt erzählt und wenn ja, was wurde erzählt?
- Wie alt waren deine Eltern bei deiner Geburt?
- Womit hast du am liebsten gespielt, hattest du ein Lieblingsspielzeug?
- Wo hast du gespielt, drinnen oder draußen?
- Bekamst du Taschengeld, wenn ja, was hast du dir davon gekauft?
- Welcher Geruch/Geschmack erinnert dich an deine Kindheit?
- Wem warst du als Kind besonders wichtig?
- Gingst du in einen Kindergarten, an welches Erlebnis dort kannst du dich besonders erinnern?
- Hattest du ein Lieblingsbuch, eine Lieblingsgeschichte?
- Welche Rituale gab es in deiner Kindheit, welche gibt es heute?
- Hast du mit deinen Eltern zusammen Ferien gemacht, und seid ihr weggefahren?
- Hattet ihr als Familie einen Lieblingsurlaubsort, an den ihr immer wieder gefahren seid?
- Welches Geschenk deiner Eltern wirst du nie vergessen?

- Was hat dir als Kind Freude gemacht? Schreibe alles auf, auch wenn es dir noch so banal zu sein scheint. Zum Beispiel: Kurzgeschichten oder Gedichte schreiben, malen, tanzen, schauspielern, auf Bäume klettern, singen, mit Autos spielen, kneten ...
- Wurden dir als Kind Märchen erzählt, wenn ja von wem?
- Welches war dein Lieblingsmärchen? Dazu fällt mir heute ein ...

Übung Momentaufnahme [26]

- Wähle ein altes Foto von dir aus, das dich als Kind zeigt. Beschreibe nun alles was du siehst. Wer ist auf dem Foto, bist du allein oder ist noch jemand zu sehen? Wie ist der Gesichtsausdruck der Personen? Wo sind deine Hände, was machen sie? Was machen die anderen Personen auf dem Bild? Was ist auf dem Hintergrund zu sehen? Schreibe in der dritten Person.

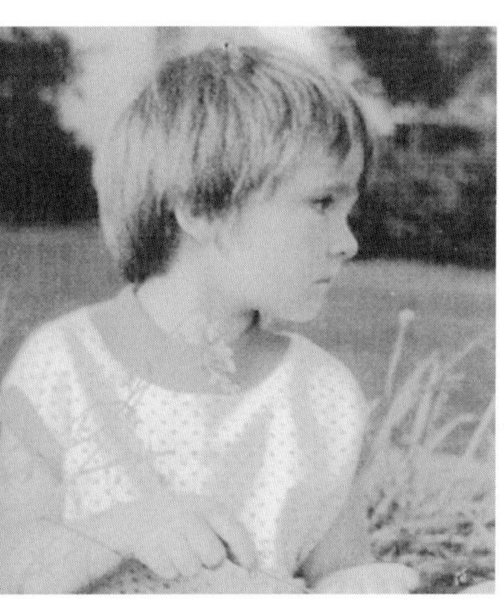

Das Foto zeigt mich als ich ca. 3 Jahre alt bin, eine Nachbarin hat das Foto gemacht.

Es ist Sommer und riecht nach trockenem Gras. Das Mädchen trägt eine kurzärmelige Bluse mit kleinen Punkten, sie mag den glatten kühlen Stoff auf ihrer Haut, es ist ihre Lieblingsbluse. Sie sitzt allein im Gras, das Gras kratzt an ihren Oberschenkeln, aber so ist das im Sommer mit nackten Beinen, es macht ihr nichts aus. Sie schaut nicht in die Kamera. Ihr Gesichtsausdruck ist nicht so gut zu erkennen. In ihrer rechten Hand hält sie einen Grashalm und streichelt damit ihre linke Hand. Das Kitzeln zieht bis hinauf in den Oberarm, sie spielt gern im Gras und schaut den Käfern, bei ihrem geschäftigen Hin- und Herrennen zu. Aber jetzt schaut sie woanders hin. Im Hintergrund sind unscharf die Umrisse eines Hauses zu erkennen.

26 Übung in leicht abgewandelter Form entnommen aus: Lane, Barry: Schreiben heißt sich selbst entdecken. Augustus Verlag München 1995, S.14

- Schreibe aus deiner heutigen Sicht. Welche Fragen stellst du dir, wenn du das Foto betrachtest? Warum bin ich allein? Warum schaue ich weg, was will ich nicht zeigen? Wieso streichele ich mich selbst? Warum werde ich traurig, wenn ich das Foto anschaue?

Mir gefiel es als Kind draußen zu spielen. Wenn meine Freundinnen nicht da waren, spielte ich oft auch allein. Ich wirke verloren auf dem Bild, es muss kurz nach dem Tod meines Vaters aufgenommen worden sein. Fotografiert zu werden kannte ich nicht, ich war das sechste Kind. Geld für einen Fotoapparat oder Fotos zu entwickeln gab es nicht. Wir hatten nur Geld für wirklich wichtige Sachen. Für Brot, Wurst und Käse …

- Stell dir vor, du bist jetzt genauso alt wie auf dem Foto, was denkst du?

Ich will nicht zu dir hinschauen, nicht weil ich dich nicht sehen will, aber du sollst mich nicht sehen. Du sollst nicht in meine traurigen Augen schauen, vielleicht erkennst du darin wie es mir wirklich geht? Das will ich dir nicht verraten, das darf keiner sehen. Bei mir zuhause werden keine Fotos gemacht. Muss ich still sitzen bleiben? Wenn ich jetzt mache, was du willst, bist du zufrieden, und dann kann ich wieder machen, was ich will. Mach dein Foto, damit ich weiterspielen kann.

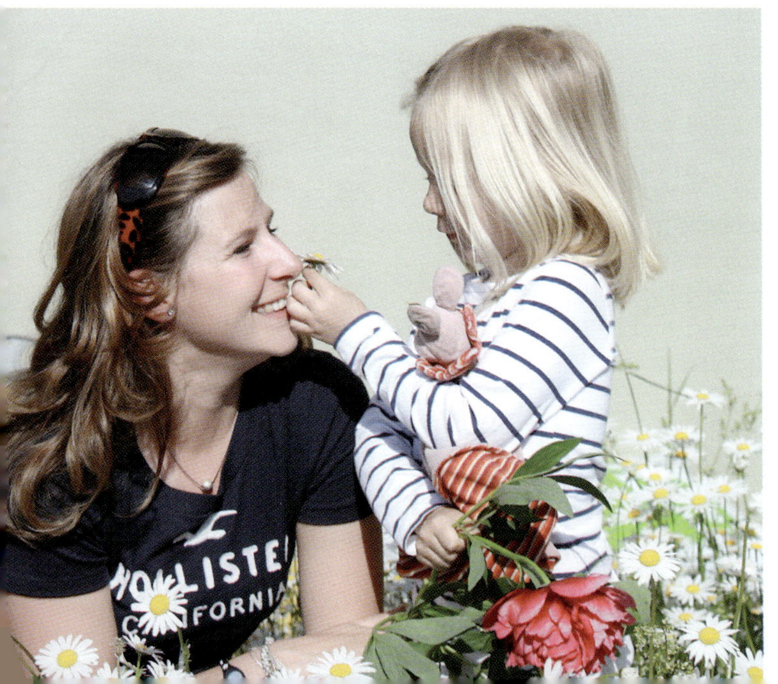

Weitere Überlegungen:

- Welche Gefühle hattest du beim Schreiben über das Bild? Wie war der Klang deiner Kinderstimme? Wie der Klang deiner Erwachsenenstimme? Was erkennst du, wenn du beide Stimmen vergleichst?

6.2 Pubertät

Diese Zeit lässt sich mit dem letzten Abschnitt des Frühlings vergleichen, in dem die Natur besonders grün und satt erstrahlt. „Warum bin ich auf dieser Welt?“ „Was ist meine Aufgabe im Leben?“ Diese und ähnliche Fragen stellen wir uns zum ersten Mal in der Pubertät. Wir versuchen unsere eigenen, ganz neuen Wege zu gehen, und zum ersten Mal fragen wir uns nach dem Sinn des Lebens. Wir suchen einen intensiven Kontakt zum anderen Geschlecht, es ist eine Zeit voll von Romantik und Abenteuer.

Wir treten ein in das Berufsleben und planen unsere Zukunft, wir probieren unser Mann-/Frausein aus, versuchen unsere neuen Rollen in der Gesellschaft auszufüllen und unserem Leben einen Sinn zu geben. Die Pubertät ist geprägt vom Ausprobieren und von der Konfrontation des Teeanagers mit seinen wahren, intensiven Gefühlen. Er will alles (Auflehnung, Wut, sexuelle Wünsche, Begeisterung, Freude, Trauer) voll leben. Es ist die Zeit, in der die Eltern schwierig werden, da dieses Aufleben der Gefühle ihres Kindes für ihr eigenes psychisches Gleichgewicht eine Gefahr bedeutet.

Wenn alles gutgeht, wir die Einstellungen unserer Eltern und der Gesellschaft nicht verinnerlicht haben, können wir uns in unserem Körper wohlfühlen, unsere Ichidentität kann in dieser Lebensphase abgeschlossen werden. Wir können unser Leben als sinnvoll erleben.

Haben wir allerdings die negativen Einstellungen der Erwachsenen gegenüber intensiven Gefühlen verinnerlicht, töten wir alles Lebendige in uns, unser Gefühlsleben wird leer und flach. Es fällt uns schwer Beziehungen einzugehen, Einsamkeit, Ablehnung der eigenen sozialen Schicht und die Unfähigkeit, sich auf eine Aufgabe zu konzentrieren, können die Folge sein. Vieles im Leben kann als sinnlos erlebt werden.

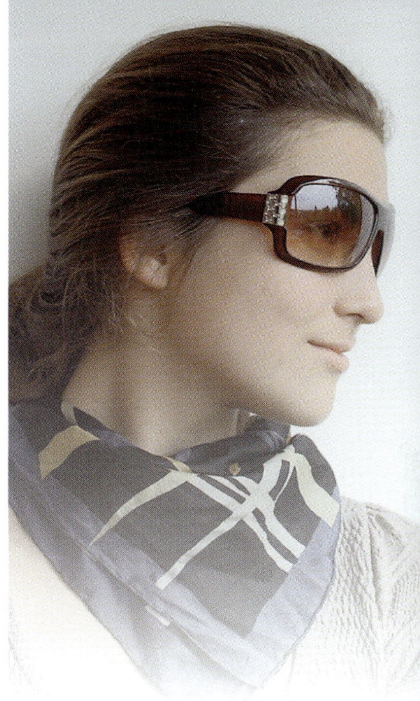

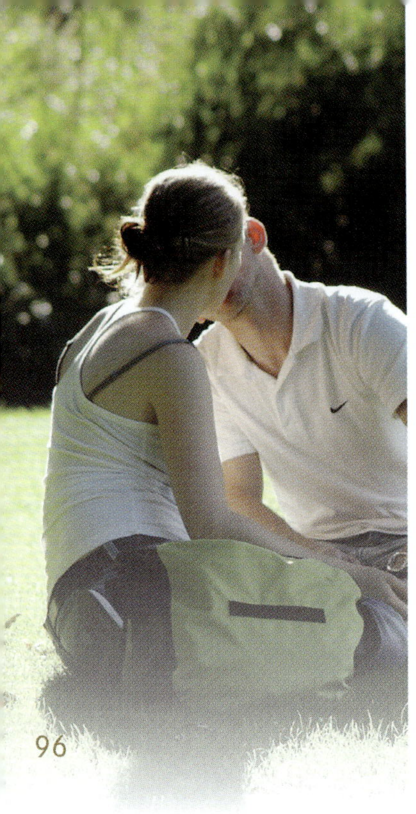

Anregungen zur Selbstreflexion:

- Wer war deine erste große Liebe?
- Beschreibe deinen ersten Kuss, dein erstes Mal.
- Warst du bei den Lehrern beliebt?
- Beschreibe deinen Schulweg. Kannst du dich an ein besonders Erlebnis auf deinem Schulweg erinnern?
- Wie viele Sprachen hast du in deinem Leben gelernt?
- Schreibe über deinen besten Freund/deine beste Freundin. Was war/ist das Besondere an ihnen? Hast du heute noch Kontakt zu ihnen?
- Welche Interessen hattest du?
- Hast du leicht Freundschaften geschlossen?
- An welche deiner Freunde kannst du dich besonders gut erinnern?
- Zu welchen Freunden hast du heute noch Kontakt oder würdest du gerne wieder Kontakt aufnehmen?
- Was hast du mit deinen Freunden unternommen?
- Was ist die stärkste Erinnerung aus deiner Pubertät?
- Hast du dich oft mit deinen Geschwistern gestritten?
- Gab es in deiner Familie einen Fernseher/Computer und wie hat das euer Familienleben verändert?
- Wie alt warst du, als du das erste Mal auf eine Party/Disco gingst?
- Wann hast du deine erste Zigarette geraucht und wie war das? Rauchst du immer noch?
- Hattest du Geheimnisse vor deinen Eltern?
- Welche Musik hast du als Teenager gehört?

Die Frage:

- „Wie man als meine Mutter ist?“

aus dem Buch *„Schreiben heißt sich selbst entdecken von Barry Lane“* wurde auf der Palliativstation in Kempten von einer unserer Patientinnen so beantwortet:

Anleitung:
Wie man als meine Mutter ist

Dulde ja keinen Widerspruch, du hast immer Recht
Sage jedem, dass du ihn/sie besonders liebst,
mach dabei aber auch deutlich.
das derjenige bei dem kleinsten Fehlverhalten
deine Liebe sofort verliert
deine Liebe muss man sich verdienen,
die gibt es nicht umsonst
vergiss das nie
mache möglichst häufig ein beleidigtes Gesicht
schweige tagelang, wenn dir etwas nicht passt
auf Familienfeiern rede viel und dränge dich in den Vordergrund,
lass möglichst niemanden sonst zu Wort kommen
mach deutlich, dass du alles besser kannst,
dass niemand dir das Wasser reichen kann
sei süchtig nach Komplimenten
lass dir bestätigen, dass du für dein Alter noch top aussiehst
zeige deine neusten Klamotten
und sonstigen Errungenschaften
lass dich dafür ausgiebig bewundern
traue deiner Tochter nichts zu und jammere gleichzeitig,
dass du alles selber machen musst, sage, dass dir niemand hilft
sage: Undank ist der Welten Lohn
betone wie hilfsbereit du im Gegensatz zu gewissen
anderen Leuten bist
beklage dich indem du fragst: wie kann sie mir das nur antun?
mach deutlich wie schwer es für dich ist,
dass deine Tochter schwerkrank ist
und wie sehr du darunter leidest
erwarte immer, dass sich alles nur um dich dreht

Die Frage kann beliebig abgewandelt werden. Wie man als meine Mutter/Vater/Bruder/Schwester/Mann/Lehrer/Chef ... ist

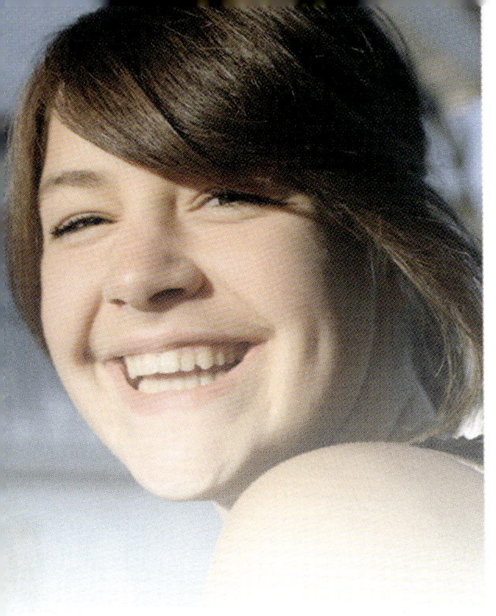

Anregungen zur Selbstreflexion:

- Wann wurdest du erwachsen?
- Warst du bei der Bundeswehr/ Zivildienst? Welche Erfahrungen hast du dort gemacht?
- Wann hast du dir dein erstes Auto gekauft, welche Farbe/ Marke hatte es? Wie war es, das erste Mal damit zu fahren?
- Von wem wurdest du verprügelt und wen hast du verprügelt?
- Wer brachte dich dazu, dass du dich wichtig gefühlt hast?
- Hattest du vor jemandem Angst oder hatte jemand Angst vor dir?
- Wer hat dich getröstet?
- Gab es zwischen dir und deinen Eltern heftige Diskussionen oder Auseinandersetzungen? Worüber?
- Wenn du volles Vertrauen zu dir selbst und in deine Fähigkeiten hättest, was würdest du dann gerne jetzt tun oder erschaffen?

6.3 Junges Erwachsenenalter

Als junger Erwachsener wollen wir einfach leben und genießen. Diese Phase kann deshalb am ehesten mit dem Sommer, mit der Blüte, verglichen werden.

Der Übertritt ins Erwachsenalter wird als deutlicher Einschnitt im Leben erlebt. Wir beginnen uns von unserer Ursprungsfamilie zu lösen und beobachten dabei auch, ob die Eltern ohne uns zurechtkommen, wenn ja, fällt es uns selbst leichter unabhängiger zu werden.

In dieser Phase geht es darum, stabile Beziehungen aufzubauen und einen eigenen Lebensstil zu finden. Wir entwickeln Stressbewältigungsstrategien und treffen Entscheidungen für die Zukunft von langfristiger Bedeutung wie zum Beispiel unsere Berufswahl. Wichtige Faktoren dafür sind neben unseren Wünschen und Neigungen auch der Arbeitsmarkt, unsere Schulbildung, unsere Lebensregion sowie der Einfluss unseres Elternhauses.

In der Freizeit beschäftigen sich heute viele junge Erwachsene mit dem Computer, sie pflegen ihre Kontakte in sozialen Netzwerken und gehen gemeinsam bummeln oder „etwas trinken“.

Die meisten jungen Erwachsenen sind heute sehr gesellig, allerdings mehr mit Freunden als mit Familienangehörigen.[27]

Der junge Erwachsene wird zu einer berufstätigen Person mit vielfältigen Pflichten, er übernimmt für sich, sein Leben und in der Partnerschaft Verantwortung.

Wenn wir uns vor festen Beziehungen scheuen und uns nur auf oberflächliche Begegnungen einlassen, kann das in die Distanzierung und Einsamkeit führen.

27 Ekert Christiane/Ekert Bärbel: Psychologie für Pflegeberufe. Stuttgart 2013, 3. Aufl.

6.4 Erwachsensein

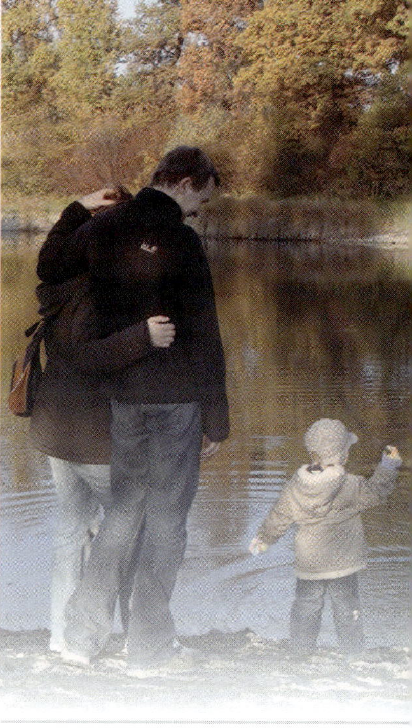

Im Herbst des Lebens bewältigen und genießen wir das Leben mit unserer Reife. Wir sind uns der Folgen unseres Verhaltens bewusst und tragen dafür die Verantwortung. Es ist auch die Zeit, in der wir besonders viel arbeiten, unsere Aufgaben erweitern und spezialisieren.
Nach einigen Berufsjahren erwarten wir jetzt Verbindlichkeiten, wollen die Ernte einfahren, es kommt zu einer Stabilisierung auch mit beruflichen Verbesserungen, die auch eine materielle Absicherung beinhaltet. Wir heiraten und gründen eine Familie.

„Eine große Anzahl der jungen Erwachsenen treffen um den 30. Geburtstag herum diese Entscheidung." [28]

Dabei sorgen wir uns um andere, wollen gebraucht werden und kreativ sein. Unsere Rollen verändern sich und wir müssen klären, wer welche Aufgaben in Beruf, Familie und Erziehung übernimmt. Wir werden Mutter oder Vater, sind nicht mehr länger nur Frau und Mann. Aus unseren Eltern werden Großeltern, die sich nach Absprache mit uns, den Eltern, an der Erziehung der Kinder beteiligen. Heute werden sehr viele Ehen wieder geschieden und es kann Teil unseres Erwachsenlebens sein, uns getrennt, allein oder in neuen sogenannten Patchwork-Familien um unsere Kinder zu kümmern. Schließlich werden auch unsere Kinder erwachsen und verlassen das Nest. Treten in dieser Phase Schwierigkeiten auf, liegt das häufig daran, dass wir fehlende eigene Interessen und Aktivitäten haben, denen wir nachgehen können. Häufig kommt es auch jetzt dazu, dass unsere eigenen Eltern Pflege brauchen und es zu einer Mehrbelastung kommt. Krisen entstehen auch, wenn wir in unserer Lebensmitte eine negative Bilanz über unser bisheriges Leben ziehen und uns gleichzeitig bewusst wird, dass wir nicht mehr so wie als Kind noch unendlich viel Lebenszeit haben, sondern das diese zeitlich begrenzt ist.

28 Ekert Christiane/Ekert Bärbel: Psychologie für Pflegeberufe. Stuttgart 2013, 3. Aufl.

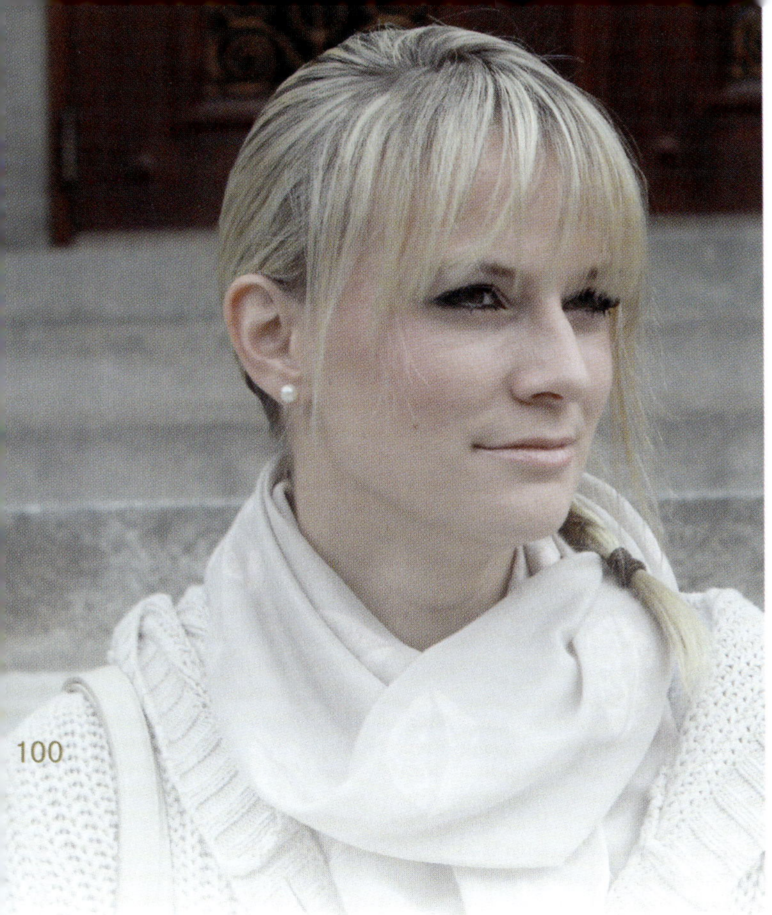

Anregungen zur Selbstreflexion:

- In welchem Alter bist du von zuhause ausgezogen? Beschreibe deinen Umzug.
- Wie hast du deinen Partner kennengelernt? Gehe in die Zeit zurück und schreibe ihm einen Brief, z. B. nach eurer ersten Verabredung.
- Welches sind wichtige Plätze/Städte in deinem Leben?
- Hast du den Beruf ergreifen können, den du immer gewollt hast?
- Hat dich deine Arbeit befriedigt, hast du dich darin selbst verwirklichen können?
- Schreibe eine Bewerbung für den perfekten Arbeitsplatz bei dem perfektesten Arbeitgeber
- Beschreibe den ersten Tag an deinem jetzigen/letzten Arbeitsplatz. Beschreibe die Einzelheiten. Wonach hat es gerochen, war es still oder laut, wie waren deine ersten Eindrücke?
- Wurde dir jemals gekündigt? Was waren die Gründe, waren sie gerechtfertigt? Beschreibe genau den Moment als es geschah. Was passierte um dich herum?
- Wenn nicht, hast du mal jemandem gekündigt?
- Welche Ziele hattest du privat/beruflich?
- Welche Aufgaben gibt es, an denen du arbeitest, die du aber noch nicht abgeschlossen hast?
- Kannst du dich noch erinnern, in wen und wann du das erste Mal verliebt warst?
- Was habt ihr bei eurer ersten Verabredung gemacht, wohin seid ihr gegangen?
- Hast du deine erste große Liebe geheiratet?
- Worauf bist du besonders stolz?
- Kannst du dich noch erinnern, was du mit deinem ersten Gehalt gemacht hast?
- Erzähle die Geschichte deines Lebens.

6.5 Alter

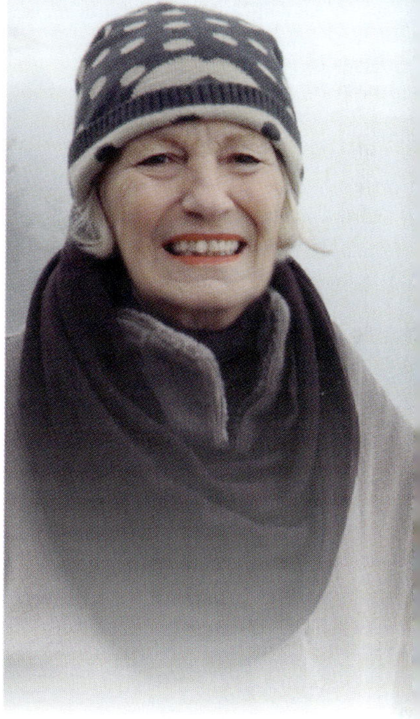

Winter ist die Phase, in der sich das Leben dem Ende zuneigt, unser Körper signalisiert uns diesen Übergang durch körperliche Einschränkungen, die uns veranlassen, über das eigene Altern nachzudenken. Unser Tempo, unsere Kraft, Ausdauer und Fähigkeit zur Koordination nehmen früher oder später ab. Bei manchen mehr, bei anderen weniger. Das ist keine Krankheit und auch nicht abwendbar, da unser Körper nun mal aus endlichem Material beschaffen ist. Im Alter wenden wir uns immer mehr dem Geistigen zu und entwickeln oftmals so etwas wie Weisheit. Es ist quasi eine Aufgabe des älteren Menschen, seine Erfahrungen weiterzugeben. Wir haben Zeit gehabt, über geschichtliche Ereignisse, die wir selbst erlebt haben, nachzudenken und sie von allen Seiten zu betrachten. Unsere Erkenntnisse und die mitschwingenden Gefühle beim Erzählen von persönlichen Lebensgeschichten lassen jüngere Generationen viel eindrücklicher „Geschichte" erfahren, als dies Fakten im Geschichtsunterricht könnten.
Im Erzählen und Austausch mit jüngeren Generationen können wir als ältere Menschen Vertrauen in unsere eigenen Fähigkeiten entwickeln. Wenn wir Großeltern sind, gehen wir mit unseren Enkelkindern häufig nachgiebiger um als mit unseren eigenen Kindern. Wir tragen für sie nicht die Hauptverantwortung und es fällt uns leichter, ihnen im Erzählen über unser Leben zu zeigen, wer wir wirklich sind, was uns ausmacht.
Die Vorstellung, in der Rente zum alten Eisen und damit zu einer Problemgruppe der Gesellschaft zu gehören, ist überholt. Es gibt im Alter ein breites Spektrum von Leistungsabbau bis hin zu Leistungsfähigkeit, und gerade das alte Eisen gehört in unserer Gesellschaft wieder zunehmend zu den geschätzten Wertstoffen.

Wir wissen und verstehen immer mehr, wer wir sind.

In dieser Lebensphase kann das Geschenk des Alters sein, dass wir unser Leben so annehmen können wie es war, und wir uns mit ihm aussöhnen. Wir sind uns bewusst, dass wir umso mehr Erinnerungen haben, je älter wir werden, und dass unser Reichtum, das, was von uns bleibt, letztendlich unsere Erinnerungen sind.
Gelingt es uns nicht, unseren inneren Reichtum zu erkennen, verfallen wir in Verzweiflung. Das zeigt sich in Kritik, ständiger Nör-

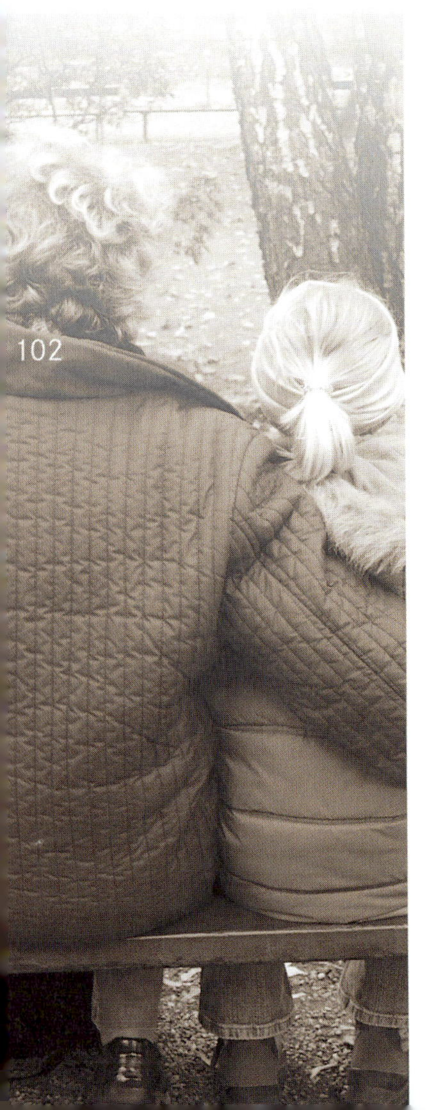

gelei bis hin zu Aggressivität. Mürrisches und ablehnendes Verhalten bewirken oft, dass sich Menschen vor uns zurückziehen. Gerade wenn ein Leistungsabbau im Vordergrund steht, bewirkt der Rückzug, dass unsere Beziehungen verkümmern. Eine evtl. zunehmende Schwerhörigkeit, die belastend erlebt wird, kann uns tiefer in eine Isolation führen. Schlecht zu hören verunsichert uns, und wir fühlen uns zunehmend minderwertig. Unsere Muskelkraft lässt nach, und wir können uns nicht mehr so gut bewegen, werden langsamer und weniger belastbar. Im Alter kommt es auch häufig zum Abbau unserer kognitiven Fähigkeiten, wir können uns weniger merken, unsere Konzentration lässt nach, und es kann zu Wortfindungsstörungen kommen.

Wenn unsere Erinnerungen nachlassen, verblasst unser Leben. Viele fühlen sich dann allein und von vertrauten Menschen verlassen. Sind wir in dieser Situation, kann es uns in unserer Einsamkeit helfen, wenn wir im Außen Menschen finden, die sich für unsere Lebensgeschichten interessieren, die sich zusammen mit uns alte Fotos oder Filme anschauen. Durch das gemeinsame Ansehen unserer Erinnerungen fühlen wir uns gesehen und geschätzt.

Häufig glauben wir, dass es in unserem Leben nichts Besonderes gab, nichts, das wichtig genug wäre, um erzählt zu werden. Gut ist es dann, wenn wir Menschen um uns haben, die uns sagen, dass alles wichtig ist, an was wir uns erinnern können. Wir wissen vielleicht noch nicht warum, aber das kann sich uns erschließen, wenn wir anfangen von uns zu erzählen. Leicht zu erzählen sind erst einmal Berichte über unsere Kinder, unsere Enkel, unseren Garten, unseren Beruf oder über den Sport, den wir betrieben haben oder immer noch ausüben. Nach und nach wird uns immer mehr einfallen und wir haben die Chance, uns selbst wieder als Mensch wahrzunehmen, der etwas erlebt und geleistet hat. Wenn wir wissen, dass man mich hier kennt, hier Einzelheiten aus meinem Leben bekannt sind, kann sich ein Gefühl von Geborgenheit und Heimat einstellen. Durch anteilnehmendes Interesse und wertschätzen unserer Person werden wir gestärkt, unser eigenes Lebens anzunehmen und aus unserer Verzweiflung herauszufinden. So können Erinnerungen als Brücke in die Gegenwart genutzt werden und uns helfen anzunehmen, was ist.

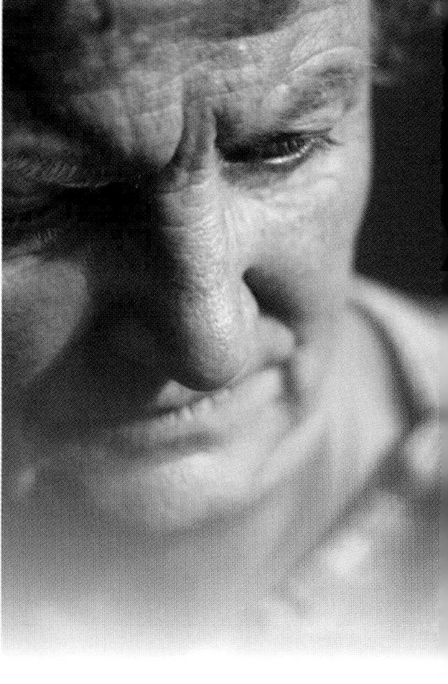

Fallgeschichte Frau G.

Frau G., 82 Jahre Alt, kam mit einem beidseitigen Mama Carcinom in einem reduzierten Allgemeinzustand und mit einem fieberhaften Infekt zu uns. Die Patientin konnte zu Beginn des Krankenhausaufenthaltes noch aufstehen und in Begleitung ein paar Schritte gehen. Dies änderte sich jedoch nach ein paar Tagen. Sie wollte nicht mehr aufstehen und wurde zunehmend immobiler, läutete sehr häufig, wollte aufgesetzt werden, verlangte danach, dass ihr Trinken und Essen eingegeben wird. Auf die Frage, was passiert sei, warum sie diese alltäglichen Tätigkeiten nicht mehr selbst ausführen könne, sagte sie: *„Ich kann es nicht, wenn Sie wüssten, wie schlecht es mir geht."* Mit ihrer körperlichen Veränderung verschlechterte sich auch ihre psychisch-seelische Situation. Sie läutete immer häufiger, war mit gar nichts zufriedenzustellen und wurde immer fordernder. Am dritten Tag schließlich versuchte ich es mit Biografiearbeit.

Frage: Was ist Ihre schönste Kindheitserinnerung?

Frau G. schaute überrascht und sagte erst einmal nichts. *„Darauf kann ich keine Antwort geben, denn ich hatte keine schöne Kindheit."*

Frage: „Was ist Ihnen als Kind passiert?"

„Als ich 5 Jahre alt war ist meine Mutter an Brustkrebs und Hirnmetastasen gestorben, sie war 33 Jahre alt. Ich war ihr jüngstes Kind. Meine Schwester war zwei Jahre älter als ich und mein Bruder vier Jahre. Das war 1940, kurz nach Kriegsbeginn, und mein Vater war schon im Krieg. Wir waren ganz allein."

Ja, das muss wirklich schwer für sie gewesen sein, so ganz allein, gab es denn noch Großeltern oder andere Menschen, die sich um Sie und Ihre Geschwister gekümmert haben?

„Die Großeltern gab es schon nicht mehr, fremde Frauen haben sich um uns gekümmert, habe mich nicht zu Hause gefühlt, es gab ja nichts, war Krieg, da war es für alle schwer, und niemand wollte noch fremde Mäuler stopfen. Ein Wunder, dass ich meine Kindheit überlebt habe."

„Ja, Sie müssen sehr viel Kraft haben." Wir schauten uns lange an. Ich erzählte ihr, dass ich als kleines Kind meinen Vater verloren habe und dass er mir immer sehr gefehlt hat, dass ich aber das Glück hatte, dass es meine Mutter und meine älteren Geschwister noch gab, die für mich da waren. Sie nickte verständnisvoll und sagte:

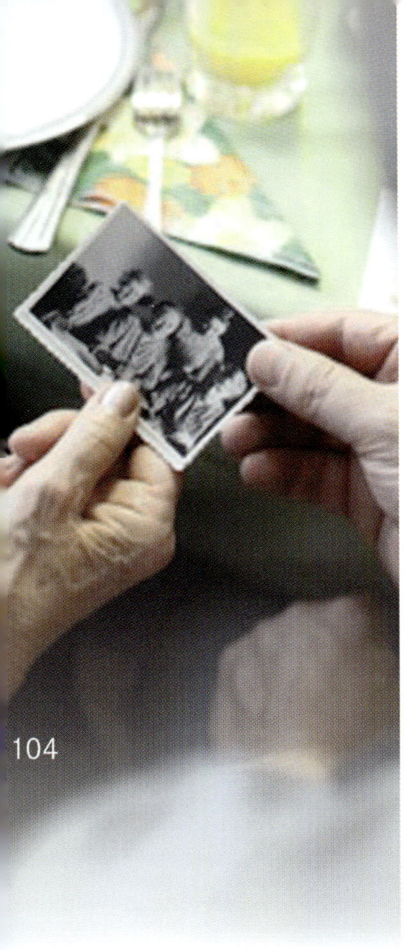

„Da hatten Sie Glück." Im Anschluss machte ich mit Frau G. noch Bewegungsübungen im Bett und erklärte ihr, wie wichtig es sei, dass sie sich selbst bewegt, damit sie ihre Eigenständigkeit nicht ganz verliert. Auch kleine Bewegungsübungen seien wichtig und sie hätte ja genügend Zeit zum Üben. Es war das erste Mal, dass sie aufmerksam zuhörte und sagte. *„Ja, ich will es versuchen."* Ich erklärte ihr, dass sie es nicht alleine machen müsse, dass ich und auch meine Kollegen an ihrer Seite seien und sie unterstützten, dass es dabei unser Ziel sei, dass sie so viel Eigenständigkeit wie möglich behalten könne. In den folgenden Tagen erzählte sie immer mehr Einzelheiten aus ihrem Leben. Ihr sei doch noch eine schöne Kindheitserinnerung eingefallen. *„Das war als mein Vater 1950 aus der Kriegsgefangenschaft zurückgekehrt ist. Ein Jahr vorher wurde Deutschland in zwei Staaten geteilt, ich war ich damals 15 Jahre alt und für mich war das alles sehr beängstigend, wusste nicht, was da auf uns zukommt. Umso mehr habe ich mich gefreut, meinen Vater wiederzusehen und von ihm umarmt zu werden. Ich war so erleichtert, das können Sie sich gar nicht vorstellen."* Frau G. hat in der damaligen DDR gelebt und ist 1958 über Berlin in den Westen geflohen. *„Zwei Jahre später hätte das nicht mehr geklappt, da wurde in Berlin die Mauer gebaut. Heute würde ich das aber nicht noch einmal machen."* Als ich nachfragte erklärte sie, dass sie ihrem Vater gefolgt sei, der nach Bayern gekommen ist. Sie wollte ihn nicht noch einmal verlieren. Aber sie ist in ein ganz anderes Lager gekommen als er und war wieder allein. In der DDR hatte sie ihre ganzen Bekannten und Freunde und hier war sie ein „Hurenflüchtling", so nannten die Einheimischen die Flüchtlinge aus dem Ostteil Deutschlands. Sie war wieder nicht willkommen und allein. Auch der Kontakt zu ihrem Vater gestaltete sich anders als sie es sich gewünscht hatte. Er war in Augsburg und sie in Kempten: *„Ich hatte kein Geld für die Zugfahrt und hätte genauso gut in Gera bleiben können."*

„Ich muss Ihnen noch was Schönes erzählen.", sagte sie ein paar Tage nach unserem ersten Gespräch, und ihre Augen leuchteten dabei: *„Auf der Flucht konnte ich meine Schäferhündin Anka mitnehmen, und sie blieb auch im Lager bei mir. Ich habe sie sehr geliebt und bin immer noch sehr tierlieb. Es gab damals keine Wohnungen und ich konnte zu Untermiete in einem möblierten Zimmer wohnen. Das war fünf Quadratmeter groß. Können Sie sich das vor-*

stellen?" Ich schüttelte den Kopf. *„Das war damals ganz normal. Im Erdgeschoß gab es eine Toilette für alle. Mein Zimmer war im 2. Stock. 21 Personen haben die Toilette benutzt."* Da gab es bestimmt immer einen Stau vor der Toilette, vermutete ich. Sie lachte: *„Nicht einmal. Ich war ja den ganzen Tag beim Arbeiten."*

Ihre Schäferhündin hat sie in ein Tierheim geben müssen, ein Hund war in dem Haus nicht erlaubt, und sie hätte sie ja auch den ganzen Tag allein lassen müssen. *„Das wäre Tierquälerei gewesen."* Es sei ihr aber sehr schwer gefallen das Tier abzugeben, danach hatte sie nie wieder einen Hund, obwohl sie immer sehr tierlieb gewesen war und immer noch ist.

1960 hat sie ihren jetzigen Ehemann geheiratet. Kinder hätte sie keine gewollt. Sie sagte *„Wir hatten ja nichts, das waren andere Zeiten als heute, und ich musste ja arbeiten gehen."* Sie erzählte ganz begeistert von ihrem Beruf als Verkäuferin. *„Ich habe Lebensmittel verkauft und habe meinen Beruf geliebt, ja, ich habe sehr gerne gearbeitet."* Später hat sie sich zusammen mit ihrem Mann auch ein eigenes Haus leisten können. Jetzt wohnt sie aber zusammen mit ihm in einer kleinen Eigentumswohnung, das Haus und den Garten hätten sie am Schluss nicht mehr pflegen können.

Sie wurde während ihres Aufenthaltes von Tag zu Tag lebhafter und auch zufriedener. Wir freuten uns mit ihr über ihre kleinen Fortschritte. Acht Tage später konnte sie mit einem Rezept für einen ambulanten Pflegedienst und einem Rollator nach Hause zu ihrem Mann entlassen werden.

Anregungen zur Selbstreflexion:

- Hat sich eine geringere Vitalität eingestellt, wie gehst du damit um?
- Was hat sich seit deiner Kindheit/Jugend verändert?
- Welche Gegenstände aus dieser Zeit gibt es nicht mehr?
- Hast du besondere Ängste/Todesängste?
- Was fällt dir leicht/schwer?
- Akzeptierst du dich/andere mit deinen/ihren Ängsten?
- Was macht dir am meisten Spaß?
- Fühlst du dich allein oder unterstützt?
- Wie sind deine Eltern/Großeltern alt geworden? Wo haben sie ihr Alter verbracht?
- Wie kommst du mit jüngeren Menschen zurecht?
- Wie sind deine Sinnesorgane, dein Gedächtnis?
- Wie gehst du mit Verlusten um, was stört/bedrückt dich daran am meisten?
- Hast du deine Lebensziele erreicht?
- Mit welchem Gefühl betrachtest du dein Leben?
- Hast du ein Hobby?

Bedeutung für die Begleitung:
Frau G. fühlte sich durch die Erzählung ihrer Lebensgeschichte gesehen, sie fasste Vertrauen zu uns als ihre Begleiter und erkannte, was sie schon alles in ihrem Leben geschafft und bewältigt hatte. Sie bekam wieder Vertrauen in ihre Fähigkeiten, und das gab ihr den Mut, sich auch mit ihren zunehmenden Einschränkungen dem Leben zu stellen.

- Bist du auf Hilfe/Pflege angewiesen?
- Was würdest du gerne ändern, was bedrückt dich, was bedeutet Glück für dich?
- Wofür würdest du auch heute noch ein Risiko eingehen?
- Bist du stolz auf deine Enkel, ähneln sie dir, wenn ja worin?
- Was unternimmst du heute am liebsten, gibt es etwas, das du noch dringend erleben möchtest?
- Glaubst du, dass du die Weisheit des Alters erreicht hast?
- Hast du dein Leben genossen?
- Was würdest du heute anders machen, wenn du noch einmal jung wärst?
- Schreibe einen Artikel oder Brief an einen Freund, der mit dem Satz anfängt: Ich kann nicht glauben, dass mir das passiert ...

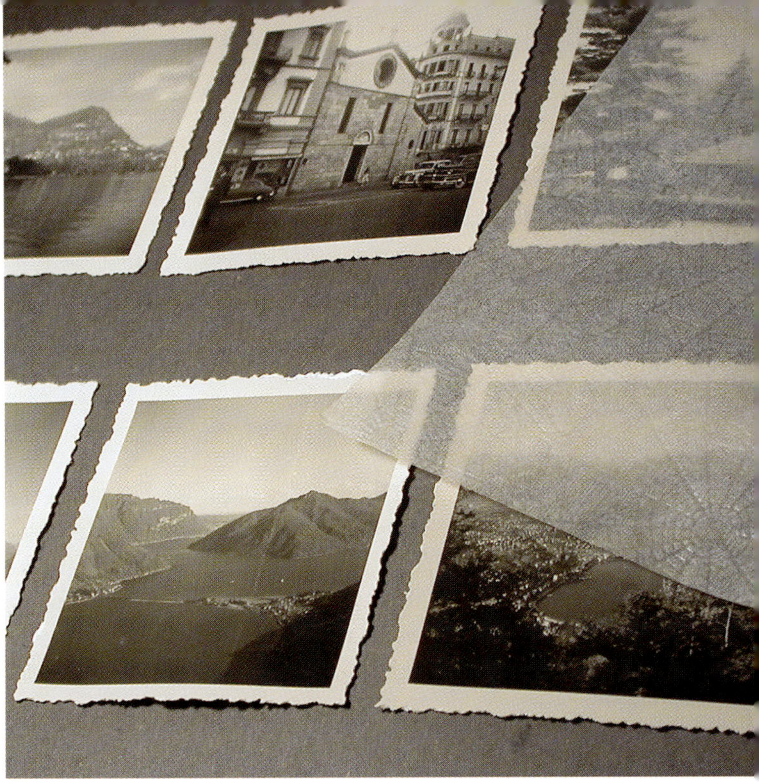

In Einrichtungen, in denen alte Menschen betreut werden, wird Biografiearbeit häufig genutzt:

- um herauszufinden welchen Einfluss die bisherigen Lebensgeschichten darauf haben, wie ein bevorstehender Heimalltag empfunden wird.
- um ein lebendiges Bild vom anderen zu erhalten und darüber einen Zugang zu ihm zu finden, damit eine wohltuende Beziehung gelingt
- um das Verhalten von Bewohnern/innen besser zu verstehen und so Verständnis für ihre Eigenarten zu entwickeln.
- um ein Gefühl der Vertrautheit zu vermitteln. Dies gelingt uns, wenn wir Gewohnheiten und vertraute Abläufe der Menschen, die uns anvertraut sind, kennen.
- um Gedächtnisfunktionen zu aktivieren. Beim gezielten Anregen von Vergangenem findet beim Erinnern ein mentales Training statt.
- um Geselligkeit und soziale Kontakte zu unterstützen.

6.6 Krankheit und Sterben

In der palliativen Pflege und Hospizarbeit begleiten wir auch junge Menschen am Lebensende. Krankheit und Sterben kann demnach in jeder Lebensphase zur Lebensaufgabe werden. Im Lebensrückblick wird bewusst, was alles unterlassen wurde, was nicht gelebt wurde und was in der Zukunft alles nicht mehr sein kann. Der Schock, der damit zusammenhängt, kann im Erzählen begriffen und Teil der Lebensgeschichte werden, der betrauert werden darf. Indem die Vergangenheit bearbeitet wird, erwächst in uns eine Kraft für neue Lebensaufgaben, eine Kraft sich für das zu öffnen was nötig ist, auch für unser Sterben. An der Wirklichkeit unseres Sterbens können wir nichts ändern und müssen lernen, damit zu leben. Die häufigsten Ängste in Bezug auf unser Sterben sind zum einen die Umstände, unter denen wir sterben müssen, und hier vor allem die Angst vor Abhängigkeit und Leiden. Und zum anderen die Angst vor dem Tod selbst, vor der Ungewissheit, da man den Zeitpunkt nicht kennt und nicht weiß, was danach kommt. Auch für Gesunde und besonders für Begleiter Schwerstkranker ist es wichtig, sich der Tatsache der eigenen Sterblichkeit zu stellen. Zu sterben ist eine Erfahrung, die wir im Leben machen müssen, davor kann uns nichts und niemand bewahren.

Obwohl wir alle wissen, dass wir sterben müssen, sehen wir im Tod häufig nur ein Ereignis, das andere erleiden. Wie groß unsere Angst vor dem eigenen Tod ist, hängt auch davon ab, welche Erfahrungen wir mit Tod und Sterben gemacht haben oder ob wir selbst schon mal in Todesnähe waren.

„Die vorbereitende Einstellung auf diese ›tod-sicheren‹ Lebensereignisse gehört auch zum biografischen Arbeiten.“ [29]

Viele Menschen verspüren am Lebensende ein Bedürfnis, ihr Leben nochmals zu bedenken. Wenn der eigene Körper jedoch seine Kraft verliert, wird er für uns oft zum Feind und beansprucht unsere ganze Aufmerksamkeit. Oft sind unsere Kräfte dann begrenzt und quälende Symptome wie Übelkeit, Atemnot und Schmerzen stehen im Vordergrund.

Erst nachdem die körperlichen Symptome gut unter Kontrolle sind, macht es Sinn, Biografiearbeit anzubieten. Für Menschen, die sich mit ihrem Sterben auseinandersetzen müssen, werden biografische Gespräche wichtig, die ihren Ansatzpunkt in dem fin-

29 Klingenberger, Hubert: Lebensmutig. München 2003, S.168, Zeile 13-14

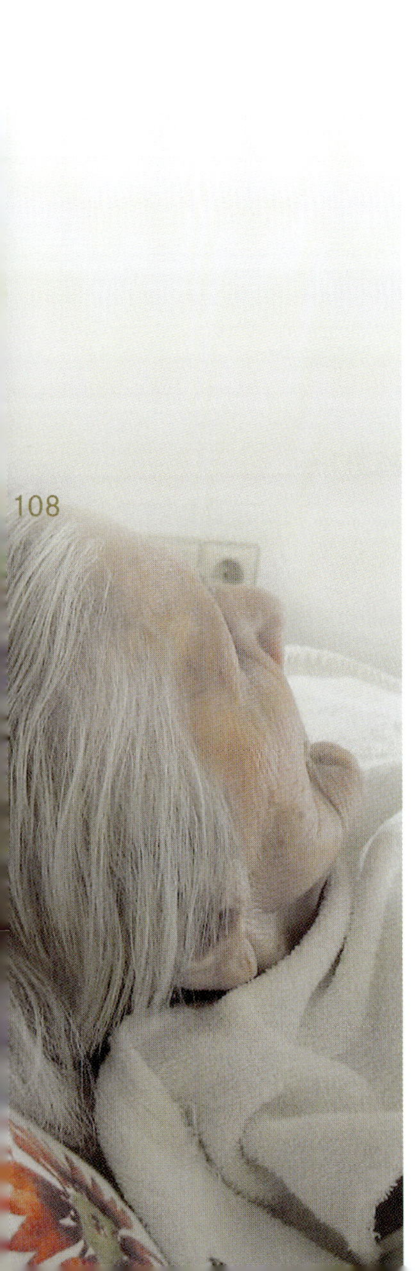

den, was jetzt gerade ist. Eine zunehmende körperliche Abhängigkeit schränkt ihre Autonomie stark ein, nicht mehr aufstehen zu können, sich nicht mehr selbst zu waschen und pflegen zu können und auch bei Ausscheidungen auf Hilfe angewiesen zu sein, wird als sehr belastend empfunden und kann Angst und Widerstand auslösen. In Gesprächen, die dem Menschen helfen auszusprechen, was belastend ist, die helfen, sich mit dem zu zeigen, was jetzt gerade ist, kann der Sterbende Halt und Trost finden. Es ist sehr hilfreich und befreiend, alle Gefühle wie z.B. Angst, Wut, Zorn, Verleugnen, Trauer auszudrücken und ihnen Raum zu geben. Erst wenn sie ihren Schrecken, ihr Entsetzen, ihre Wut und Verzweiflung darüber ausdrücken, können sie anfangen, die Geschehnisse zu verarbeiten. In seinem Zorn und seiner aggressiven-angstvollen Anspannung wird der Patient dann häufig „schwierig" und ein Kontakt mit ihm kann unangenehm sein und wird häufig vermieden. Aber gerade jetzt braucht er unser mitfühlendes Da- und Mitihmsein. Das kann uns nur gelingen, wenn wir uns nicht für seine Emotionen verantwortlich fühlen, seine Zornausbrüche nicht persönlich nehmen und ihn nicht alleine lassen.

Mit unserem Verständnis und Mitgefühl können wir ihn einfühlsam begleiten und ihm helfen, einen Schritt weiterzugehen. Wohin dieser Schritt auch immer gehen mag, vielleicht nur dahin, die unerledigten Dinge noch zu regeln. Wir Menschen wollen unser Sterben verdrängen, und unsere Fragen nach dem Warum enden häufig in Selbstvorwürfen. Als Begleiter dürfen wir nicht versuchen, ihnen ihr Sterben erklären zu wollen, sie möchten in ihrem Klagen, Hadern und in ihrer Verzweiflung ernstgenommen werden.

Biografiearbeit mit Sterbenden heißt oft auch, die vielen täglichen kleinen Verluste, die auf Sterbenskranke zukommen, mit Ihnen auszuhalten. Oft bleibt ihnen keine Zeit, sie ausreichend zu betrauern. Haben sie sich daran gewöhnt, dass sie nicht mehr auf dem Gang laufen können, können sie auch schon nicht mehr allein auf die Toilette, und dann kurz darauf können sie gar nicht mehr aufstehen. Sie haben keine Zeit und Kraft, all ihre Verluste wirklich zu betrauern, sie müssen sie ertragen. Traurige Sterbenskranke sind einfach nur dankbar, wenn sie traurig sein dürfen und dabei nicht allein gelassen werden.

Fallgeschichte Frau F.

Frau F., eine-50-jährige Patientin mit einem weit fortgeschrittenen Pankreascarcinom, kam zu uns auf die Palliativstation wegen eines stark reduzierten Allgemeinzustands. Seit einigen Wochen konnte sie nicht mehr essen und wurde parenteral ernährt. Sie war zur Therapie schon oft in der Klinik und konnte anschließend immer wieder nach Hause entlassen werden. Immer schon war sie sehr schlank, durch ihre Erkrankung und der damit verbundenen Appetitlosigkeit sowie häufigem Erbrechen hat sie stark abgenommen und wog bei 155cm nur noch 38 kg. Bedingt durch einen chronischen Befall mit Clostridien kam es auch immer wieder zu starken Durchfällen. Sie wirkte immer sehr gefasst und ruhig, es machte den Anschein, dass sie sich mit ihrer lebensbedrohlichen Erkrankung abgefunden hatte und ihrem Sterben gefasst entgegensah. An einem Sonntag lag sie bitterlich weinend in ihrem Bett. Von der Kollegin aus der Frühschicht hatte sie bereits eine Tablette Tavor bekommen. Frau F. hoffte dadurch schlafen zu können und aus ihrem „Tief" wieder herauszukommen. Das hatte aber nicht geklappt. Als ich am Nachmittag zu ihr kam, liefen ihr immer noch in Strömen Tränen über die Wangen. Schuldbewusst sah sie mich an: „Es tut mir leid, aber ich kann einfach nicht aufhören zu weinen." Ich setzte mich zu ihr ans Bett und nickte. *„Ich will nicht weinen, aber es geht einfach nicht anders"*, sagte sie. Aus früheren Erzählungen wusste ich, dass Frau F. Witwe war, ihr Mann starb vor 6 Jahren, und sie hatte einmal erwähnt, dass ihr Sohn (27 Jahre) ihr so leidtun würde, da er jetzt auch noch das Sterben seiner Mutter miterleben müsse. Ich sagte zu ihr: *„Ja, Sie sind und waren schon immer sehr stark. Als Ihr Mann damals sterben musste, hatte er Sie an seiner Seite, aber Sie sind jetzt allein damit." „Ja"*, seufzte sie *„und ich will auch gar nicht, dass mein Sohn mich so sieht."* Wieder nickte ich, nahm ihre Hand in meine, und sagte: *„Hmmm"*

„Ich verstehe mich selber gar nicht, bisher habe ich doch alles so gut aushalten können. Aber heute ist mir bewusst geworden, dass ich nichts mehr planen kann, nichts, auf das ich mich noch freuen kann." Die Tränen liefen ihr weiter übers Gesicht, Augen und Nase waren ganz verquollen. Sie hatte keine Taschentücher mehr, in die sie noch hätte schneuzen können. *„Jetzt habe ich noch nicht mal mehr Taschentücher. Das ist alles zum Kotzen."* Ich holte Zellstoff

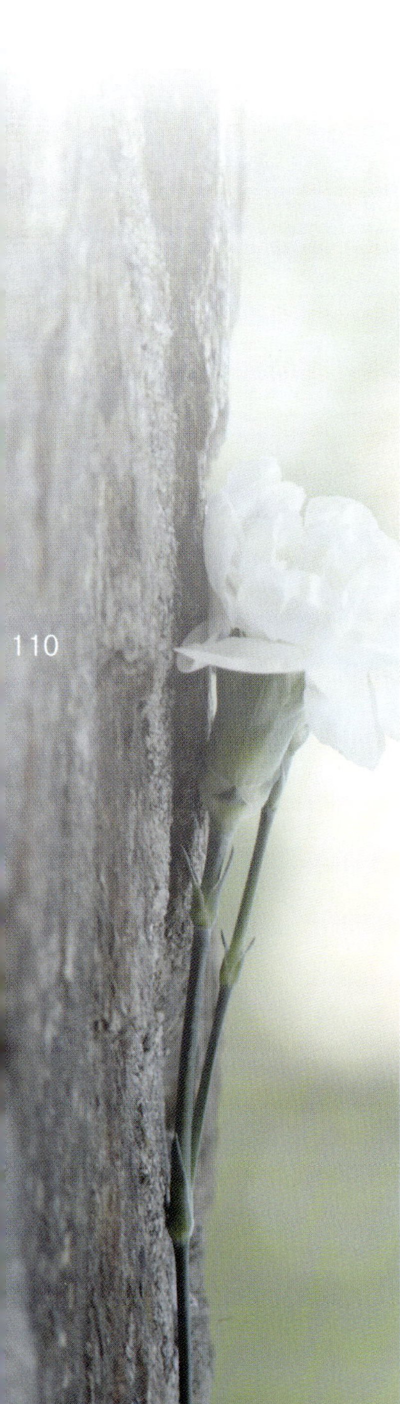

und fragte: *„Worauf haben Sie sich denn gefreut?" „Am Dienstag wollte ich mit einer Freundin eine Busfahrt nach Wien machen, da ist eine Kristallausstellung, die wir gemeinsam besuchen wollten. Es ist unsere gemeinsame Leidenschaft. Wir sammeln Kristallfiguren. Vor drei Wochen haben wir den Ausflug geplant, da ging es mir noch so gut, und ich dachte, die Busfahrt wird bestimmt anstrengend, aber dass ich das noch schaffe. Jetzt muss ich sie absagen und ich weiß, dass es für mich keinen neuen Termin mehr gibt, dass ich nichts mehr planen kann. Das war es jetzt, aus und vorbei. Die Hochzeit von meinem Sohn und seiner Freundin nächste Jahr werde ich wohl nicht mehr erleben, darauf habe ich mich auch sehr gefreut."*
Wieder nickte ich: *„Ja, das ist schwer und verständlich, dass so viele Tränen kommen wollen, lassen Sie sie einfach kommen."* Ich blieb noch eine Zeitlang bei Frau F. Sie gab mir ihre Hand, und ich blieb still bei ihr sitzen, während sie weiter weinte. Irgendwann drehte sie sich auf die Seite und schlief ein, da verließ ich ihr Zimmer.

Sterben und Tod gehören selbstverständlich zum Leben, dass sie aber von Sterbenden akzeptiert und bejaht werden, können und dürfen wir nicht erwarten. Sich von Menschen, die wir lieben, und vom Leben, endgültig verabschieden zu müssen, ist hart, da stoßen wir an unsere Grenzen. Und auch wir als Begleiter, die wir schon so viel von Sterbenden lernen konnten werden das irgendwann nicht bereitwillig tun. Das steht im Kleingeschriebenen in unserem Inkarnationsvertrag und wird leicht überlesen.

Anregungen für Begleiter zur Selbstreflextion:

- Wirst du ein Geheimnis mit ins Grab nehmen?
- Hast du dir Gedanken darüber gemacht, was für dich ein gutes Sterben wäre? Welche Wünsche hast du diesbezüglich, kannst du diese äußern?
- Welche Fragen, die dein Sterben betreffen, hast du? Was macht dir am meisten Angst?
- Wenn du nicht mehr lebst, wer ist am meisten traurig darüber und was möchtest du dieser Person zum Abschied sagen?
- An was werden sich die Menschen nach deinem Tod erinnern?

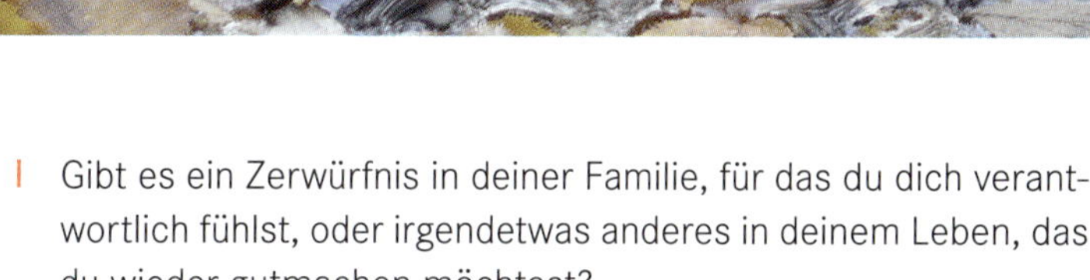

- Gibt es ein Zerwürfnis in deiner Familie, für das du dich verantwortlich fühlst, oder irgendetwas anderes in deinem Leben, das du wieder gutmachen möchtest?
- Wenn du einen Wunsch frei hättest, was würdest du dir heute wünschen?
- Wenn du auf deiner eigenen Beerdigung dabeisein könntest, was würde dich freuen, was würde dich stören? Beschreibe, wie du dir deine optimale Beerdigung vorstellst.
- Wie sollen dich deine liebsten Menschen in Erinnerung behalten?
- Was war das Besondere an deinem Leben?
- Wo bist du in deinem bisherigen Leben dem Tod begegnet? Wie hast du diese Situation erfahren? Hat diese Erfahrung deine Einstellung zum Tod verändert?
- Was wäre, wenn du den genauen Zeitpunkt deines Todes kennen würdest?
- Was ist dein größter Wunsch? Gib ihm Raum und schreibe einen Text unter dem Motto: Ich habe einen Traum ...

Kapitel 7

Teilbiografien

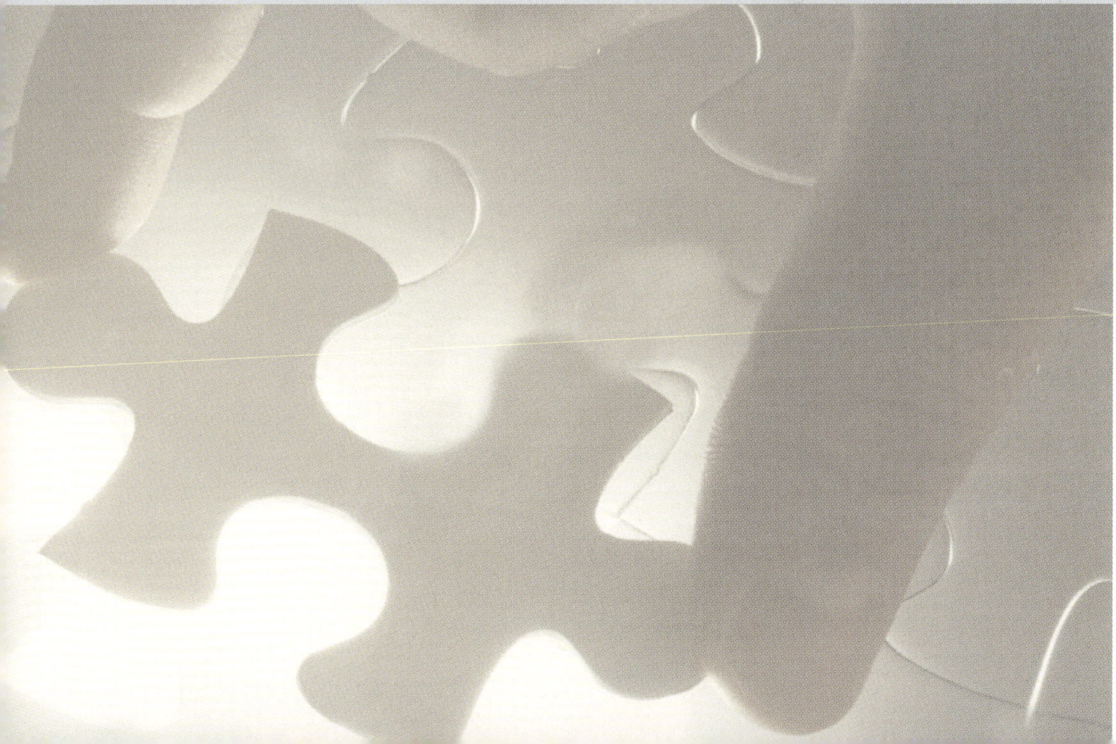

7 Teilbiografien

„Biografisch zu verstehen bedeutet, das Ganze wahrzunehmen und es gleichzeitig in seine Teile aufzulösen.“ [30]

Unser Leben können wir in sogenannte Teilbiografien aufschlüsseln.

Auch unser Körper besteht aus einzelnen Teilen, Gliedmaßen, inneren Organen, Gehirn, Haut, Knochen, Muskeln, Sehnen, Zellen und Flüssigkeiten. Wir können alles einzeln betrachten, untersuchen und versuchen zu verstehen, aber nur in seinem Zusammenspiel, seinem Aufeinanderreagieren, Voneinander-abhängigsein und seinem ständigen Wandel können wir seine Wahrheit sehen. Das Ganze besteht aus Teilen und ist doch ein Ganzes, alles ist wechselseitig miteinander verbunden, nichts steht für sich allein. Wenn wir uns auf ganz verschiedene Bereiche des Lebens konzentrieren, bekommen wir von allen Bereichen eine andere Sichtweise auf dieselbe Person und können sie in ihrem Ganzsein erkennen.

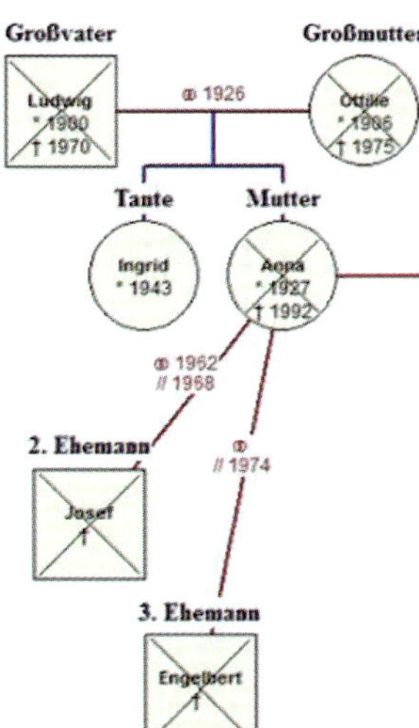

7.1 Sozialbiografie

Sie beinhaltet die Geschichten unserer sozialen Beziehungen und Lebensverhältnisse. Das Familiensystem, die Geschichten der Vorfahren, auch wenn zu ihren Geschichten manchmal nicht viel Wissen im Umlauf ist.
Um sich über die familiären Verhältnisse einen Überblick zu verschaffen – das beinhaltet neben der Herkunftsfamilie auch all die anderen Menschen, die im Leben wichtig sind oder waren wie z. B. Partner, Kinder, Enkelkinder, Freunde, Kollegen oder Nachbarn – ist es hilfreich, ein Genogramm anzufertigen.
Ein Genogramm ist eine piktografische Darstellung, mit der sich auch komplexe Familienbeziehungen übersichtlich abbilden lassen.

30 Ruhe, Hans Georg: Praxishandbuch Biografiearbeit. Weinheim 2014, S. 35

Zu den Beziehungsdaten gehören:

- Name, Daten von Geburt/Tod
- Beruf
- Kennlerndaten, Heirat, Trennung bzw. Scheidung, unverheiratet, verlobt
- Eigene Kinder oder Pflegekinder/Adoptivkinder/Stiefkinder

Außerdem können noch eingetragen werden:

- Besonders enge Beziehungen bzw. Hauptbezugsperson
- Eigenschaften von Personen
- Tabus in der Familie
- Krankheiten der Personen

Ein Genogramm ist ein guter Einstieg in die Biografiearbeit, da erst einmal nur ein paar Daten abgefragt werden. Im Erzählen können dabei aber auch schon wichtige Beziehungen, die evtl. problematisch oder aber auch als Ressourcen genutzt werden können, sichtbar werden.

Beziehungsarten können mit verschiedenen Farben dargestellt werden. So können wir uns nicht nur über unsere derzeitige Familie/Lebensgemeinschaft, sondern auch über unsere Herkunftsfamilie und unsere Ahnen einen Überblick verschaffen.

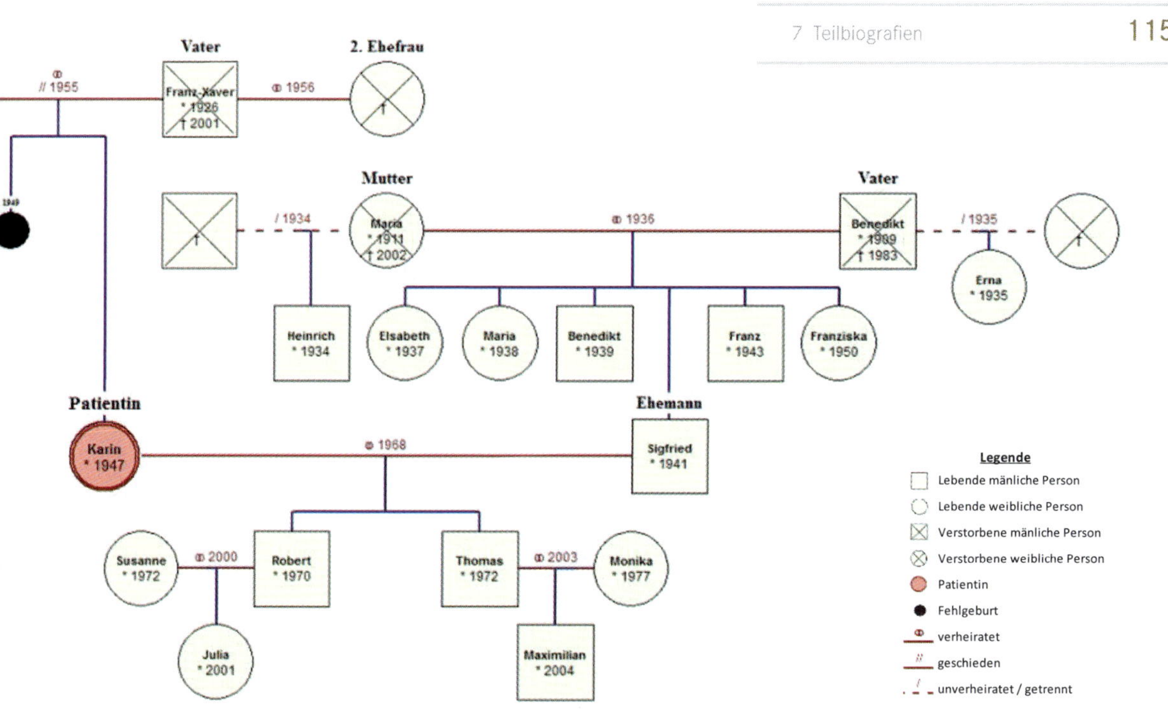

Anregungen zur Selbstreflexion:

- Wie haben sich deine Eltern kennengelernt?
- Gab es in deiner Familie tragische oder dramatische Familienereignisse?
- Welche Tabus gibt es in deiner Familie?
- Wer sind neben deiner Familie noch wichtige Bezugspersonen für dich?
- Gab es unausgesprochene Regeln in deiner Familie, welche waren das?
- Wie viele Geschwister hast du, hast du dich über ihre Ankunft gefreut, oder haben sie sich gefreut, dass du geboren wurdest?
- Welche Vor- und Namen hatten deine Eltern und Großeltern?
- Wer gab dir deinen Namen und warum bekamst du diesen Namen?
- Gab es Spitznamen in deiner Familie, welche waren das?
- Wie würdest du die Ehe deiner Eltern beschreiben, was fällt dir spontan dazu ein?
- Was hast du an deiner Mutter/deinem Vater bewundert oder kritisiert?
- Gibt es in deiner Verwandtschaft jemanden, der ungewöhnlich oder exzentrisch war, was wurde über ihn erzählt, was hast du mit ihm erlebt?
- Welcher Mensch hat dich stark geprägt?
- Hast du schon einmal den Tod eines nahen Verwandten erlebt, wie ging es dir damit, wie hat sich deine Familie verhalten?
- Gab es in deiner Familie Haustiere, was hast du mit ihnen erlebt?
- Hast du eine Familie gegründet? Welche Rollen hast du eingenommen?
- Wie sind deine Beziehungen zum Partner/Kind/er?
- Hast du einmal geglaubt du würdest nie heiraten? Warum?
- Waren deine Eltern streng, überkritisch oder eher antiautoritär?

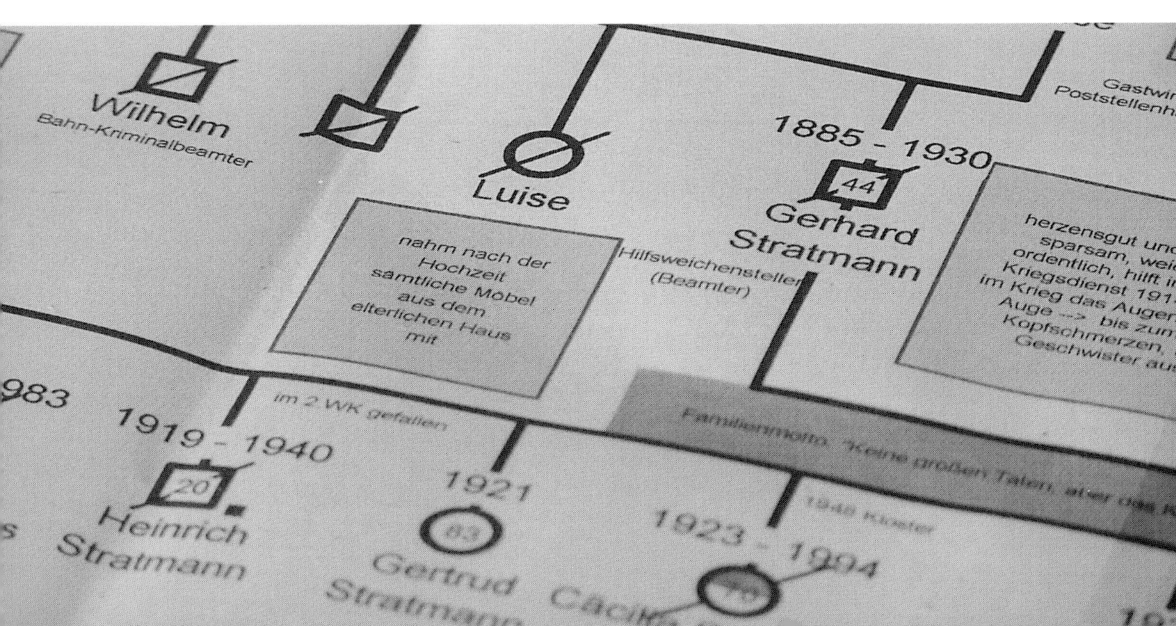

7.2 Kultur-Biografie

Jede Gesellschaft trägt einen Schatz an Erinnerungen in sich. Aus diesen Erinnerungen besteht unser gesellschaftliches Gedächtnis, zu dem jeder Mensch mit seinen persönlichen Erfahrungen beiträgt. Kultur beschreibt unsere Lebensweise und unser Leben. Die Erfahrungen, die wir im Laufe unseres Lebens machen, sind eng mit der Zeit verknüpft, in der wir leben. Jede „Zeitgeschichte" hat ihre Besonderheiten, sie prägt und formt unsere Identität und prägt unser Weltbild. Deutschland hat eine sehr bewegte Geschichte. Krieg, Diktatur und die Teilung des Landes in zwei eigenständige Staaten hat Einfluss auf unsere Lebenskultur. Das was wir wahrnehmen, denken und wie wir handeln, wird von der Gesellschaft, in der wir aufwachsen, beeinflusst. Sinnlich wahrnehmbar für uns ist die Kunst: Theater, Musik, Literatur, Spiele, Festivitäten.

Aber auch unser Alltag, wie wir wohnen, uns kleiden, essen und trinken, unsere Sprache, und unsere Begrüßungsrituale sind von uns bewusst wahrnehmbar. Aber Kultur umfasst auch nicht sofort erkennbare Anteile wie zum Beispiel unsere Kommunikationsstile, Überzeugungen, Verhaltensweisen, Einstellung zu Arbeit und Freizeit, unser künstlerischer oder politischer Selbstausdruck, Werte, Wissenschaften und Religionen.

Wir sehen unsere Mitmenschen und uns selbst durch die Brille unserer kulturellen Prägungen. Unsere kulturell erworbenen Richtlinien und Verhaltensregeln, die für uns ein normales Verhalten beschreiben, können in einem anderen Kulturkreis möglicherweise auf Unverständnis stoßen. Missverständnisse entstehen dann, wenn wir uns nicht bewusst darüber sind, dass jedes unserer Worte und Gesten von Menschen aus einem anderen Kulturkreis völlig anders interpretiert werden können.

In einer persönlichen Biografie erzählt man über sich und die Welt. So können auch historische und gesellschaftliche Ereignisse, die das eigene Leben geprägt haben, mit abgebildet werden und somit für die kommenden Generationen festgehalten und erlebbar gemacht werden. Wenn wir unsere Geschichte mit allen teilen, wird sie zu einem Teil der Geschichte unsere Gesellschaft.

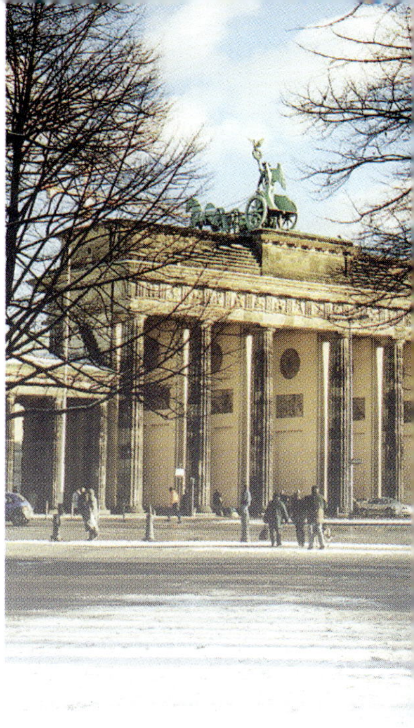

Erinnerungen zu bewahren heißt auch, unsere Kultur, die Geschichte unserer Gesellschaft im Gedächtnis zu bewahren.

Als Teenager war ich im Geschichtsunterricht empört über das Verhalten von uns Deutschen im Nationalsozialismus. Wieso hat die Bevölkerung das zugelassen? Wie konnten sie nur aktiv und voller Überzeugung an dem größten Menschheitsverbrechen teilnehmen?

Im Gespräch mit meiner Mutter, die 1927 geboren ist, verlor sich meine Empörung. Sie erzählte mir, dass ihre älteren Geschwister, als sie ein kleines Mädchen war, in „der Fremde" arbeiten mussten, da es keine Arbeit gab und die Not in ihrer Familie, aber auch in den Familien der Nachbarn, sehr groß war. Es war die Zeit der Weltwirtschaftskrise. Als Hitler dann an die Macht kam wurde es besser, es gab wieder Arbeit und Hoffnung auf ein besseres, leichteres Leben. Später, als sie mit den anderen Mädchen aus dem Dorf im BDM gesungen und musiziert hat, war das die einzige Abwechslung und Freude in ihrem Alltag. Es gab keine Discos und keinen Fernseher. Im Radio und in der Zeitung wurden nur zensierte Nachrichten verbreitet. Sie hatte Angst um ihren Vater und um ihre Brüder, die eingezogen waren und von denen man wochen- und monatelang nichts erfahren hatte. Und die anderen, das waren die Feinde. Ihr Vater und ihre Brüder haben das Vaterland verteidigt, das war ihre Pflicht. Als junges Mädchen bestand für sie absolut kein Zweifel daran, dass es richtig war, so wie es war. Es war üblich zu gehorchen, egal ob den Eltern oder der Obrigkeit. *„So wurde ich erzogen"*, sagte sie, *„zu absolutem Gehorsam. Ich habe nie etwas in Frage gestellt, und alle andern taten das auch nicht. Das war unvorstellbar."*
Die Erzählungen meiner Mutter führten dazu, dass ich verstehen konnte, wieso die Bevölkerung die Verbrechen und Ungerechtigkeit, die den Menschen im dritten Reich widerfahren sind, zulassen konnte. Sie waren zu blindem Gehorsam erzogen und es war die Zeit der Weltwirtschaftskrise. Im Nationalsozialismus wurde ihre wirtschaftliche Lage besser. Es ist die Aufgabe unserer Generation dafür zu sorgen, dass wir unsere Kinder nicht in dem Glauben erziehen, dass Gehorsam stark macht. Es reicht nicht aus, dass niemand und nichts vergessen wird, wir müssen auch Verständnis dafür aufbringen, warum es passieren konnte, und Mitgefühl mit allen Menschen haben, die daran beteiligt waren. Ich glaube, dass es in einem Krieg nur Opfer gibt, die „Täter" werden Opfer ihrer Taten.

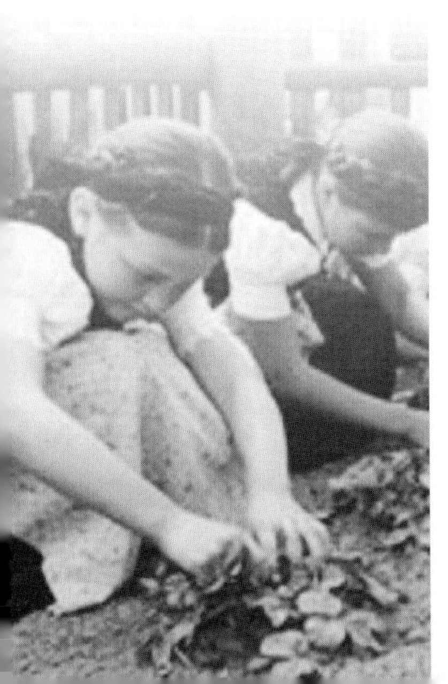

Heute pflegen und begleiten wir oft Menschen am Lebensende, die noch selbst den Zweiten Weltkrieg miterlebt bzw. ihren Schrecken an der Front überlebt haben. In der Begleitung ist es wichtig, dass auch wir, die Begleiter, über Geschichtskenntnisse verfügen, damit wir ihre Lebenswirklichkeit nachempfinden können.

„Jesus aber sprach: Vater, vergib ihnen; denn sie wissen nicht was sie tun.“ [31]
(Lukas 23:34)

Fallbeispiel Herr M.

Ich kann mich noch gut an einen 89-jährigen Patienten erinnern, der mit einem schweren Krebsleiden und einer Altersdemenz zu uns auf die Palliativstation kam. Bei Pflegehandlungen wurde Herr M. abweisend und hat uns Pflegekräfte auf Russisch beschimpft. Wir gingen davon aus, dass er im Rahmen seiner Demenz in einer Regression war. Wir nahmen an, dass Russisch die Sprache ist, die er als Kind gelernt hat und die jetzt präsenter war als die deutsche Sprache, die er vermutlich erst später erlernt hatte. Um ihm die nötigen Pflegehandlungen zu erklären und seine offensichtlichen Ängste zu lindern, baten wir seine Tochter, bei der Pflege dabei zu sein und zu übersetzen. Diese reagierte völlig überrascht, da weder ihr Vater noch sonst jemand aus ihrer Familie als Spätaussiedler nach Deutschland kam und Russisch spricht.

Auch ihr Vater hätte noch nie Russisch gesprochen, er sei durch und durch ein Allgäuer. Erst im Verlauf des Gesprächs erinnerte sie sich daran, dass er als junger Mann in russischer Gefangenschaft war. Sie erklärte uns, dass ihr Vater nie über seine Gefangenschaft gesprochen hat und dass diese Zeit nie ein Thema war, über das er sprechen wollte. Mit keinem in der Familie, auch nicht mit seiner Frau. Die einzige Erklärung für seine russischen Sprachkenntnisse war die, dass er in der Zeit der Gefangenschaft Russisch gelernt haben muss.

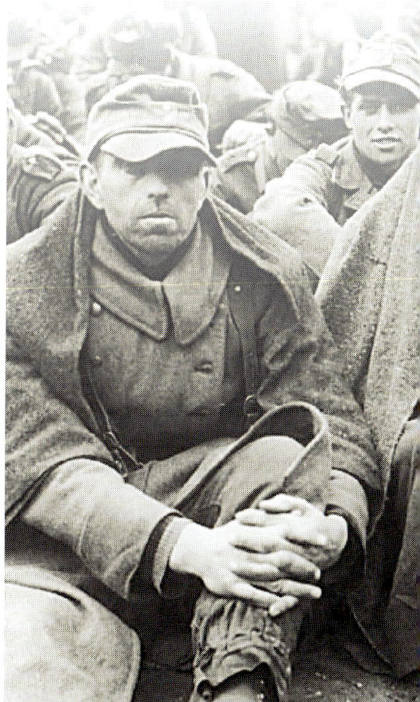

31 Die Bibel nach Martin Luther, Das Neue Testament, Deutsche Bibelgesellschaft, Stuttgart, 1999, S.104

Bedeutung für die Begleitung und Pflege:

- *Herrn M. da abholen, wo er gerade ist, und ihn mit seinen Gefühlen der Angst und des Ausgeliefertseins ernstnehmen.*
  - *Bei der Pflege haben wir ihm versichert, dass er jetzt in Sicherheit ist, dass ihm die Flucht aus der Gefangenschaft gelungen ist.*
  - *Dass er getrost wieder Deutsch sprechen kann, da wir kein Russisch verstehen.*
  - *Zusätzlich haben wir deutsche Volkslieder auf dem CD-Spieler abgespielt und ihm für alles sehr viel Zeit gelassen.*

Es wurde leichter, aber viele Ängste blieben. Für ihn wäre zu einem früheren Zeitpunkt Biografiearbeit sicher sehr hilfreich gewesen. Ob es ihm möglich gewesen wäre, von seiner Gefangenschaft, die offensichtlich traumatisch war, zu erzählen, wissen wir nicht.

- *Wie viele Sprachen hast du in deinem Leben gelernt?*
  Mit dieser Frage zum Beispiel hätte ihm aber eine Tür geöffnet werden können, zumindest für die Geschichte, wie er Russisch lernte. Und wer weiß, vielleicht hätte diese Erinnerung noch andere Türen geöffnet, um ihm bei der Verarbeitung seiner Kriegsgefangenschaft zu helfen. So haben ihn an seinem Lebensende verdrängte Erinnerungen eingeholt, die auch für seine Familie schwer zu verarbeiten waren, da so viel im Dunkeln blieb.
  Im Team haben wir diskutiert, inwieweit wir seiner Realität, in Kriegsgefangenschaft zu sein, gerecht werden, wenn wir ihm versichern, dass er die Flucht daraus geschafft hat, da seine Realität ja offensichtlich eine andere war. In der Pflege sind wir auf seine Ängste eingegangen, die Idee mit der Flucht war hilfreich, da wir ihn immer wieder erreichen konnten. Er beruhigte sich und konnte zeitweise richtig entspannen.

Anregungen zur Selbstreflextion:

- Welche Haarfarben und Frisuren hattest du in deinem Leben?
- Welchen Politiker hast du mit Überzeugung gewählt?
- An welche wichtigen Weltereignisse, z. B. Berliner Mauerfall, Naturkatastrophen oder Todesfälle berühmter Menschen, kannst du dich erinnern? Schreibe darüber, wie du persönlich dieses Ereignis erlebt hast und welchen Einfluss sie auf dein Leben hatten.
- Welche Ereignisse in der Welt haben dich in letzter Zeit besonders beschäftigt?
- Was würdest du verändern, wenn du für einen Tag die Welt regieren könntest?
- In welchen Häusern oder Wohnungen hast du bisher gelebt? Wie war der Blick aus den Fenstern? Wo war deine glücklichste Zeit?
- Gibt oder gab es ungewöhnliche Möbelstücke in deiner Wohnung oder in der Wohnung deiner Eltern/Großeltern?

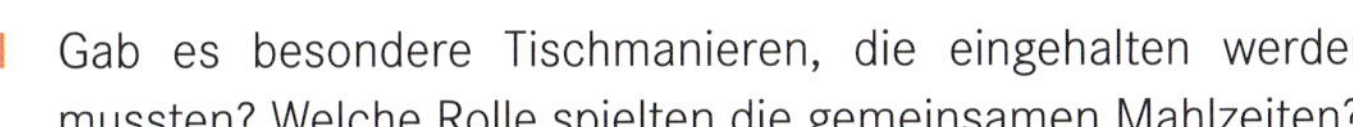

- Gab es besondere Tischmanieren, die eingehalten werden mussten? Welche Rolle spielten die gemeinsamen Mahlzeiten?
- Welche Speisen kamen auf den Tisch, welche davon sind auch noch heute deine Lieblingsspeisen?
- Wie wurden Feiertage wie Weihnachten, Ostern und Geburtstage gefeiert? Ist dir eine Feier besonders im Gedächtnis geblieben?
- Was ist deine schönste Urlaubserinnerung?
- Was ist dein Lieblingsfilm, Buch oder Theaterstück? Welche Bedeutung hatte es in deinem Leben? Beschreibe es für einen Leser, der es nicht kennt. Beschreibe ihm dabei die Wirkung, die es auf dich hatte.
- Wenn du ein Schauspieler sein könntest, welcher wärst du gern und warum?
- Hast du dich als Kind bereits für Sport, Musik, Lesen oder Kunst interessiert?
- Hast du davon geträumt, ein Künstler zu werden?
- Welche Musik hat dich begeistert oder begeistert dich womöglich immer noch?
- Welche Mode gab es in deiner Jugend?
- War Mode bzw. modisch zu sein wichtig für dich, ist sie es immer noch?
- Die Autos deines Lebens, auch deiner Eltern, was hast du in ihnen erlebt?
- Was sind die Werte deiner Generation?
- Stell dir eine Welt vor, in der es keine Rollenklischees gibt, in der Frau und Mann wirklich gleichgestellt sind. Wie wäre es dort zu leben?

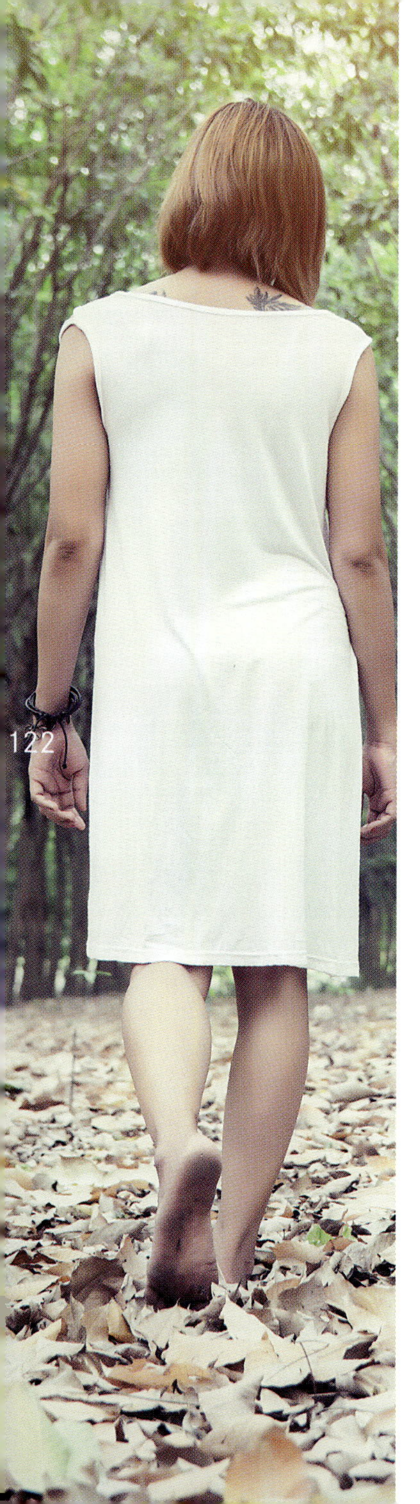

7.3 Natur-Biografie

Naturbiografie meint zum einen unsere menschliche Natur, unseren Körper. Kein Mensch kann ohne einen Körper existieren. Wir drücken uns durch unseren Körper aus und treten durch ihn mit unserer Umwelt in Beziehung. Unser Körper drückt aus, was wir sind und welches Verhältnis wir zur Welt haben. Je lebendiger unser Körper ist, desto mehr sind wir auf der Welt. Wir neigen automatisch dazu, uns aus der Welt zurückzuziehen, wenn wir erschöpft sind.
Müdigkeit drückt sich unmittelbar über unseren Körper aus. Unsere Schultern sinken herab, unser Gesicht fällt ein, unsere Augen blicken stumpf und wir bewegen uns langsamer und schwerfälliger. Mit unserem Körper nehmen wir unsere Umwelt wahr, dabei sind es nicht allein mechanische Körperfunktionen, die unser Leben ausmachen. Unsere Augen sind nicht nur eine Kamera, wir nehmen mit ihnen wahr und können mit dem Ausdruck unserer Augen reagieren. Unser Herz ist nicht allein eine Pumpe, es fühlt gleichzeitig. Wahrnehmung ist eine Funktion des Geistes und dieser wiederum ist Teil des Körpers. Unser Körper und Geist sind eins. Informationen werden erst dann zu Wissen, wenn wir sie erfahren, erleben und empfinden.
Unsere Emotionen lassen sich am Ausdruck unseres Körpers ablesen. Zorn erzeugt Spannung, die sich besonders im oberen Bereich des Körpers, an unseren zusammengebissenen Zähnen, den geballten Fäusten und den angespannten Hals und Nackenmuskeln zeigt. Empfinden wir Zuneigung und Liebe, wird unser Ausdruck weicher, unsere Haut und Augen werden von Wärme durchflutet. Bei Trauer oder Kummer machen wir den Eindruck als würden wir gleich in uns zusammenfallen. Unsere Lebenseinstellung spiegelt sich auch in unserer Haltung, in unserem Gang und in unseren Gesten und Bewegungen. Wir drücken uns über unseren Körper aus, er spricht seine eigene Sprache. Es gibt auch einige Redewendungen, die eine Verbindung zwischen Körper und Seele ausdrücken:
„Kopf hoch“, „das geht mir an die Nieren“, „etwas lastet auf den Schultern“, „der Schreck sitzt in den Gliedern“, „auf eigenen Füßen stehen“, „halsstarrig sein“, „mit beiden Beinen auf der Erde stehen“, „etwas geht in Fleisch und Blut über“, „sein Herz verschenken“, „mir rutscht das Herz in die Hose“, „du hast mir das Herz gebro-

chen“, „es verschlägt mir die Sprache“, „er hat sein Gesicht verloren“, „den Dingen ins Gesicht sehen“, „den Mund zu voll nehmen“, „sich in eine Sache verbeißen“, „sich an etwas herantasten“.
Wenn wir uns mit der Natur-Biografie beschäftigen, beschäftigen wir uns nicht nur mit der Entfremdung des Menschen von der Natur und von seinen Mitmenschen, sondern auch mit der Entfremdung von unserem eigenen Körper. Wir erleben, erfahren unser Leben und unser Sein in der Welt nur durch unseren Körper. Sämtliche Abwehrhaltungen unserer Persönlichkeit zeigen sich in den Spannungsmustern unseres Körpers. Wir sind sowohl denkender Geist als auch fühlender Körper. All unsere Emotionen brauchen nicht nur unser Verstehen, vieles haben wir auf der intellektuellen Ebene schon verstanden, und oft wurde uns schon geraten, dass wir positiv darüber denken sollen, dass wir einfach unser Denken verändern müssen, damit es uns bessergeht. Das hat zum Teil auch seine Berechtigung, aber zum Loslassen unserer Emotionen braucht es auch einen körperlichen Ausdruck, ein Stöhnen, Schreien, Stampfen, auf ein Kissen schlagen, um uns nicht selber oder andere zu verletzen, ein Weinen, Klagen und Schluchzen. Ein Dampfkochtopf kann ohne ein Ventil auch keinen Druck abbauen, und so ist das auch mit unseren Emotionen, sie brauchen ein Ventil auf der körperlichen Ebene. Manchmal reicht es schon, wenn wir einfach nur den Mund aufmachen und laut und deutlich ausatmen, manchmal braucht es etwas mehr, mit etwas Übung wissen wir bald am besten, was uns hilft, Dampf abzulassen.
Im Krankheitsfall erleben wir nun sehr viele körperliche Störungen und leiden unter dem Verfall unseres Körpers. Menschen mit lebensbedrohlichen Erkrankungen müssen zusehen, wie sich ihr Körper zusehends verändert, und alle Veränderungen lösen Ängste in ihnen aus und sie fragen sich, welche körperlichen Katastrophen als nächstes über sie hereinbrechen.
Schmerzen, Atemnot, Erbrechen, körperliche Schwäche, Lähmungen und oft auch offene, exulzerierende Wunden, die zudem noch übel riechen, stoßen ab, zermürben und machen ihre Situation oft unerträglich.
Sie lehnen ihren eigenen Körper ab und können ihm auf der anderen Seite nicht entkommen. Er beansprucht ihre volle Aufmerksamkeit, all ihre Interessen und Kontakte zu anderen Menschen stehen hinten an. Dabei werden sie gleichzeitig immer abhängiger von der Hilfe anderer.
Sie fragen nach dem Warum und Weshalb und danach, was sie falsch gemacht oder anders hätten machen sollen. Sie sagen „Ich habe immer gesund gelebt, womit habe ich das verdient?“
Als Begleiter müssen wir akzeptieren, dass es auf diese Fragen keine annehmbare Antwort gibt. Wir sollten gar nicht erst versuchen eine Antwort darauf zu finden, denn es gibt keine, und das wissen sie ganz genau.

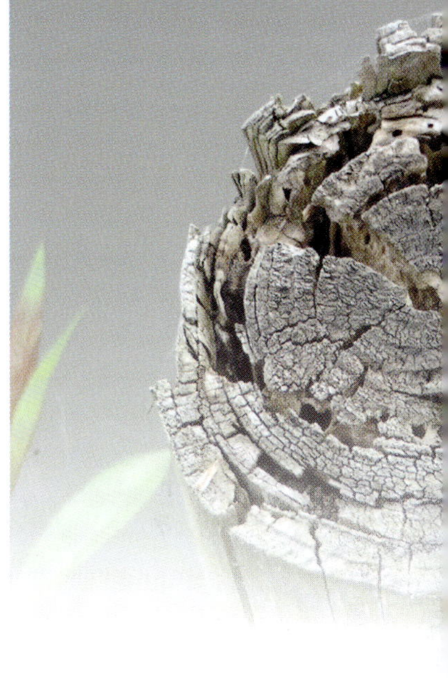

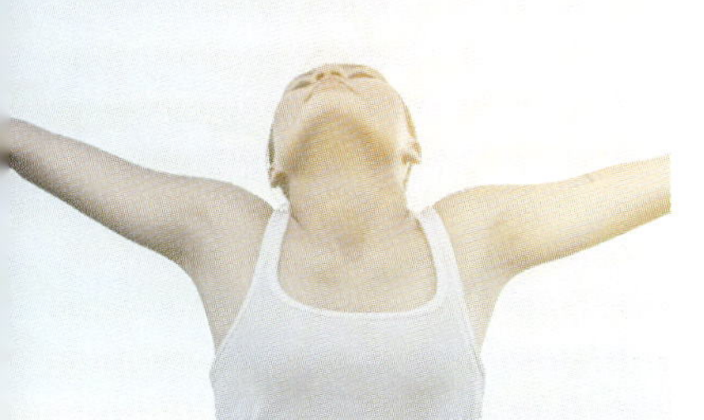

Ein anderer Aspekt unserer Naturbiografie meint unsere Geschichte mit und in der Natur.

Anregungen zur Selbstreflextion:

- Hast du als Kind deine Eltern nackt gesehen?
- Welche Einstellung hast du deinem Körper gegenüber?
- Welche körperlichen Beschwerden belasten dich im Moment besonders?
- Siehst du in deinem Körper eher einen Freund oder einen Feind?
- Von wem und wie wurdest du aufgeklärt?
- Wurde in deiner Familie über Sexualität gesprochen?
- Welche Rolle spielt Sexualität in deinem Leben?
- Wie war dein sexuelles Erwachen? Homosexualität? Heterosexualität?
- Was verstehst du unter einer intimen Beziehung auf der körperlichen, geistigen und seelischen Ebene?
- Hast du eine intime Beziehung zu dir selbst?

Ihre Fragen sind oft nur Ausdruck ihrer Verzweiflung, in der sie von uns gehört und ernst genommen werden wollen. Sie wollen die vielen Verluste in ihrem Leben betrauern und beklagen, wollen einfach nur traurig sein. Sie sind dankbar, wenn wir sie dabei nicht alleine lassen und sie ohne viele Worte begleiten.

Unser Körper braucht die Natur zum Überleben. Unsere Nahrung, unsere Kleidung, unsere Häuser sind größtenteils natürlichen Ursprungs. Es macht einen Unterschied wo wir wohnen, ob wir am Meer, im Gebirge, in einer Wald- oder Heidelandschaft oder in einer Großstadt aufgewachsen sind. All das prägt uns. In der Antike wurde die Vier-Elemente-Lehre[32] begründet. Feuer, Wasser, Erde und Luft sind demnach die Urstoffe des materialisierten Lebens.
Im übertragenen Sinne steht die Erde für alles Materielle, dazu gehört die uns umgebende Welt und unser Körper.
Wasser steht für Emotionen und Empfindungen, aber auch für das Dahinfließen von Zeit. Weiterhin lässt Wasser Pflanzen wachsen und ermöglicht Leben und Entwicklung.
Luft lässt sich nicht greifen und steht für Gedanken, Ideen und Prinzipien. Das griechische Wort „pneuma" bedeutet Luft und Atem. Auf unseren Körper übertragen wäre Fleisch die Erde, Blut das Wasser und Luft der Atem. Laut der biblischen Schöpfungsgeschichte hat Gott aus Wasser und Lehm den Menschen geformt und ihm den Odem (Luft/Atem) eingehaucht.
Das Element Feuer steht für unseren Willen, für die Kraft, die uns antreibt. Diese Kraft können wir positiv oder auch negativ nutzen. In der Bibel kann es einerseits für das göttliche Feuer stehen, das uns den Funken der Inspiration gibt und anderseits für das Höllenfeuer, das uns vernichtet. Das Feuer zu beherrschen ist schon seit Urzeiten eine Aufgabe unseres Menschseins. Beziehungsweise das Feuer beherrschen zu können zeichnet uns als Mensch gegenüber dem Tier aus.

32 http://www.lightways.de/resources/9330349-Elias-Erdmann-Die-VierElementeLehre-und-ihre-Bedeutung-fur-das-Christentum.pdf

- Sind Alkohol, Rauchen oder andere Abhängigkeiten wie Tabletten oder Drogen für dich je ein Problem gewesen? Wie kommst du damit zurecht?
- Hast du schon einmal über Selbstmord nachgedacht, wenn ja, wann war das und warum?
- Welches sind deine Lieblingsgerichte und Getränke, worauf achtest du bei deiner Ernährung?
- Machst du dir Sorgen um deine Gesundheit?
- Wenn du krank bist: Stell dir vor,deine Krankheit ist eine Person, der du einen Brief schreiben könntest, was würdest du ihr schreiben?
- Welchen Sinn könnte deine Krankheit für dich haben, welche Botschaft könnte dahinterstecken?
- Male die Umrisse deiner Hand auf ein Stück Papier und beschreibe, was du mit deiner Hand schon alles gemacht hast.
- Stell dir vor, dein Körper schreibt dir einen Brief, wie fand er das Leben mit dir?
- Gibt es einen Ort/eine Landschaft, der/die starke Emotionen in dir auslöst?
- Wie ginge es dir, wenn du heute dahin zurückkehren würdest?
- Welche Hausmittel bei Krankheiten kennst du? Welche wendest du selber an?
- Erinnerst du dich an einen Traum? Welches war dein schönster Traum oder dein schlimmster Albtraum?
- Schreib einen kurzen Text, der mit den Worten anfängt: In mir ist/gibt ...

Beispiel zur Ausführung der Übung:

In mir gibt es eine blühende Wiese – Gänseblümchen, klein, zart und fein
Margeriten, hoch aufgerichtet, alles überblickend – Akelei, verspielt und schön
flammend roter Mohn, wild und leidenschaftlich – leuchtend gelber Löwenzahn,
stark und unverwüstlich – blaue Kornblumen, heilend und klar – lila Wiesenschaumkraut,
lässt mich Elfen und andere Welten sehen – vielfältige Gräser, robust und widerstandsfähig
auch Brennnessel – scharf und schneidend – die sagen rühr mich nicht an
alles in allem – wunderschön und vollkommen – damit ich weiterwachsen kann
lass meinen Boden, lass mich – locker, weich, empfangend und ganz offen sein
trampelt nicht so sehr auf mir herum – doch wer trampelt? – bin ich es nicht selbst?
oh doch in bin's – verschämt senke ich den Blick – da trittst du an mich heran
hebst mein Kinn – und wir blicken uns an – ich versinke in dir, in deiner grenzenlosen Liebe
zum ersten Mal – sehe ich mich – in meinem ganzen Sein – in mir blühende Wiese
und gleichzeitig ich in ihr – sehe all die Felder, Wälder, die Berge, Täler, Flüsse und Seen
auch das riesige Meer – sehe alles um mich herum – scheinbar getrennt von mir
und doch in mir – und ich in allem – auch du mein Freund bist ich – und ich bin du
alles ist eins – ist ewige Wahrheit – in mir, in dir und um uns herum
nichts als die Wahrheit – so wahr wie Gott selbst

(Claudia Nuber, Mai 2016)

7.4 Lern- und Bildungsbiografie

„Der Kluge lernt nach dem ersten Fehler, der Dumme nach dem x-ten Fehler, der Weise lernt nie aus.“ Aus China

Wir Menschen sind Lernende, wir lernen aus unseren Erfahrungen, von unseren Vorbildern, und vieles lernen wir nebenbei, indem wir Fragen stellen, es selbst ausprobieren und uns für etwas begeistern und interessieren. Das meiste im Leben lernen wir womöglich aus unseren Fehlern, das ist uns Menschen schon seit langem bewusst. In einem alten Sprichwort heißt es: „Aus Fehlern wird man klug.“

„Wer aufhört, Fehler zu machen, lernt nichts mehr dazu.“ Theodor Fontane

Wir lernen aus Versuch und Irrtum, Fehler zu machen ist etwas ganz Natürliches. Sie sind ein wesentlicher Bestandteil jedes Lernprozesses und zeigen uns wo wir stehen. Wenn wir keine Fehler machen wollen, lernen wir nur wenig dazu, denn aus Angst vor Fehlern probieren wir nichts mehr aus. Unser Leben wird langweilig, Perfektionismus lähmt uns. Als Kind taten wir unsere ersten wackeligen Schritte, plumpsten dabei ganz oft auf unseren Hintern, standen immer wieder auf und probierten es mit einer Begeisterung so lange weiter, bis wir die Kunst des Gehens meisterten. Wenn wir den Mut haben, Unbekanntes zu wagen und beim Ausprobieren Fehler zu machen, denken wir anschließend darüber nach, ordnen wir um, analysieren und planen neue Strategien. Wir lernen es besser zu machen. Wenn wir uns selbst nicht so wichtig nehmen, wird es viel leichter, mit ein paar Fehlern zu leben. Dann können wir darüber lachen und haben Spaß am Lernen. Fehler zu machen heißt Risiken einzugehen und seine Fähigkeiten zu testen.

Auf unserem Weg durch viele Institutionen (Schule, Hochschule, Fahrschule, Tanzschule, Berufsschule) wurde uns allerdings der Spaß am Lernen verdorben.

Fehler wurden mit Rotstift markiert und mit schlechten Noten bestraft, die dann auch in unseren Zeugnissen standen. Manchmal bekamen unsere Eltern auch blaue Briefe, und wir schämten uns für unser Versagen.

Wir lernten Angst zu haben, Angst davor, Fehler zu machen, nicht genug zu wissen und für unser Nichtwissen bestraft zu werden.

Wir lernten, dass es in der Schule nicht wirklich ums Lernen ging, sondern darum, Fehler zu vermeiden. Auch später noch, in der Ausbildung oder im Beruf, versuchten wir vor allem gut dazustehen. Dabei geht es beim Lernen nicht wirklich darum, sich Wis-

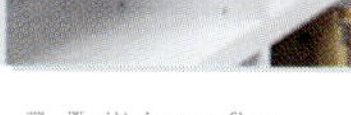

sen anzueignen, sondern darum, wie wir uns Wissen aneignen können, wie wir den Reichtum unserer eigenen Fähigkeiten entdecken können. Wir lernen mit all unseren Sinnen, mit unserem ganzen Körper: sehen, hören, bewegen, tasten und fühlen. Wenn wir all das Wissen, das wir abspeichern wollen, mit einer auditiven, einer visuellen und einer kinästhetischen Information verknüpfen, fällt es uns leichter, uns später daran zu erinnern.

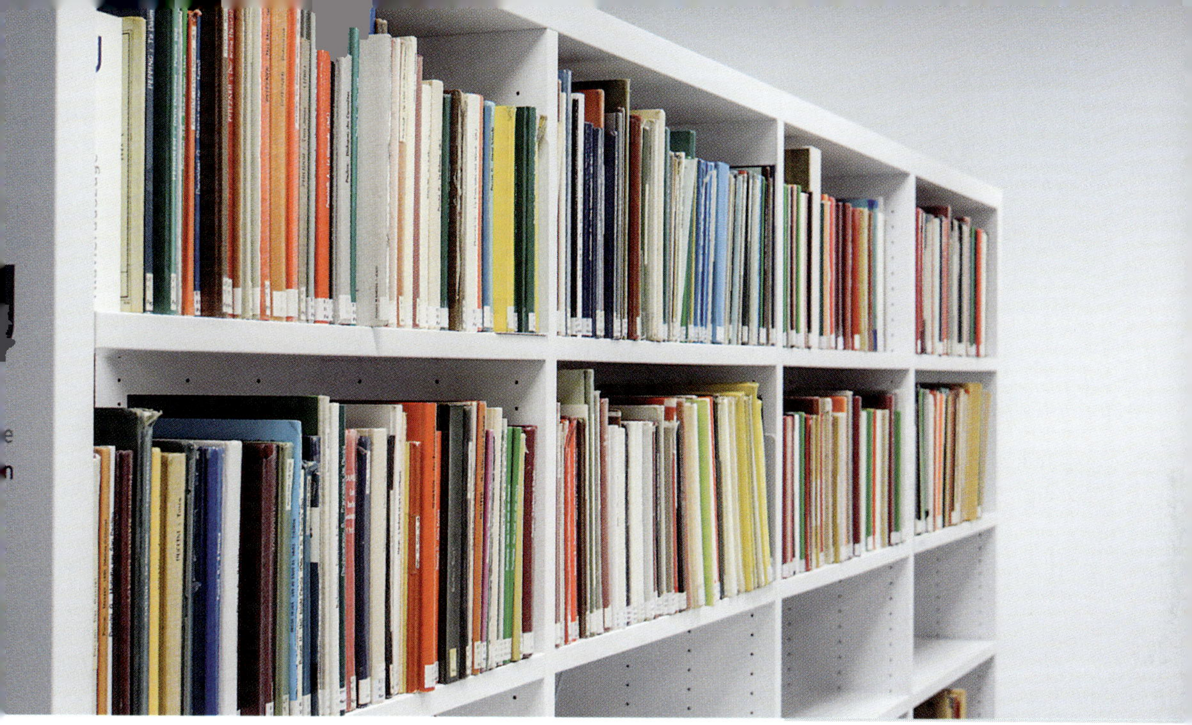

Wissen sollte also durch Lesen und Zeigen, durch Tun und Erklären weitergegeben werden. Es ist hilfreich, wenn wir herausfinden wie unser Geist funktioniert, ob wir zuerst auf visuelle Reize, also auf das was wir sehen, reagieren, oder ob wir uns mehr für das interessieren, was wir hören, oder dafür, was die anderen tun. Dabei benutzen wir meist all unsere Sinne, wichtig zum Erinnern ist allerdings, in welcher Reihenfolge wir es tun, denn einer dieser Wahrnehmungskanäle funktioniert bei uns meist besser als die anderen.

Mit Hilfe von Biografiearbeit können wir uns dem Schmerz stellen, den wir in der Schule oder auch in der Arbeit erlebt haben als wir herausfanden, dass niemand wirklich an dem interessiert war, was wir dachten, fühlten oder an dem, was wir wirklich interes-

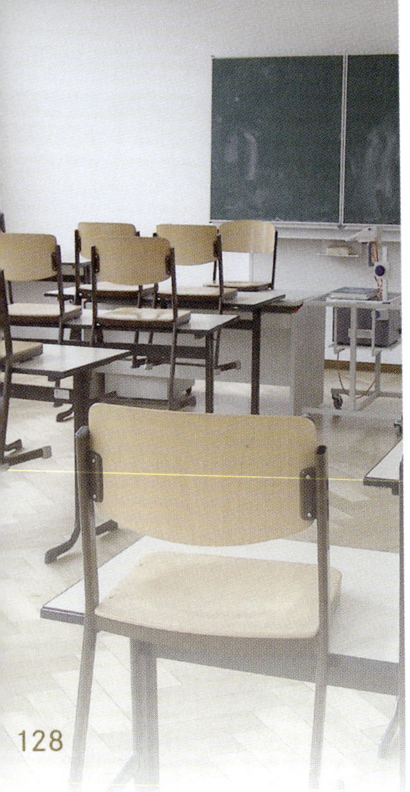

sant fanden. Der Gegensatz zwischen unserem angeborenen Drang, Neues zu lernen, und der Kontrollsucht von Institutionen, verhindert unsere Neugierde, unser Staunen, unsere Freude am Erfinden und Experimentieren. Wir eignen uns vielleicht Wissen an und gehören zu den Gewinnern, aber wir verlernen das Lernen oder betrachten uns als Verlierer, wenn wir das Schulsystem nicht erfolgreich, also mit guten Noten, durchlaufen haben und leiden unter unserem Versagen. Halten uns womöglich unser Leben lang für nicht intelligent, für nicht gut genug.

Anregungen zur Selbstreflextion:

- Hattest du einen Lieblingslehrer und/oder welchen Lehrer hast du gehasst?
- Schreibe deinen Lehrern einen Brief, in dem du ihm dafür dankst oder mit ihm abrechnest
- Hast du dir deinen Ausbildungsplatz/Studienplatz selbst wählen können, oder hast du gelernt, was deine Eltern richtig für dich fanden?
- Was war das Wichtigste, das du in deiner Schulzeit gelernt hast?
- Welche Lernsätze würdest du jüngeren Menschen mit auf den Weg geben?
- Hattest du mehr als einen Arbeitgeber? Zähle alle deine Arbeitsplätze auf was, hast du dort gelernt?
- Fällt es dir leicht darüber zu sprechen, was du gut kannst, oder fällt es dir leichter darüber zu sprechen, was du nicht so gut kannst?
- Beschreibe deine Fähigkeiten und Talente, erzähle von deinen Hobbys und Interessen.
- Welche Fähigkeiten und Lebenshaltungen hat dich dein Leben gelehrt?
- Was für eine Art von Unterricht hat dir Spaß gemacht, oder welche Art von Unterricht hättest du dir gewünscht?
- Welche Aus-/Fortbildungen hast du absolviert?
- Wie arbeitet dein Geist? Lernst du am leichtesten, wenn du etwas siehst, auch innere Bilder (lesen, zeichnen, schreiben, entwerfen), etwas hörst, auch innere Stimmen (sprechen, singen,Musik) oder etwas spürst, Gefühle oder Körperempfindungen (berühren, Erfahrungen, Handwerkliches)?

Tiefer Eintauchen:

- Schreibe aus der Sicht deiner Sinnesorgane eine Kurzbiografie in der Ich-Form
  Als ich noch einmal mit heiler Haut davonkam ...
  Als ich noch mit offenen Augen durch die Welt ging ...
  Als ich die Nase voll hatte ...
  Als ich mal ganz Ohr war ...

7.5 Spiritualität

Unsere Spiritualität hat viel mit unserer religiösen Herkunft zu tun. Ob und wie wir religiös erzogen wurden, hat einen Einfluss auf unser Leben, es bestimmt unsere Lebensläufe. Unser Glaube ist eine gesellschaftliche Kraft, der uns Menschen verbindet, uns aber auch immer wieder spaltet. Auch heute müssen wir immer wieder zusehen, wie in Glaubenskriegen viele Menschen Opfer von Terroranschlägen werden.

In unserem Kulturkreis sind wir überwiegend von der christlichen Religion geprägt, kommen aber auch in Kontakt mit den anderen großen Weltreligionen. Sie sind uns nicht fremd, in vielen ihrer Praktiken wie Meditation, Tai Chi Chuan, Qigong oder Yoga, üben wir uns selbst oder haben sie schon wenigstens einmal ausprobiert. Auch wenn wir von uns selbst glauben, eher nicht oder nicht mehr religiös oder spirituell zu sein, gibt es in unserem Leben Zeiten, in denen wir uns fragen, ob und welche Art von Gott es gibt. Gerade in Krisenzeiten erhoffen wir uns Hilfe und Beistand von einer höheren Macht und versuchen über das Gebet, eine persönliche Beziehung zu Gott aufzunehmen. Dieser Weg setzt natürlich voraus, dass wir an eine höhere Macht glauben. Die Kirche und ihre Vertreter, egal aus welcher Glaubensrichtung, Christentum, Buddhismus, Islam, Hinduismus und Judentum, sehen sich als Vermittler zu Gott. Das Gebet und die Meditation haben eine ähnliche Bedeutung, durch sie bekommen wir eine Verbindung zu Gott. Staunend können wir gerade auch noch bei älteren Menschen beobachten, wie sie in ihrem Glauben Halt und aus ihrem Glauben heraus Kraft finden, um in der Frage nach dem Sinn von Leiden, auch ihrem eigenen, auf Gottes Willen zu vertrauen.

„Mein Vater, wenn es möglich ist, so gehe dieser Kelch an mir vorüber. Doch nicht mein, sondern dein Wille geschehe“ (Bibelzitat: Mt 26:39).[33]

Häufig können wir bei ihnen aber auch eine große Angst vor dem „Jüngsten Gericht“ beobachten, welches ihre Angst vor dem Sterben noch verstärkt. Hier kann ein Gespräch mit einem Seelsorger helfen, der ihnen die Beichte abnimmt und ihnen in ihrer Angst beisteht.

Viel Angst wird aber auch von Menschen verbreitet, die ihre Religion anderen Menschen mit Gewalt aufzwingen wollen.

33 Die Bibel nach Martin Luther, Das Neue Testament, Deutsche Bibelgesellschaft, Stuttgart, 1999, S.38

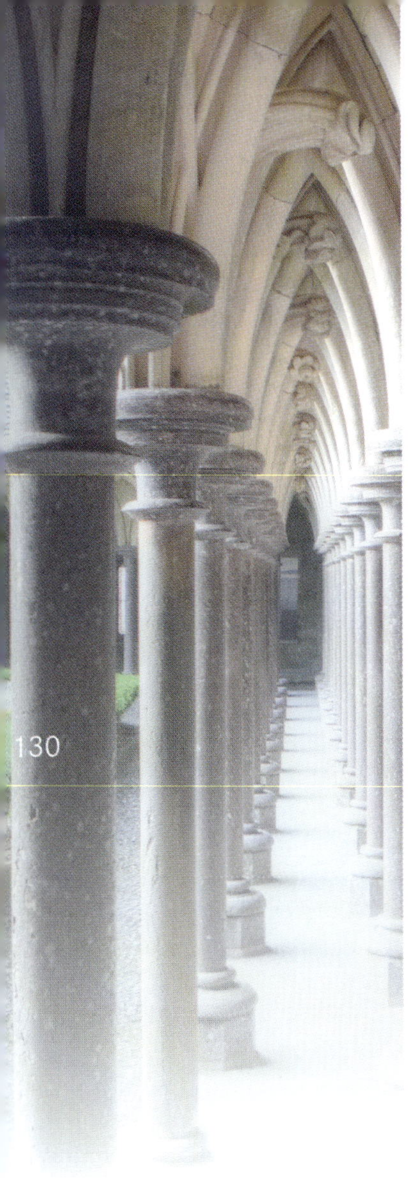

Sie dulden es nicht, dass ihr Glaube hinterfragt wird. In ihrem religiösen Fundamentalismus ermorden sie Männer, Frauen und Kinder überall auf der Welt. Etliche Leben könnten verschont werden, wenn sie nicht so fanatisch darauf aus wären, alle vom „rechten Glauben“ zu überzeugen.

In der christlichen Kirche müssen sich viele Kirchenmänner den Missbrauchsvorwürfen stellen, die in letzter Zeit vermehrt ans Tageslicht kamen. Die christliche Kirche mit ihren Vorstellungen von dem, was Sünde ist, und ihrer Sexualmoral, ist unglaubwürdig geworden. Immer mehr Menschen wenden sich ab, wollen nicht mehr auf eine bestimmte Religion oder Kirche angewiesen sein. Sie suchen sich ihren eigenen Weg. Ihr Glaube an Gott drückt sich dann nicht mehr in der Zugehörigkeit zu einer bestimmten Glaubensgemeinschaft aus, obwohl sie weiter auf die Inhalte der Glaubensgemeinschaften vertrauen. Sie glauben an Gott als etwas Größeres als du und ich es sind, als etwas, das uns lenkt, und das wir nicht erklären können. Sie suchen Gott nicht so sehr im Außen, nicht als etwas, das getrennt von uns ist, sondern mehr in unserem Inneren, und sehen Gott auch in anderen Menschen, in der Natur und in allem was ist.

Zu glauben bedeutet dann das Geistige, nicht Sichtbare anzuerkennen, seine Existenz in allem zu ehren und aus dem Glauben heraus Hoffnung fürs eigene Leben zu schöpfen, darauf, dass alles gut ist wie es ist.

Spiritualität ist für uns Menschen wichtig, in welcher Form auch immer, es macht unser Menschsein aus. Selbst Menschen, die von sich behaupten, sie seien Atheisten, machen sich Gedanken darüber, wie sie ihre eigenen Begrenzungen überwinden können, machen sich Gedanken darüber, wer sie sind und warum sie hier sind. Das sind zutiefst geistige und spirituelle Fragen.

Wichtig ist auch hier, den anderen einfach sein zu lassen, nicht davon überzeugt zu sein, dass das, an was wir glauben, richtig ist, und dass das andere falsch ist.

Auf Nächstenliebe einigen sich alle Religionen, warum also nicht den Fokus auf das richten, was uns eint. Wenn es in allen Ideologien nur noch ein Gebot gäbe, nämlich das Gebot zu lieben, kann Glaube Berge versetzen und Hoffnung in die Welt bringen.

7.6 Was für Gläubige am Lebensende wichtig ist[34]

Patienten und Angehörige sollten die Möglichkeit bekommen, ihre religiösen Wünsche und Bedürfnisse erfüllt zu bekommen. Gerade in Zeiten des Abschieds ist es wichtig, dass es ihnen gemeinsam mit ihren Angehörigen ermöglicht wird, Trost und Halt in ihren religiösen Traditionen und Ritualen zu finden. Sterbenden sollte es prinzipiell auch unabhängig von ihrem Glauben ermöglicht werden, dass sie durchgehend von ihren Angehörigen oder anderen für sie wichtigen Menschen begleitet werden, dass diese auch über Nacht da sein können und Sterbende nicht allein gelassen werden.

Christen:

Das Christentum ist die größte Weltreligion. Es gibt eine katholische und eine evangelische Konfession. Gott ist die Dreieinigkeit, die im „Schlagen" des Kreuzzeichens geehrt wird. *Im Namen des Vaters (Gottvater), des Sohnes und des Heiligen Geistes.* Heilige Stätten sind der Ölberg und die Grabeskirche (Hinrichtungsstätte Jesus) in Jerusalem. Sonntag ist Gedenk- und Ruhetag. In der Kirche oder im Dom finden die Gottesdienste statt, die vom geistlichen Beistand, dem Pfarrer, gehalten werden. Die Heilige Schrift ist das Alte und das Neue Testament. Religiöse Besonderheiten sind, dass freitags kein Fleisch gegessen wird, die Marienverehrung, Wallfahrten bei der katholischen Konfession und die Fastenzeit vor Ostern. Im Christentum wird geglaubt, dass jeder Mensch nach seinem Tod zu Gott zurückkehrt und bei ihm die ewige Heimat erhält. Engel begleiten und beschützen den Menschen, und spielen auch als Überbringer von göttlichen Botschaften eine Rolle.

> *„Was ihr getan habt einem von diesen meinen geringsten Brüdern, das habt ihr mir getan."* Bibelzitat Mat. 25 : 31.

Für Christen ist die Nächstenliebe sehr wichtig. Gott wird in jedem Menschen gesehen.
Bei den Katholiken leben nur diejenigen im Jenseits weiter, die an Jesus glauben, die anderen kommen in die Hölle. Die evangelische Kirche lehnt diese Vorstellung ab.

- Seelsorger rufen, der Sterbende wird gesegnet und gesalbt. Ihm wird die letzte Beichte abgenommen.
- Ein Tisch mit Kreuz, Kerzen und Weihwasser vorbereiten.
- Der Priester spricht Texte aus der Heiligen Schrift und gemeinsam wird das Vaterunser gebetet.

34 Vgl.: http://www.tod-und-glaube.de/index.php

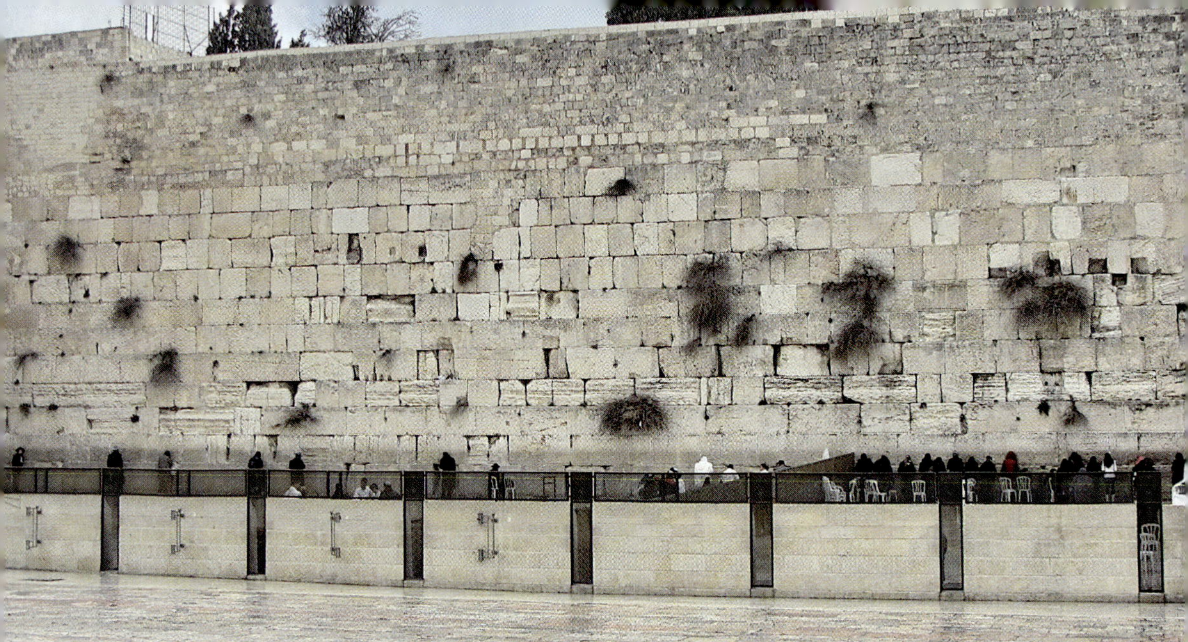

- Sterbende bekennen ihre Sünden und beten, dazu ist nicht unbedingt ein Rabbi nötig
- Da man nicht weiß wann man stirbt, wird geraten, jeden Augenblick so zu leben, dass man mit einem guten Gewissen sterben kann
- Nach Feststellung des Todes wird der Spruch: „Gepriesen sei, der richtet in Wahrheit" aufgesagt.
- Ist der Tod eingetreten, soll der Tote zunächst nicht berührt werden.
- Totenwache bis zur Beerdigung des Verstorbenen.
- Alle Spiegel werden verhängt, stehendes Wasser wird ausgegossen.

Judentum:
Ist die älteste Religion, die sich nur auf einen Gott bezieht. Ihr Gott ist der alttestamentarische Gott Jahwe (Jehova). Ihre heilige Stätte ist die Klagemauer vom alten Tempel (Westmauer in Jerusalem). Die Thora ist ihre Heilige Schrift, das sind im Wesentlichen die Fünf Bücher Moses. Der Samstag (Sabbat) ist ihr Ruhetag. Geistlichen Beistand bekommen sie durch die Rabbiner, die zugleich Gesetzesgelehrte sind. Stätte des Gebetes sind Synagogen. Juden glauben an ein Leben nach dem Tod. Das Judentum ist auch Ausgangs- und Anknüpfungspunkt für das Christentum und den Islam. Als Jude wird man geboren. Ein Jude ist, wessen Mutter Jüdin ist. Juden bilden nicht nur eine Religionsgemeinschaft, sondern auch ein Volk. Im Judentum gibt es spezielle Speisevorschriften, das Einhalten dieser Vorschriften dient dazu den Alltag zu heiligen. Das heißt zum Beispiel, dass kein Schweinefleisch gegessen werden darf, Fleisch und Milch dürfen nicht zusammen eingenommen werden. Es gibt spezielle Töpfe für Fleisch und Milch. Männliche Nachkommen werden beschnitten.

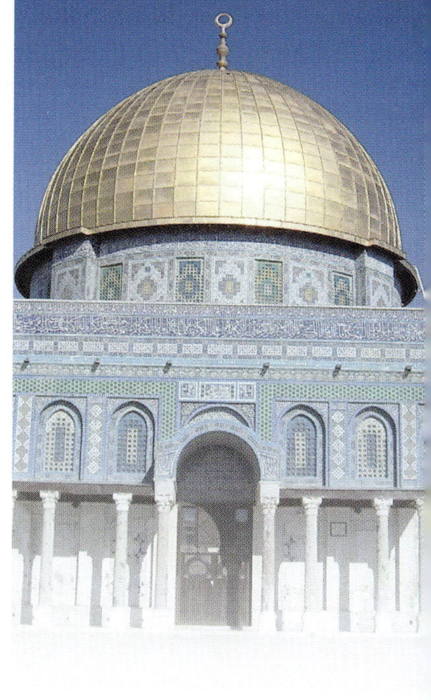

Islam:

Ist die jüngste Religion. Muslime glauben an die Botschaften Gottes, die sein Prophet Mohammed verkündet hat. Der Prophet Mohammed ist Religionsstifter. Ihre heiligen Stätten sind die Kaaba in Mekka und der Felsendom in Jerusalem. Die Heilige Schrift ist der Koran mit seinen Suren. Bei ihnen gibt es den Fastenmonat Ramadan. Schweinefleisch, Wein und Glücksspiele sind verboten. Ihnen wird empfohlen, einmal im Leben nach Mekka zu pilgern, und fünfmal tägliches Gebet, kniend gen Mekka. Beschneidung der Knaben.

- Kranke zu besuchen ist eine Verpflichtung, die jeder pflichtbewusste Muslim erfüllen sollte. Deshalb haben muslimische Patienten das ganze Krankenzimmer voller Besuch. Es kommen auch Besucher, die den Kranken nur flüchtig kennen.
- Eine Krankheit kommt von Allah, und der Erkrankte soll mit seinem Schicksal nicht hadern oder daran verzweifeln, sondern sie geduldig hinnehmen.
- Für einen Muslimen ist Gott durchaus in der Lage, einen Menschen auch in hoffnungslosen Situationen zu heilen, daraus entsteht eine positive Einstellung zu den medizinischen Maßnahmen, z.B. Chemotherapie am Lebensende.
- Lebensverlängernde Maßnahmen werden allerdings abgelehnt, da allein Allah den Todeszeitpunkt bestimmen darf.
- Der Iman oder Angehörige lesen aus dem Koran vor, der Sterbende wird dazu auf seine rechte Seite in Richtung Mekka gedreht.
- Augen und Mund des Verstorbenen müssen geschlossen werden (Tuch um den Kopf wickeln, Augen mit einer feuchten Kompresse schließen und abdecken).
- Rituelle Waschungen unter fließendem Wasser sollten möglichst schnell nach dem Tod durchgeführt werden. Männliche Verstorbene werden von Männern und Frauen werden von Frauen gewaschen.
- Der Leichnam wird in Tücher gehüllt und darf nach der Waschung nicht mehr berührt werden. Die Tücher werden oben und unten zugebunden.
- Es gibt in Deutschland für Muslime spezielle Bezirke auf Friedhöfen. Der Verstorbene wird auf seiner rechten Seite liegend mit dem Gesicht nach Mekka beerdigt. Eine Feuerbestattung ist nicht erlaubt,eine Bestattung im Heimatland wird generell vorgezogen.

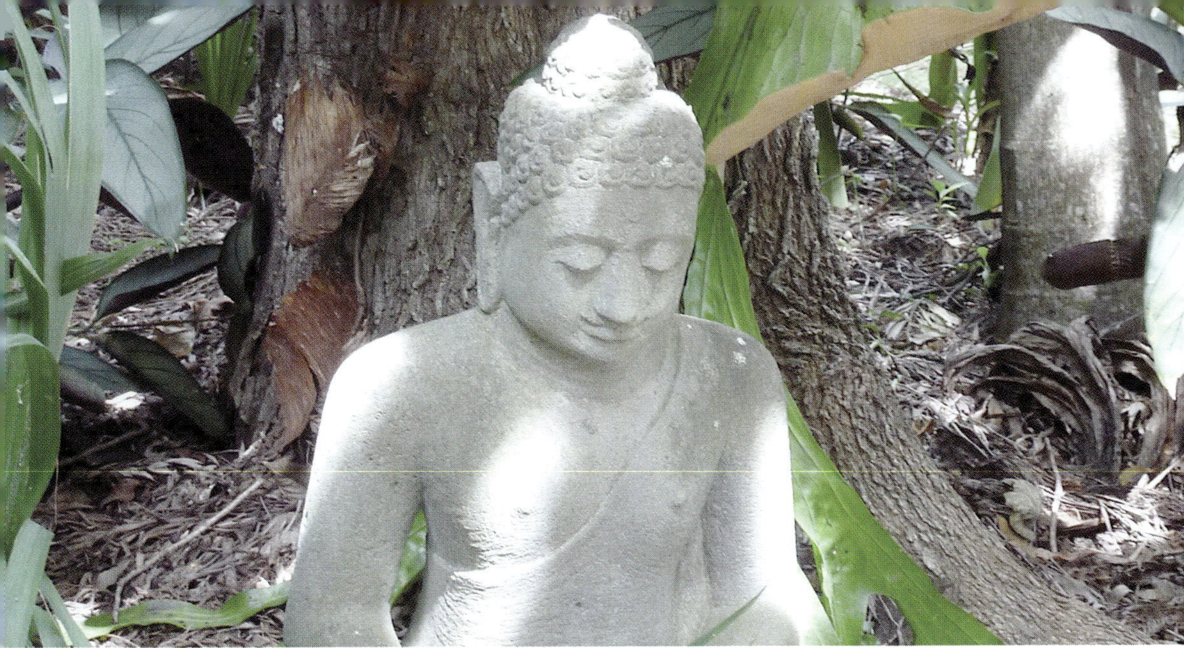

- Im Sterbeprozess sollte der Sterbende ermutigende Worte hören, damit sein Geist sich auf heilsame Gedanken ausrichten kann.
- Seine Pflege ist eine gute Tat, die eigenes Karma abbauen kann.
- Ein Atemstillstand wird von einem Buddhisten nicht mit dem Tod gleichgesetzt, im Körper verbleiben noch Energien, die verschiedene Phasen bis zur völligen Auflösung durchlaufen müssen. Deshalb sollte der Körper des Verstorbenen noch längere Zeit völlig in Ruhe gelassen und nicht berührt werden.
- Der Leichnam wird eingeäschert.

Buddhismus:

Im Buddhismus glauben die Menschen an die Wiedergeburt. Er gründet sich auf der Erkenntnis, dass alles vergeht. Buddha lebte um 550 v.Chr.

Der Mensch hält sich durch seine Taten, Gedanken, Absichten und Sehnsüchte in seinem Leid gefangen. Im Buddhismus übernimmt jeder Verantwortung für sich selbst. Durch das Karma, das jeder Einzelne in seinem Leben anhäuft, bestimmt er selbst, ob und wie oft er noch einmal wiedergeboren wird. Ziel ist es, durch religiöse Praktiken und Erkenntnisse den Kreislauf von Leben, Tod und Wiedergeburt zu durchbrechen.

Anregungen zur Selbstreflextion:

- War oder ist dir Religion wichtig?
- Jeder Mensch glaubt an etwas, an was glaubst du?
- Wie übst du deinen Glauben aus?
- Hast du als Kind gebetet, welche Gebete waren das?
- Wie hat sich das Bild, das du dir von Gott gemacht hast, im Laufe deines Lebens verändert?
- Glaubst du an ein Leben nach dem Tod, wie wäre das?
- Hast du dich schon mal gefragt, welche Aufgabe du hier auf dieser Welt hast?
- Wenn ja, welche Aufgabe ist es, und wie nah bist du dran, sie zu erfüllen?
- Was hält dich in deinem Leben zurück, was schränkt dich ein?
- Was könnte dir helfen, damit du über dich selbst hinauswachsen könntest?
- Wie kannst du die bestmögliche Version deiner selbst werden?
- Was ist dein Lebensmotto?
- Was ist Glück für dich?
- Wie hat deine religiöse Erziehung dein Leben geprägt, wie beeinflusst sie immer noch dein Leben?
- Welche Botschaften haben dir deine Eltern von Gott und Religion vermittelt?
- Ist dir in deinem Leben schon einmal ein Wunder geschehen?
- Hast du dich schon jemals gefragt, warum der Mensch so leiden muss? In welcher Situation war das?
- Was schenkt dir Trost und gibt dir Zuversicht in deinem Leben?
- Was wäre, wenn es keinen Tod gäbe?
- Wie stellst du dir Hölle vor?
- Gibt es in deinem Leben Ereignisse, für die du dich schuldig fühlst? Schreibe einen Brief an dich und stell dir vor, das sei nicht dir passiert, sondern jemand anderen.
- Dann schreibe einen zweiten Brief an diesen jemand, indem du ihm vergibst.
- Wenn du Gott einen Brief schreiben könnest, was würdest du ihm sagen oder ihn fragen wollen?

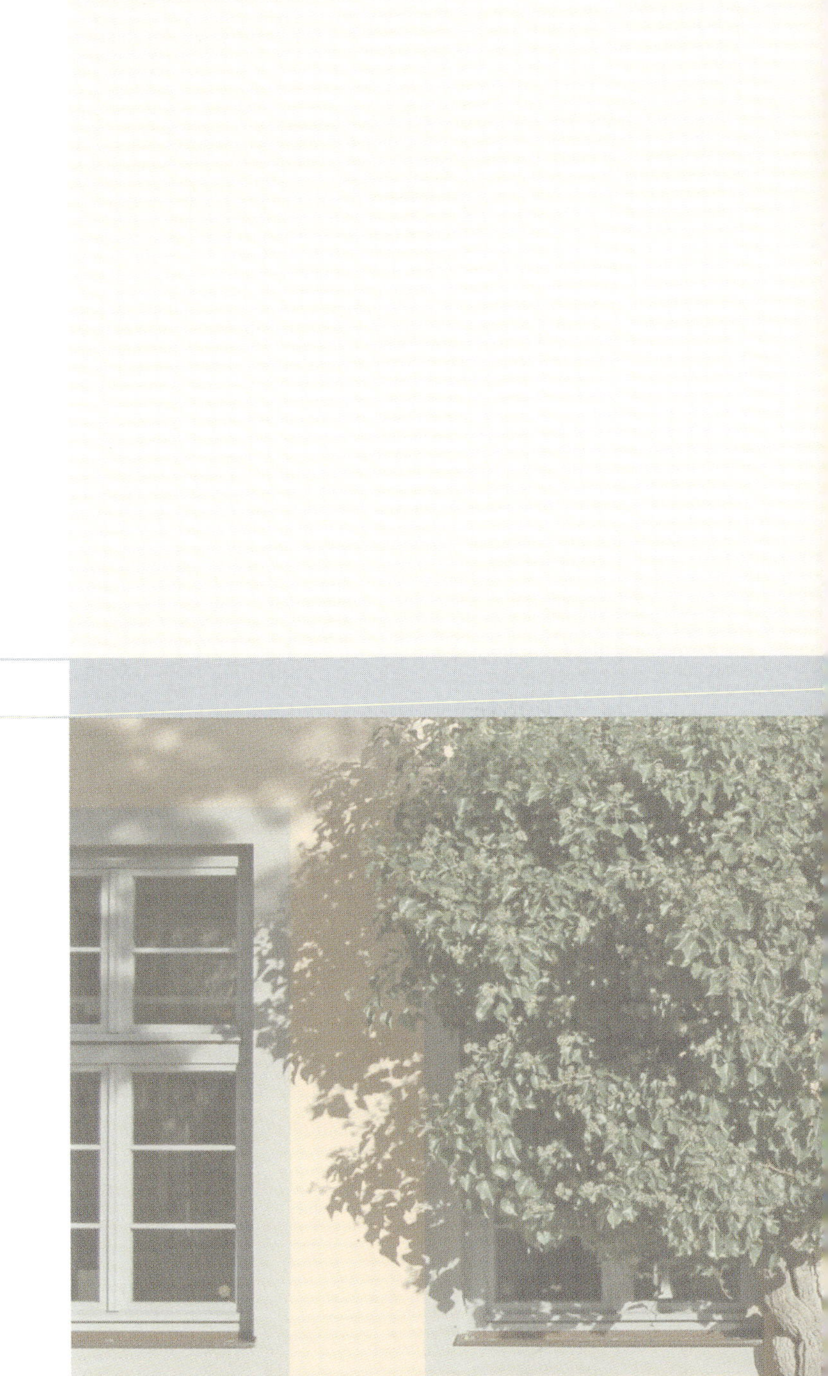

Kapitel 8

Weltanschauliche Richtungen

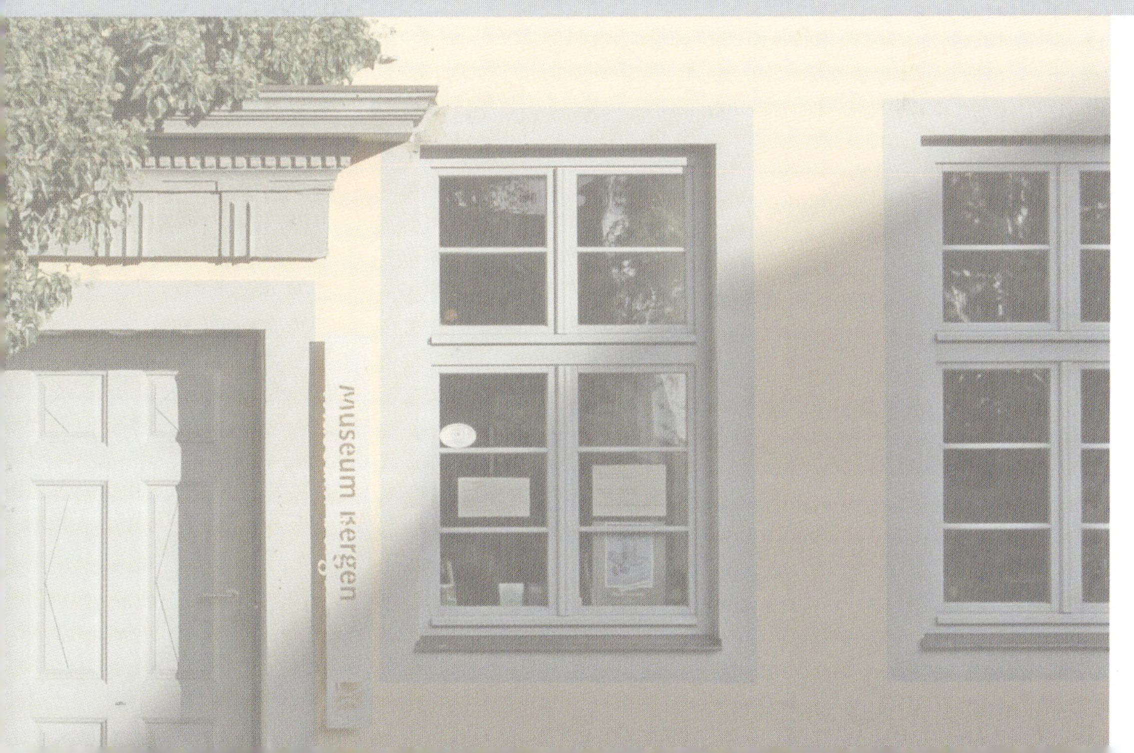

8 Weltanschauliche Richtungen

Biografiearbeit kann man in verschiedenen weltanschaulichen Richtungen antreffen:[35]

- Die „personale Biografiearbeit" beruht auf der Logotherapie nach Victor E. Frankel. Sie unterstützt dabei, Lebenslagen sinnvoll auszufüllen oder sie anders zu bewerten. Sie wird auch Existenzanalyse genannt. Der Mensch mit seinen Anliegen und Problemen steht im Vordergrund. Es wird kein festes Schema angewandt, sondern die Individualität des Einzelnen wird beachtet. In einer belastenden Krisensituation und zur Klärung der Lebenssituation hilft sie, Antworten auf die Fragen „Wozu bin ich da?", „Was ist mir wichtig?", „Was kann ich ändern?" oder „Wie kann ich mein Leid aushalten?" zu finden. Sie begleitet Menschen auf der Suche nach dem Sinn in ihrem Leben.

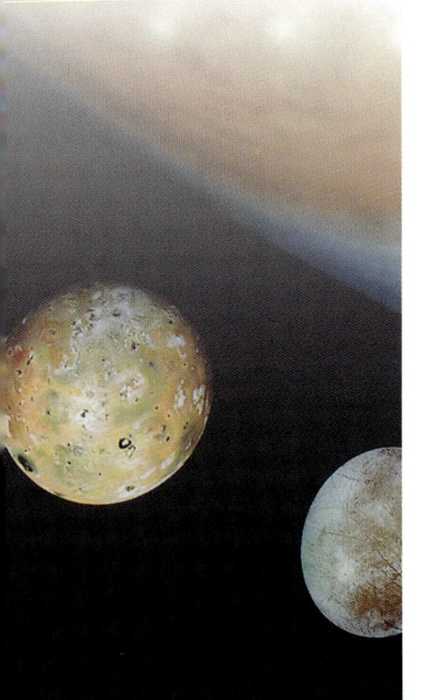

- Astrologische Biografiearbeit: Hierbei geht es darum, das eigene Leben chronologisch aufzurollen. Aus den Positionen von Himmelskörpern zum Zeitpunkt der Geburt werden Ereignisse, Schicksal und Persönlichkeitsmerkmale von Menschen gedeutet. *„Durch den aktiven Gebrauch der Astrologie können wir unseren gesamten Lebenszweck oder unsere Lebensrichtung entdecken und uns den Wegen der Integration verpflichten. Wenn wir das Geburtshoroskop als Landkarte für die persönliche Entwicklungsreise benutzen, können wir lernen, mit den persönlichen Möglichkeiten von Transiten, Progressionen und Synastrien zusammenzuarbeiten, statt uns als Opfer zu erfahren, die sich widerstandslos äußeren Einflüssen unterwerfen."*[36]

35 Klingenberger,Hartmut: Lebensmutig, München 2003, S.42
36 Marks, Tracy: Astrologie der Selbstentdeckung, München 1997,S. 9

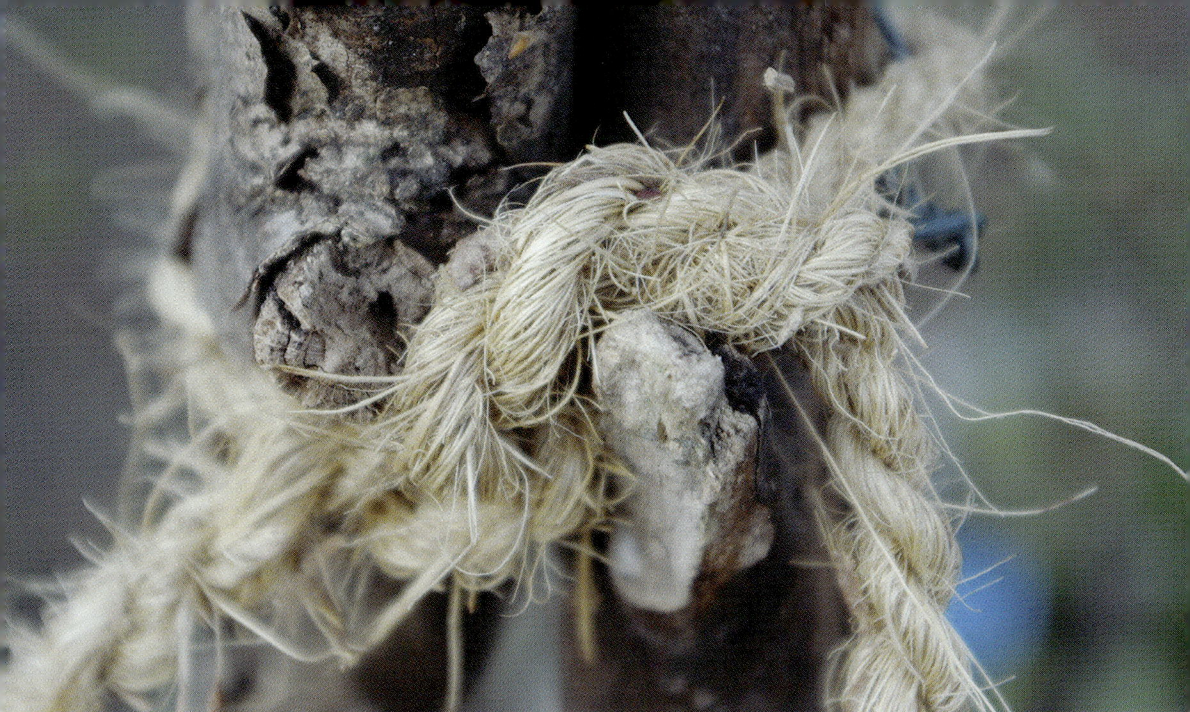

Biografiearbeit auf anthroposophischer Grundlage nach Rudolf Steiner. R. Steiner geht davon aus, dass unser Leben bestimmten biografischen Gesetzmäßigkeiten unterworfen ist, die Einfluss auf unsere körperliche, seelische und geistige Entwicklung haben. Die erste Phase des Lebens ist besonders von der körperlichen Entwicklung geprägt, hier überwiegt das „Nehmen". In der mittleren Phase entwickeln wir uns nach Steiner vornehmlich seelisch. In dieser Phase stehen „Nehmen und Geben" in einer Wechselwirkung zueinander. In der dritten Phase entwickeln wir uns hauptsächlich geistig und das „Geben" steht im Vordergrund. Das Leben wird in Jahrsiebte, 0-7 Jahre, 7-14 Jahre usw. eingeteilt. Jedes Jahrsiebt ist ein Knotenpunkt im Leben und kann nach genauer Betrachtung als Schlüssel in Entscheidungssituationen genutzt werden.

Kapitel 9

Methoden – Biografiearbeit ganz praktisch

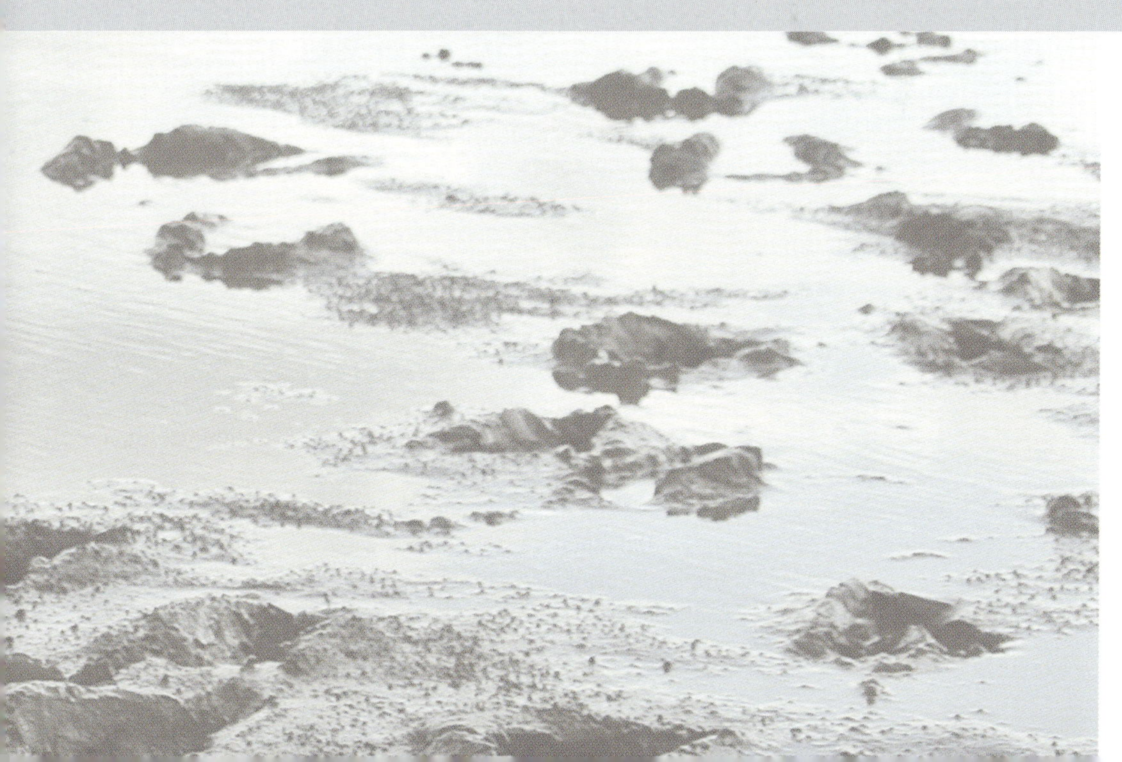

9 Methoden – Biografiearbeit ganz praktisch

Unsere Erinnerungen können ganz spontan, unerwartet und unbewusst auftauchen, zum Beispiel durch einen Geruch, ein Geräusch, Menschen, die ich sehe und die mir bekannt vorkommen, oder durch Menschen, die mich an jemanden erinnern. Das geht oft ganz schnell, und vor unserem inneren Auge tauchen Bilder und auch Gefühle auf, die wir in dem erinnerten Moment verspürt haben. Das können positive, aber genauso auch negative persönliche Erfahrungen sein, die uns geprägt haben und aus denen wir etwas lernen konnten. Wir bekommen die Chance, dass positive Erinnerungen unsere Ressourcen wecken.

Erinnerungen tauchen auch auf, indem wir versuchen, uns aktiv zu erinnern, oder indem uns Angebote im Rahmen von Biografiearbeit gemacht werden.

Es gibt unterschiedliche Methoden zum Erstellen einer Biografiearbeit, trotzdem dürfen wir auf keine Kochrezepte hoffen, die wir je nach Bedarf reproduzieren können. In der Begleitung dienen sie uns lediglich als Anregungen, die individuell angepasst und verändert werden müssen. Wir können Menschen nicht wirklich mit Techniken oder Methoden erreichen. Gerade Menschen am Ende ihres Lebens haben ein ganz feines Gespür dafür, wie wir da sind, und erreichen können wir sie in der Regel nicht mit Techniken, sondern mit einem offenen Herzen, in dem alles Platz hat und da sein darf. Aus dem Kontakt heraus kann uns dann eine der Methoden, die wir im Repertoire haben einfallen, und wir können sie anwenden und abwandeln, immer im Blick auf das, was unser Gegenüber gerade braucht. Dabei dürfen wir nicht vergessen, wenn wir die Innenseite eines Lebens betrachten, berührt uns das auch in unserem eigenen Herzen. Nicht nur der Erzählende kann von seiner Erinnerung überwältigt werden, sondern wir auch.

Auch für Angehörige kann diese Arbeit sehr wichtig werden. Oft erfahren sie noch Einzelheiten aus dem Leben der Menschen die sterben, die ihnen sonst verborgen geblieben wären und ihnen im Erinnern Trost geben und ihren Schmerz erträglich machen. Sie lassen sie schmunzeln, wenn sie an bestimmte Augenblicke mit ihnen oder an gewisse Eigenschaften von ihnen erinnert werden.

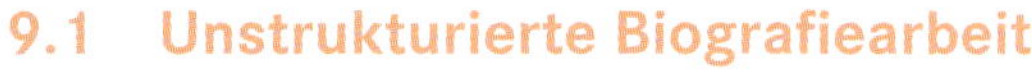

9.1 Unstrukturierte Biografiearbeit

Unter unstrukturierter Biografiearbeit versteht man nicht geplante Gespräche über Lebensgeschichten.

9.1.1 Freies Erzählen

Für das freie Erzählen bedarf es in der Regel keiner großen Vorbereitungen. Erinnerungen treten täglich spontan auf, das Erzählen von Erlebnissen gehört zu unseren Grundbedürfnissen. Wir als Begleitende brauchen dafür lediglich ein „biografisches Ohr“, damit wir erkennen, wann ein Mensch gesprächsbereit ist. Gespräche können pflegebegleitend durchgeführt werden, immer wieder neu aufgenommen und fortgesetzt werden. Gerade beim freien Erzählen ist die Gefahr groß, dass Erlebnisse erzählt werden, die unter Umständen Scham oder ein Gefühl von Versagen beim Erzählenden auslösen. Kam es zu so einer unfreiwilligen Selbstoffenbarung, muss der Erzählende sicher sein, dass ich diese vertraulichen Informationen bewahre und nur relevante Informationen in einem Sozialanamnesebogen oder Ähnlichem – je nach Einrichtung – dokumentiere.

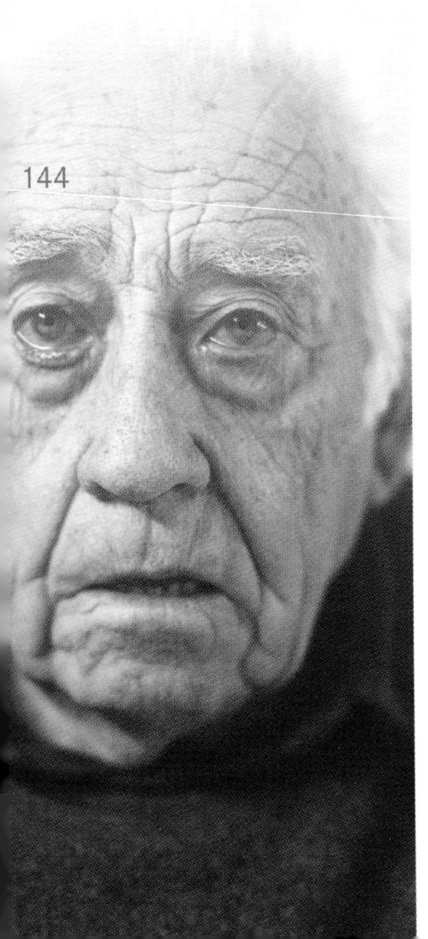

Fallbeispiel Herr S.:

Auszug aus einem Gesprächsverlauf über mehrere Tage mit einem 41-jährigen Patienten auf der Palliativstation:

Herr S. lag überwiegend im Bett. Sein Allgemeinzustand war sehr reduziert. Hilfestellungen bei den Aktivitäten des täglichen Lebens lehnte er ab, er wollte sich selbst versorgen. Dies fiel ihm zunehmend schwerer. Er hatte einen frisch angelegten Anuspraeter (künstlicher Darmausgang), eine Thoraxdrainage (Ableitung im Pleuraspalt). Eine orale Nahrungszufuhr war nicht mehr möglich, wegen ständigem Erbrechen bekam der Patient eine Magensonde. Er wirkte sehr niedergeschlagen, sprach nicht viel und lehnte Hilfestellungen zur Grundpflege meistens mit den Worten ab *„Später dann, nicht jetzt."*

Nach ein paar Tagen, in denen er jeder Kontaktaufnahme auswich, fragte ich schließlich: *„Wann ist denn später?"*

Er antwortete nicht, schaute mich nicht an. Ich versuchte es erneut: *„Ich habe den Eindruck, dass ihnen jetzt gerade alles zu viel ist, was ist denn das Schlimmste, jetzt in diesem Moment?"*

Seine Antwort überraschte mich: *„Dass ich alleine bin."* Damit hatte ich nicht gerechnet, durch seine kurze knappe Art, in der er alle Hilfsangebote und auch Gespräche immer wieder ablehnte, machte er nicht nur auf mich den Eindruck, dass er seine Ruhe haben will, dass er alleingelassen werden wollte.

Ich setzte mich zu ihm an sein Bett und fragte: *„Sie fühlen sich jetzt gerade allein?"*

Seine Antwort kam nur zögerlich, so als ob er sich überwinden müsste: *„Nicht nur jetzt. Im Grunde fühle ich mich schon mein ganzes Leben lang allein. Wissen Sie, ich bin nämlich anders."*

Immer noch schaute er mich nicht an. Nach einer Weile des Schweigens fragte ich: *„Anders?"*

Da schaute er mich an, in seinem Blick lag Verzweiflung, und seine Stimme hatte einen zornigen Unterton, als er sagte: *„Ja, ich bin schwul und ich bin allein, irgendwie habe ich es nicht geschafft, eine Partnerschaft einzugehen, habe es immer auf später verschoben, und jetzt gibt es für mich kein Später mehr."*

In den folgenden Tagen nahm er Hilfsangebote zur Körperpflege an und erzählte im Anschluss daran aus seinem Leben. *„Ich habe eine Mutter, einen Vater, drei Schwestern und viele Onkels, Tanten, Cou-*

sins und Cousinen. Alle meine Verwandten führen ein ganz normales Familienleben. Viele mit Haus, Kindern und Garten. So wie es sich für eine Familie gehört. Als Jugendlicher wollte ich dem Familienbild, das auch in meiner Familie selbstverständlich war, entsprechen. Eine andere Art des Familienlebens kam für mich nicht in Betracht. Also darf ich gar nicht schwul sein, dachte ich mir damals häufig. Aber im Grunde wusste ich schon lange, dass ich schwul bin, wollte es einfach nie wahrhaben. Schon immer habe ich gerne Jungs hinterher geguckt, aber auch Frauen fand ich nicht ganz uninteressant. In der Umkleidekabine oder auch beim Duschen nach dem Sport habe ich gerne bei den Jungs genauer hingeguckt. Aber hat das jetzt wirklich was mit Homosexualität zu tun? fragte ich mich. Oder war es doch nur der ganz „normale Schwanzvergleich"?

In seiner Jugend war er verzweifelt auf der Suche nach einer Frau. Mit 20 hatte er dann eine kurzfristige Beziehung, aber außer Händchenhalten lief da nichts. Er erklärte es sich so, dass er einfach zu schüchtern sei, aber im Grunde hatte er gar kein Interesse an Sexualität mit ihr, sie machte ihn nicht an.

Er erzählte, dass er in jener Zeit wirklich verzweifelt war und dass er unter allen Umständen „normal" sein wollte. Er hat Kontaktanzeigen aufgegeben und sich mit verschiedenen Frauen zum Essengehen getroffen. *„Ich habe Vieles versucht, aber eigentlich nur, um jedem zu beweisen, dass ich eben nicht homosexuell bin. Und ich wollte auch von niemandem dafür gehalten werden."* Immer wieder fragte er sich: *„Was würde passieren, wenn ich tatsächlich schwul bin? Bleiben meine Freunde tatsächlich meine Freunde, bleibt meine Familie tatsächlich meine Familie, oder verlassen mich alle und ich stehe dann alleine da?"*

Sexuelle Erfahrungen hatte er lange nicht, weder mit Frauen noch mit Männern. Wobei Männer natürlich für ihn nicht in Frage kamen. Er wollte sich selbst beweisen, dass er heterosexuell ist und ging in ein Bordell. Aber auch die Erfahrung im Bordell war nicht gut, es hat ihn sexuell null angemacht. Er hat das dann auf die Atmosphäre im Bordell geschoben. Zu der Zeit war er fast durchgehend schlecht gelaunt und reizbar. Er fühlte sich einfach unwohl in seiner Haut und wäre gerne jemand anderes gewesen. Sein Kontakt zu Freunden wurde immer schwieriger, er zog sich immer mehr zurück, wollte den ständigen Fragen, warum er keine Freundin habe, aus dem Weg gehen, und schaute sich allein schwule Pornofilme an.

Damals war er noch Student und entschloss sich, in einer Großstadt weiterzustudieren. Dort besuchte er dann auch zum ersten Mal eine „Schwulen-Bar" und hatte seine erste sexuelle Erfahrung mit einem Mann. *„Es war zum einen wunderschön, zum anderen habe ich mich sehr unwohl gefühlt. Ich habe mich geschämt. Ist es wirklich das, was ich will?"* fragte er sich.

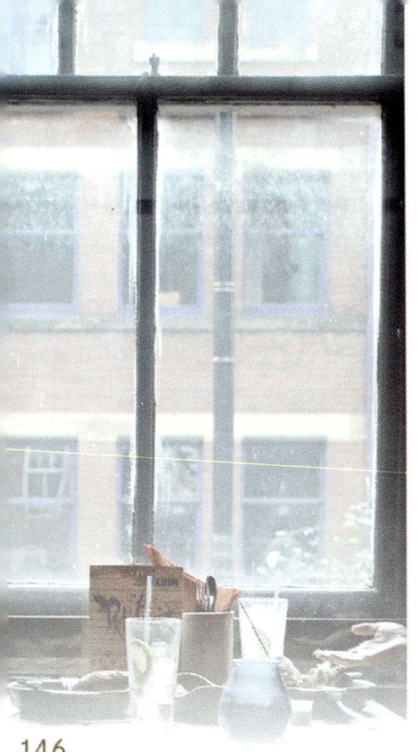

Es hat dann noch bis zu seinem 29. Geburtstag gedauert, bis er sich in seiner Familie geoutet hatte. Es war nicht leicht für ihn, zuerst waren alle geschockt, haben es aber dann doch erstaunlich gut aufgenommen. Auch jetzt sei das Thema Outing für ihn immer noch ein Problem, er fragt sich *„Muss ich mich outen, wenn ich neue Menschen kennenlerne? Muss das jeder wissen?“* Er sagt, dass es in unserer Gesellschaft im Hinblick auf die sexuelle Orientierung immer noch ein Richtig und ein Falsch gibt und immer noch sehr viele abwertende homophobe Äußerungen und auch Übergriffe. Für kommende Generationen wünscht er sich, dass sie es da leichter haben werden als er. *„Auch wenn ich selbst mein „Anders sein“ mittlerweile akzeptiert habe, rennt mir jetzt die Zeit davon. Ich habe das Gefühl, noch gar nicht richtig gelebt zu haben, habe immer auf den passenden Moment und den richtigen Mann gewartet.“*

Er wollte nicht, dass über seine sexuelle Orientierung im Team gesprochen wird. *„Das bleibt unter uns“*, sagte er. Es hätte ihm aber gutgetan, mit mir darüber zu reden. Später meinte er dann noch, dass ihm das ja auch als heterosexuellem Mann hätte passieren können, dass er keine Beziehung und keinen Menschen hätte, der ihm wirklich nah sei. Und er wüsste jetzt auch gar nicht was schlimmer sei, das Alleinsein oder das Gefühl, noch gar nicht richtig gelebt zu haben. Irgendwie würde er sich vom Leben betrogen fühlen. Das Beste kommt am Schluss, heißt es, aber das würde auf ihn in keinem Fall zutreffen.

Herr S. wurde nach diesen Gesprächen etwas offener, hat leichter einen Kontakt zugelassen, und auch seine Familie, die er ziemlich auf Abstand gehalten hatte, durfte ihn jetzt hin und wieder besuchen. Aber insgesamt blieb er bis zum Schluss doch recht viel allein. Im Team war Thema, dass sein Zurückgezogensein auf die Krankheitsverarbeitung zurückzuführen sei, und dass er mit seinem Schicksal, so jung streben zu müssen, hadere. Was ja auch stimmte.

In der Begleitung geschieht täglich ganz viel Biografiearbeit, die nicht an die große Glocke gehängt oder von den Begleitern oftmals gar nicht als Biografiearbeit erkannt wird, da sie einfach Teil der ganz persönlichen Beziehung zum Patienten ist.

9.2 Strukturierte Biografiearbeit

Unter strukturierter Biografiearbeit versteht man Erinnerungsarbeit, die angeleitet wird.

9.2.1 Fragebogen

Bei Aufnahme in ein Altenheim, Hospiz oder einen ambulanten Pflegeverein wird als Vorbereitung zur Biografiearbeit gerne ein Fragebogen verwendet, in dem Lebensdaten gesammelt werden. Die Lebensgeschichte hinter den Daten kann verborgen bleiben. Allerdings können hier gleich zu Beginn unsere alltäglichen Gewohnheiten gesammelt werden. Sie geben uns Orientierung und Sicherheit.

Ein Fragebogen ist sehr nützlich, um Informationen über Familie, Beruf, Gewohnheiten, Vorlieben und Abneigungen festzuhalten.

Wenn wir unsere Gewohnheiten nicht mehr leben können besteht die Gefahr, dass wir seelisch heimatlos werden und uns aufgeben. Können wir unsere Gewohnheiten nicht mehr leben, kann das zu Verwirrtheit und schweren Depressionen führen. Eine schon bestehende Demenz kann in ihrer Entwicklung beschleunigt werden.

Demenzkranke können keine konkreten Erinnerungen behalten, für sie werden ihre Gefühle umso wichtiger. Damit sie in ihrer eigenen Welt glücklich leben können, müssen wir sie in ihren Gefühlen bestätigen und ihnen ermöglichen, ihre Gewohnheiten weiter zu leben. Das gibt ihnen Halt und Sicherheit.

Bei Demenzkranken ist es wichtig, mit Angehörigen zu reden, um Gewohnheiten zu erfragen.

Alltägliche Rituale:

- Wie ist das Aufsteh- und Morgenritual, was wird gefrühstückt, wie wird der Tag strukturiert, was sind gewohnte Aktivitäten?
- Welches sind ihre Körperpflegegewohnheiten: Reihenfolge beim Waschen, Zeitpunkt und Häufigkeit, Frisur der Haare, Körperpflegemittel.
- Kleidungswünsche: Viele ältere Frauen tragen mehrere Schichten von Unterwäsche. BH, Hemd, Unterrock oder Unterkleid, andere bevorzugen eher Hosen und leichte Pullover oder Blusen. Manche älteren Männer mögen eher Hosenträger als Gürtel und tragen warme Westen oder Strickjacken.
- Schlafgewohnheiten: Position flach oder mit leicht erhöhtem Oberkörper? Bauch oder Seitenschläfer? Können wir unsere Körperposition nicht mehr selbst verändern und sind in der Sterbephase sehr unruhig, kann es uns beruhigen, wenn wir in eine Bauchlage gebracht werden, die in der Pflege eher selten genutzt wird. Wissen wir allerdings von dieser Gewohnheit, kann das am Lebensende sehr hilfreich sein.

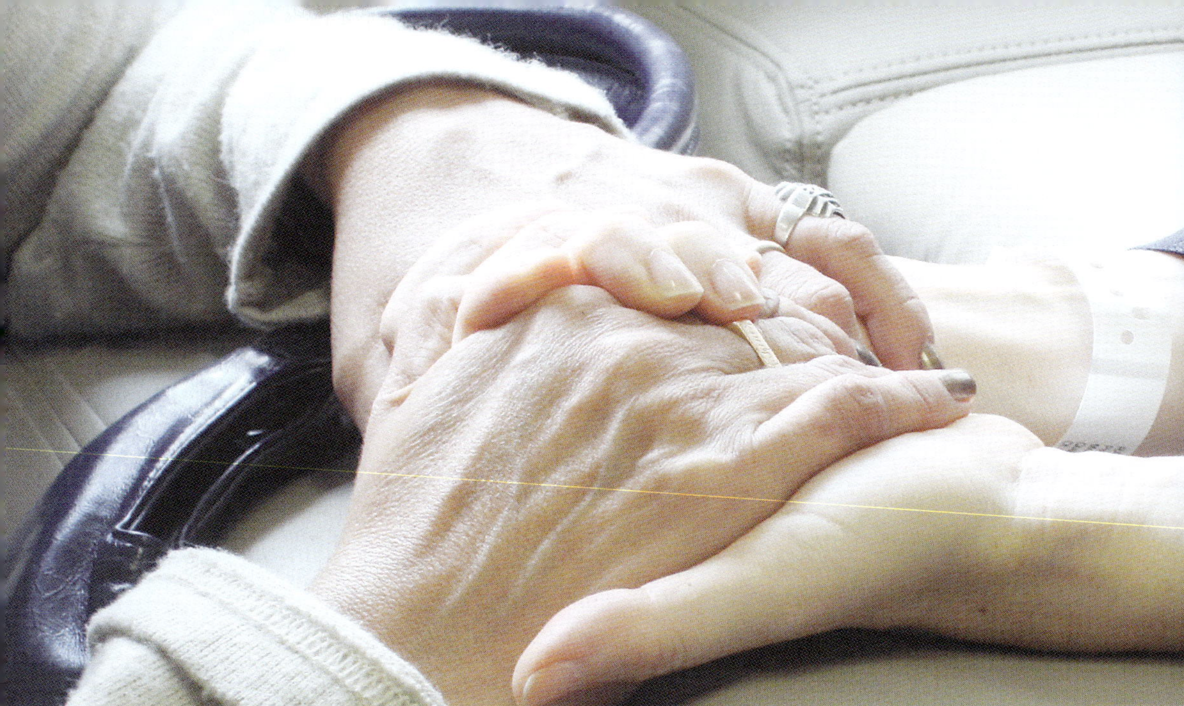

- Lieblingsessen und Getränke? Lieblingsgetränke können am Lebensende für die Mundpflege genutzt oder zum Lutschen als Eiswürfel oder Stick eingefroren werden. Haben wir zum Beispiel immer gerne Kaffee mit einem Schluck Cognac getrunken, kann es sein, dass wir am Lebensende die Mundpflege mit diesem Lieblingsgetränk tolerieren und ansonsten den Mund nicht aufmachen. Da wird es wichtig zu wissen, was unser Lieblingsgetränk ist.
- Berührungen: Wo sind Berührungen angenehm, wo unangenehm? Waren sie ein Mensch, der sehr gerne umarmt hat und umarmt wurde, oder war ihnen eine Begrüßung per Handschlag angenehmer?
- Musik: Welches sind ihre Lieblingslieder? Haben sie gerne Musik gehört oder war ihnen Stille wichtig?
  Am Lebensende kann sich diese Gewohnheit allerdings auch ändern. Manche fühlen sich durch Musik und oder fernsehen überfordert, andere brauchen es, dass der Fernseher ständig läuft, da sie ein Alleinsein nicht ertragen können und das Fernsehen sie ablenkt, auch wenn sie den Bildern gar nicht mehr folgen können, sind sie ruhiger wenn er läuft.
- Gebete: Wird gebetet und wenn ja, wann am Morgen oder/und am Abend? Was wird gebetet? Wird eine bestimmte Körperhaltung eingenommen? Werden Tischgebete gesprochen?

Der Fragebogen kann als Ausgangspunkt für biografisch orientierte Gespräche genutzt werden.

9.2.2 Interview

Auch hier gilt es, den richtigen Zeitpunkt zu erkennen. Eine Biografie braucht Vertrauen, durch die Aufnahme in ein Pflegeheim bricht erst einmal alles Vertraute weg. Je nachdem wie der Kontakt zu der Familie ist, wie oft sie von noch lebenden Verwandten wie Ehepartner, Kindern oder Enkeln besucht werden, finden sie auch in einer ungewohnten Umgebung Halt. Über den Kontakt zu ihren Angehörigen haben sie die Möglichkeit, weiter an ihrem gewohnten sozialen Leben teilzunehmen. Gibt es keine Angehörigen mehr, die zu Besuch kommen können oder wollen, wird es schwer, sich einzugewöhnen und die eigene Identität zu bewahren. Dann brauchen sie einen umso behutsameren Umgang und sehr viel mehr Aufmerksamkeit und Zuwendung, damit sie auch in fremden Menschen Halt finden. Für sie werden biografische Angebote umso wichtiger. Dennoch werden diese nicht in den ersten Tagen angenommen, können aber im Verlauf dafür sorgen, dass sie im Altenheim ankommen, ihre Persönlichkeit bewahren und sich angenommen und zuhause fühlen.

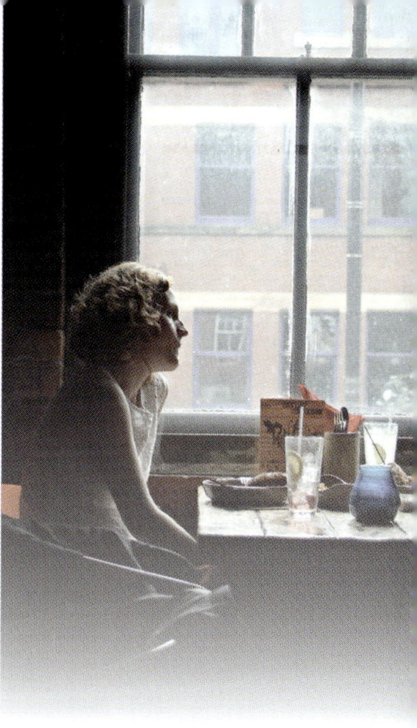

Wird das Angebot zu spät gegeben oder ist der Patient bei der Aufnahme schon in einem sehr reduzierten Allgemeinzustand, kann ihm möglicherweise schon die Kraft fehlen, um sich bewusst mit seiner Lebensgeschichte auseinanderzusetzen. Auch hier werden dann die Angehörigen umso wichtiger, damit sie möglichst im Beisein der Patienten aus deren Leben erzählen und ihnen somit ihre Wurzeln und ihre Identität erhalten bleibt.

Eine Aufnahme in ein Hospiz oder auf eine Palliativstation wird vom Patienten häufig als Signal gesehen, dass es jetzt keine Hoffnung mehr gibt. Viele wollen eine Aufnahme verhindern. Das ist die Endstation, denken sie, von da aus gibt es keinen Weg zurück, jetzt bin ich zum Sterben verurteilt. Und tatsächlich ist die Verweildauer in einem Hospiz oder auf einer Palliativstation sehr kurz, häufig sterben die Patienten schon nach einigen Tagen oder wenigen Wochen, manchmal schon nach Stunden. Da fällt es schwer, eine Beziehung zum Patienten oder ihren Angehörigen aufzubauen, in der das biografische Angebot eines Interviews Platz findet. Manchmal findet es aber doch seinen Platz, vielleicht im Kontakt mit den Angehörigen am Patientenbett oder weil die Patienten länger da sind. Oder, was auf Palliativstationen nicht unüblich ist, dass sie immer wieder zur Symptomkontrolle kommen und wir sie aus früheren Aufenthalten kennen und ein Vertrauensverhältnis schon aufgebaut ist. Biografisches Arbeiten kann ihnen das Gefühl geben: „Hier erinnert man sich an mich.“ Es wird von ihnen als Zeichen des Respekts, der Achtsamkeit und der Wertschätzung gedeutet.

Chronologischer Ablauf:

- Beim Aufzählen von Lebensgeschichten wie in einem Lebenslauf besteht die Gefahr, dass wir nur für uns wichtige Jahreszahlen wie z. B. Geburtsdatum, Schuleintritt, Arbeitsstellen, Eheschließung usw. auflisten. Wir betrachten die Außenseite unseres Lebens und im Aufzählen unserer harten Daten sind wir verleitet, Lebensgeschichten zu erzählen, die wir schon immer erzählt haben, ohne sie noch einmal zu fühlen. Unsere Begleiter bekommen nur einen Eindruck über unsere äußere Situation. Was haben diese Daten für eine Bedeutung für uns, wie haben wir sie erlebt und in unsere Leben integriert? Die Frage nach dem „dahinter“ bleibt unbeantwortet, unsere seelischen Zustände, Gefühle und Konflikte bleiben unsichtbar.

Thematischer Ablauf:

- Es bleibt uns in Erinnerung, was uns emotional berührt, und ungewohnte Fragen wecken diese Erinnerungen auf. Das hat den Vorteil, dass sie Lebensgeschichten in uns wachrufen, die wir sonst nicht erzählt hätten, die uns ohne diese Fragen nicht eingefallen wären. So, dass wir die Innenseite unseres Lebens betrachten können. Durch die Verbindung von starken Emotionen mit unseren Lebensereignissen erleben wir sie noch einmal und erfahren, wie wir sie wahrgenommen haben, was uns bewegt hat, uns in der damaligen Situation so zu verhalten wie wir es getan haben. Wir verstehen die Gründe dafür, wie wir Lebensereignisse in unser Leben eingeordnet haben und warum wir der Mensch geworden sind, der wir sind. Sich noch einmal zu erinnern wird für viele so zu einem Geschenk. „Ja, das habe ich erfahren, gedacht und gefühlt.“ Es gibt uns das Gefühl, nicht vergessen zu werden, wenn wir aus unserem Leben erzählen können und unser Leben und damit wir selbst jemanden interessiert. Fragen werden zu einem vorgegebenen Thema gestellt, z.B. Fragen
  - über wichtige Ereignisse oder Entscheidungen in unserer Kindheit, die uns geprägt haben.
  - über einmalige Ereignisse wie die Geburt eines Kindes.
  - über besondere Beziehungen zu Menschen.
  - darüber, welche Werte in unserem Leben besonders wichtig sind oder waren.
  - zum Umgang mit Schicksal und Veränderungen in unserem Leben.
  - über Erfahrungen mit Tod und Sterben eines lieben Menschen oder ganz allgemein.

9.2.3 Ressourcenorientierte Fragen für ein biografisches Interview [37]

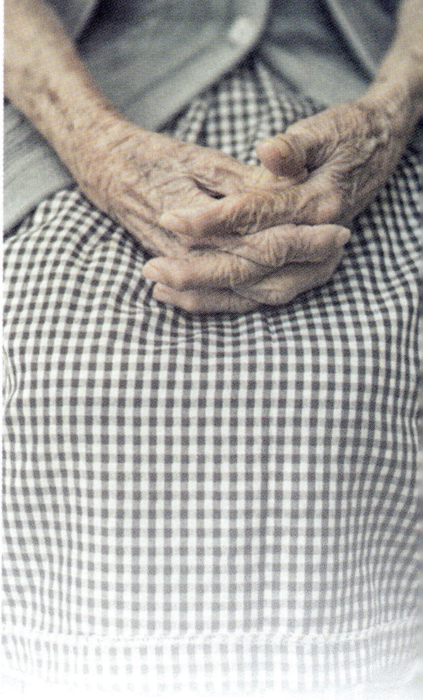

Kindheit

- Welches war ein Ort voller Geborgenheit für Sie in Ihrer Kindheit?
- Welches war ein Ort voller Geheimnisse für Sie in Ihrer Kindheit?
- Welches ist Ihr Lieblingsfoto aus Ihrer Kindheit?
- Was war Ihr erstes Spielzeug und von wem haben Sie es bekommen?
- Was erzählen/ten Ihre Eltern, wofür Sie schon früh Talent hatten?
- Was haben Sie als Kind schon an Aufgaben gemeistert?
- Welches ist das Motto Ihrer Kindheit?
- Was haben Sie sich aus Ihrer Kindheit bis heute bewahrt?
- Welches sind bleibende und wichtige Erfahrungen aus Ihrer Kindheit?
- Welchen Schwung im Leben haben Ihnen Ihre Eltern geschenkt?
- Welcher Duft gehört zu Ihrer Kindheit?

Beziehungen

- Wie bringt man Sie am besten zum Lachen?
- Was genießen Sie am liebsten in Gesellschaft anderer?
- Welches ist Ihre längste Freundschaft?
  Wer aus Ihrer Familie bringt Sie immer wieder zum Lächeln?
- Wenn Sie die Chance auf Wiedergutmachung in einer bestimmten Angelegenheit bekämen, was möchten Sie unbedingt ausgleichen?
- Welche Art Wiedergutmachung von einem Menschen in Ihrem Leben würde bei der Heilung alter Wunden heute noch guttun?
- Wer in Ihrem Umfeld hat einen besonders glücklichen Einfluss auf Sie?
- Auf welche Weise können Ihre Freunde Ihnen eine Freude bereiten?
- Wer ist in ihrem Leben ihr „Mutmacher" und wie schafft er das?
- Wer hat die meiste Geduld, wenn Sie einfach mal jammern müssen?

Jugend

- Wie haben Sie als junge Frau/junger Mann Ihren persönlichen Stil gefunden?
- Welche Eroberungen haben Sie als Teenager gemacht?
- Wann haben Sie sich das erste Mal verliebt und was war das Größte daran?
- Welche Aufgaben/Abschlüsse etc. haben Sie besser gemeistert als gedacht?
- Was hat Sie als jungen Menschen bereits zu einer Persönlichkeit gemacht?

37 Alle Fragen in zum Teil leicht abgewandelter Form wurden aus dem Buch „Fragen können wie Küsse schmecken" von Carmen Kindl-Beilfuß entnommen.

Werte und Prinzipien

- Was sind Ihre drei wichtigsten Lebensprinzipien?
- Welche Werte sind Ihnen besonders wichtig im Leben?
- Wenn Sie eine Gedankenspur hinterlassen möchten, welcher Satz steht über Ihrem Leben?

Erfolg /Lebensbilanz

- Wann sind Sie mit sich selbst zufrieden?
- Wenn Sie auf Ihr Leben schauen: was erfüllt Sie mit Stolz?
- Was würde mir Ihre Frau/Ihr Mann erzählen, welche Aufgaben Sie in den letzten Jahren souverän gemeistert haben?
- Über welche Kleinigkeit haben Sie sich zuletzt gefreut?
- Welche kleinen Dinge machen derzeit Ihren Tag zu einem erfolgreichen Tag?
- Welche Kritik in Ihrem Leben hat Sie wirklich weitergebracht?
- Was bezeichnen Sie als den schlimmsten Fehler Ihres Lebens? Und was haben Sie daraus gelernt?
- Welches ist die beste Idee, die Sie im vergangenen Jahr hatten?
- Wie möchten Sie Ihren Kindern in Erinnerung bleiben?
- Wie haben Sie Ihren Beruf entdeckt?
- Welchen Augenblick in Ihrem Leben möchten Sie einrahmen weil er so schön war?
- Welches ist der höchste Preis, den Sie je fürs Glücklichsein bezahlt haben?
- Was verleiht Ihrem Geburtsjahrgang das Prädikat „Besonders wertvoll“?
- Was meinen Sie, ist die Qualität Ihrer Generation?

Liebe

- Was glauben Sie, von wem haben Sie bisher in Ihrem Leben die innigste Form von Liebe erfahren?
- Wem haben Sie Ihre Liebe in vollem Maße geschenkt?
- Was genießen Sie am meisten am Verheiratetsein?
- Was ist Ihr Geheimnis für eine gute Ehe?
- Worauf blicken Sie gemeinsam mit Ihrem Mann/Ihrer Frau mit Stolz zurück?
- Was meint Ihre Frau/Ihr Mann, was Ihre ganz spezielle Art ist, Liebe zu zeigen?
- Welche Erfahrung möchten Sie jemanden, den Sie lieben, ersparen und warum?
- Womit kann Ihnen ein Mensch das Gefühl geben, unendlich verwöhnt zu werden?

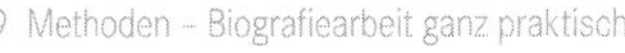

Lebensphilosophie

- Wenn Sie auf Ihr Inneres hören, was ist ein wichtiger Rat, den Sie sich selber geben?
- Was ist Ihre ganz persönliche Philosophie, wie man schwierige Zeiten meistert?
- Was ist Ihre ganz persönliche Philosophie, was zu einem zufriedenen Leben beiträgt?
- Welchen Traum würden Sie gerne noch einmal träumen?
- Welches war Ihr schwerster Abschied im Leben? Und welches war Ihr glücklichstes Wiedersehen?
- Welche Musik berührt Sie am meisten?
- Was lernen Sie von Ihren Kindern?
- Wenn Sie anderen einen wertvollen Rat geben, der hilft, das Leben zu meistern, welchen Rat geben Sie?
- Wenn Sie sich selbst verwöhnen, welche drei Varianten sind Ihre liebsten?
- Welche Filmrolle würden Sie gerne spielen, wenn Sie Schauspieler/in wären, welche Rolle würden Sie ablehnen?
- In welchem Moment Ihres Lebens sind Sie erwachsen geworden?

9.2.4 Fallbeschreibung: Biografiearbeit anhand eines biografischen Interviews

Für dieses Interview habe ich die Fragen von Carmen Kindl-Beilfuß verwendet. Zu Beginn haben Frau H. und ich ein Genogramm der Familie angefertigt. Beim Sammeln der Daten kamen Frau H. schon viele Erinnerungen an ihre Kindheit und Jugendzeit. Sie wurden von mir mitprotokolliert. Damit das Interview keinen Ausfragecharakter bekommt, habe ich die Fragen auf kleine Kärtchen geklebt. 4-5 Fragen kamen jeweils in einen kleinen Umschlag und die Umschläge in einen Stoffbeutel. Frau H. hat dann über mehrere Tage verteilt jeweils einen Umschlag aus dem Stoffbeutel gezogen und dann eine der Fragen ausgewählt, um sie zu beantworten. Es war für uns beide sehr spannend, welche Fragen gezogen wurden und in welche Erinnerung sie die Frage geführt hat. Der Umschlag, aus dem eine Frage beantwortet wurde, kam nicht zurück in den Beutel. Obwohl keine bewusste Auswahl im Hinblick auf die Fragen getroffen wurde, spiegelt das Interview ein umfassendes Bild vom Leben der Frau H. Ich selbst habe mich im Verlauf des Interviews immer wieder auch an eigene Lebensgeschichten erinnert, und es hat mich überrascht, welche Parallelen und Ähnlichkeiten es in unser beider Leben gibt.

Dieses Interview ist ein großes Geschenk an mich. Ich danke der Familie H. für ihre Unterstützung. Ich werde Frau H. immer in Erinnerung behalten und bin ihr für das Geschenk ihres Vertrauens und für ihre Bereitschaft, mir aus ihrem Leben zu erzählen, auch über ihren Tod hinaus sehr dankbar. Zu Lebzeiten hat Frau H. einer Veröffentlichung zugestimmt. Nach ihrem Tod hat Herr H. jetzt auch zugestimmt, dass ich es in diesem Buch veröffentlichen darf. Herzlichen Dank dafür.

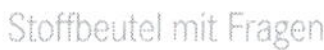

Stoffbeutel mit Fragen

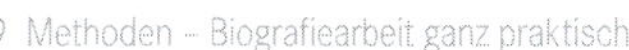

Fallgeschichte Frau H.

Frau Karin H. ist eine 63-jährige Patientin mit einem Rezidiv eines Mamakarzinoms rechts, das die Thoraxwand infiltriert. Die Haut ist im Bereich der Mamma tumorös durchsetzt (keine Exulceration). Außerdem hat sie eine Skelettmetastasierung mit einem Hauptbefall im Schenkelhals rechts Nach einer Hüft-TEP rechts bekam sie eine Wundinfektion, die mehrmals operativ revidiert wurde. Nach einem schweren septischen Schockgeschehen wurde sie von der Intensivstation zu uns auf die Palliativstation verlegt. Ihr Zustand war kritisch. Frau H. war körperlich sehr schwach, Eigenbewegungen waren kaum möglich, erschwerend kam hinzu, dass sie nach der Langzeitbeatmung an einem Durchgangssyndrom litt und nicht wusste, wo sie war. Ihre besorgte Familie stand ihr Tag und Nacht zur Seite. Nachdem sich ihr Zustand stabilisiert hatte, wurde eine palliative Chemotherapie mit Taxotere eingeleitet. Im Anschluss daran folgte ein erneuter Aufenthalt auf der Intensivstation mit einer dreiwöchigen Beatmung bei einer ungenügenden Atemtätigkeit (respiratoriche Insuffizienz) mit einer verminderten Abatmung von Kohlendioxid (Hyperkapnie). Es besteht weiterhin eine ausgeprägte körperliche Schwäche. Frau H. liegt überwiegend im Bett. Kurze Strecken kann sie am Rollator laufen. Sie ist vollständig orientiert und kann sich selbst mitteilen.

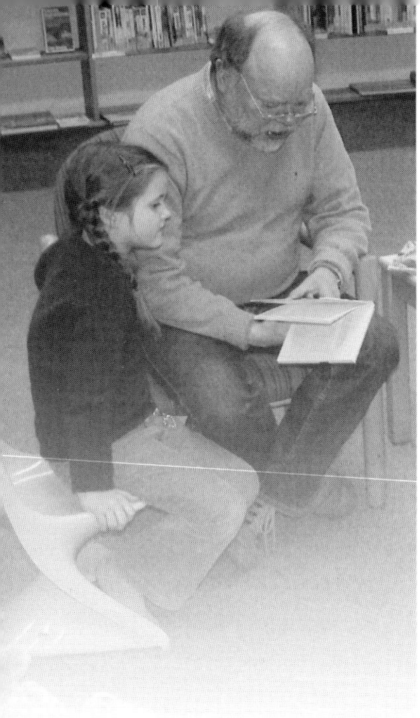

Lebensgeschichte der Frau H.

Kindheit

Als ihr Vater Franz nach dem 2. Weltkrieg heimkehrte, lernte er ziemlich schnell ihre Mutter Anna kennen und verliebte sich in sie. Anna wurde schwanger und die beiden heirateten. 1947 wurde ihre Tochter Karin geboren. Die junge Familie wohnte in den ersten drei Jahren in einem Zimmer der elterlichen Wohnung väterlicherseits. Wie Frau H. aus Erzählungen ihrer Mutter berichtet, war das Leben unter einem Dach mit ihren Schwiegereltern für sie keine einfache Zeit. Sie selbst hat an diese Zeit nur verschwommene Erinnerungen, ihre Großeltern waren ihr gegenüber liebevoll und haben sie verwöhnt. Ihren Vater, der in seinem Beruf als Installateur ständig unterwegs war, beschreibt sie als unnahbar und unerreichbar. Er war nur am Wochenende zu Hause, und bevor er selbst zu Hause war, waren schon seine Freunde da und haben auf ihn gewartet. Mit seinen Freunden war er am Wochenende ständig unterwegs. Das änderte sich auch nicht, als sie 1950 in eine Eigentumswohnung umgezogen sind.

Frau H. erinnert sich daran, dass ihr Vater ihr nur einmal ein Märchen vorgelesen hat (Rumpelstilzchen), das war etwas ganz Besonderes für sie.

Zu ihrer Mutter hatte sie ein besonders enges Verhältnis. Dieses Verhältnis wurde noch inniger, als sich ihr Vater sich einer anderen Frau zuwandte und die Familie verließ. Als Frau H. 8 Jahre alt war, haben sich ihre Eltern scheiden lassen. Das war für sie eine sehr schlimme Zeit. Ihre Mutter war sehr verletzt und konnte nicht verstehen, wie ihr Mann eine 11 Jahre ältere und unattraktivere Frau als sie selber es war, ihr vorziehen konnte.

„Die Traurigkeit meiner Mutter habe ich hautnah miterlebt und sehr darunter gelitten.“

Zu Ihrer ersten heiligen Kommunion wurde ihr Vater nicht eingeladen. Der Trennungsschmerz der Mutter war zu stark, sie hätte seine Gegenwart nicht ertragen. Ihr Vater wäre gerne dabei gewesen und hat auch gelitten. An diesem Tag hat er sich betrunken. Für die kleine Karin war die Situation ganz schlimm, sie saß zwischen den Stühlen und hätte es gerne beiden Elternteilen recht gemacht.

Sie hat sich selbst und auch ihre Mutter damals oft als sehr schutzlos empfunden. Als Kind fühlte sie sich existenziell bedroht. Oft hat sie ihre Mutter gefragt: *„Mama sind wir arm?“* Ihre Mutter hat sie dann immer beruhigt und gesagt: *„Wir sind nicht reich, aber arm sind wir auch nicht."* Nach der Scheidung musste ihre Mutter arbeiten gehen. Sie selbst wurde in dieser Zeit von ihrer Großmutter mütterlicherseits betreut. In dem Haushalt ihrer Großeltern lebte damals auch die jüngere Schwester ihrer Mutter. Ingrid, die nur 4 Jahre älter ist als Frau H., ist auch heute noch ein wichtiges Mitglied der Familie. Sie kommt regelmäßig zu Besuch und hilft bei der Hausarbeit und manchmal auch beim Kochen. *„Wir sind wie Schwestern."*, berichtet Frau H. *„Oma Ottilie hat sehr viel Gutes für mich getan, war aber auch sehr streng."*, erzählt sie, *„ich hatte einen Heidenrespekt vor ihr."* Das Verhältnis zu ihrem Vater war nach der Scheidung sehr angespannt. Ihre Mutter schickte sie an den Wochenenden, an denen ihr Vater seine Eltern besuchte, zu den Großeltern väterlicherseits damit der Kontakt zum Vater bestehen blieb. Einmal im Jahr hat sie ihren Vater und dessen neue Frau in den Sommerferien besucht. Der Kontakt war nett, aber immer angespannt, insgeheim konnte sie der Stiefmutter nie verzeihen, dass sie der Familie den Vater genommen hatte. Sie war ihrem Vater zuliebe der neuen Frau gegenüber nie offen feindselig.

„Ich wollte keinen Streit und habe mich immer sehr zurückgenommen, damit der andere zufrieden ist."

F:[38] Haben Ihnen Ihre Eltern etwas geschenkt, das sie begeistert?
A: *„Vater war eine Bremse. Er war nie stolz auf mich. Ich habe mich immer bemüht, seine Anerkennung zu bekommen, habe es aber nie geschafft. Bei meiner Mutter konnte ich sein, wie ich bin. Ich hatte immer das Gefühl, dass ich ihr wirklich wichtig bin."*

Bedeutung für die Pflege und Begleitung:
Frau H. fühlt sich auch heute zum Teil noch schutzlos, besonders im Krankenhaus, deshalb ist sie ihrem Mann sehr dankbar, dass er fast ununterbrochen bei ihr ist. Das gibt ihr Halt (eigene Angabe).

- *Im Team fragten wir uns, ob die ständige Anwesenheit des Ehemannes für Frau H. eine Überforderung darstellt. Mit dem Hintergrundwissen, dass sich Frau H. durch die Anwesenheit des Mannes sicher fühlt, ist unsere Sorge unbegründet.*

38 „F" steht für → Frage im Text, → „A" für Antwort

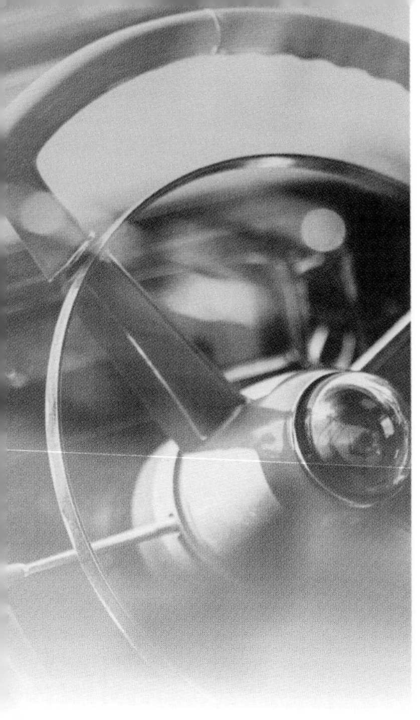

Jugend

Als Frau H. 15 Jahre alt war, hat ihre Mutter wieder geheiratet. Darüber hat sich die junge Karin anfangs sehr gefreut. Das Glück der Mutter hielt nicht lange an, denn der neue Ehemann war sehr eifersüchtig auf die enge Bindung zwischen Mutter und Tochter. Frau H. erinnert sich daran, dass er ihrer Mutter einmal einen riesigen Strauß bunter Nelken mitgebracht hatte. Am selben Wochenende brachte sie ihr auch zufällig einen kleinen Strauß weißer Nelken mit. Ihre Mutter freute sich über beide Sträuße. Da ihr Brautstrauß bei der zweiten Eheschließung aus weißen Nelken bestand, machte Sie jedoch nur ihrer Tochter eine anerkennende Bemerkung darüber, dass sie daran gedacht hatte und sie sich darüber sehr freut.

Der Stiefvater hat daraufhin alle Blütenblätter der weißen Nelken abgezupft und behauptet, Karin sei zu dumm um Blumen zu kaufen, da von ihren Blumen alle Blütenblätter abgefallen seien. Mutter und Tochter wussten beide, dass die Blätter nicht von selber abgefallen waren. Da sie seine Wutausbrüche und seinen Jähzorn fürchteten, sagten beide kein Wort. *„In dieser Ehe sind mehrere Sachen vorgefallen, über die ich mich aber nicht weiter äußern möchte."* Der zweite Ehemann war oft laut und gemein, aus Rücksicht auf ihre Mutter hat sie oft den Mund gehalten. Nach sechs Ehejahren ließ sich ihre Mutter wieder scheiden.

Mit fast 17 Jahren hat sie ihren jetzigen Ehemann kennengelernt. Sie machte eine Ausbildung zur Großhandelskauffrau in dem Betrieb, in dem ihr jetziger Mann während seiner Bundeswehrzeit etwas Geld als Fahrer dazu verdiente.

Da Herr H. die Familie ihrer Tante väterlicherseits kannte, machte er zielstrebig an den Tagen, an denen Karin bei ihrer Tante war, dort ebenfalls Besuche. Richtig gefunkt hatte es zwischen ihnen auf einem Faschingshausball, den die Tante veranstaltet hatte.

Ihre Mutter reagierte anfangs besorgt, da Karin noch so jung war. *„Einmal war sie richtig wütend."*, berichtet Frau H., *„Mein Mann hatte ein Auto gekauft und wir sind zum ersten Mal zusammen zum Kegeln gefahren. Um Mitternacht sollte ich zu Hause sein. Ich überredete meinen Mann dazu, mit mir noch etwas spazierenzufahren. In dem festen Glauben, dass meine Mutter tief und fest schlafen würde, genoss ich diese Fahrt sehr. Aber sie hat auf mich* *gewartet und mein Mann hat einen riesen Anschiss bekommen. Am nächsten Tag hat er sich bei meiner Mutter entschuldigt und ich hatte ihr vorher schon erklärt, dass es meine Idee gewesen war, später nach Hause zu kommen. Zum Glück war meine Mutter uns nicht lange böse und später hatten mein Mann und sie ein sehr gutes Verhältnis zueinander.“*

Ehe

Mit 18 Jahren hat sie sich verlobt und im 21. Lebensjahr geheiratet. Nach ihrer Eheschließung beendete sie ihr Arbeitsverhältnis. Ihre erste gemeinsame Wohnung war eine schöne Vierzimmerwohnung, dort haben sie 19 Jahre lang zusammen gewohnt.
1970 ist ihr erster Sohn, Robert, geboren. Über die Geburt ihres ersten Kindes war sie richtig selig. *„Jetzt sind wir eine richtige Familie.“*, sagte sie zu ihrem Mann. Auch die Geburt des zweiten Sohnes Thomas machte sie überglücklich. *„Ich war so gerne Mutter“*, berichtete sie, *„obwohl ich manchmal ungeduldig war, das tut mir heute Leid. Heute wäre ich geduldiger und weniger streng. Jetzt kann ich das Zusammensein mit unseren Enkelkindern richtig genießen und bin dankbar dafür.“*
Kurz nach Roberts Geburt hat ihre Mutter wieder geheiratet, leider hat auch diese Ehe nur wenige Jahre gehalten. Da sie wusste, wie sehr ihre Mutter darunter leidet, litt Frau H. mit ihr.
Im verflixten siebten Ehejahr gab es auch in ihrer eigenen Ehe eine richtig Krise. Das war für Frau H. sehr schlimm. *„Jetzt passiert mir das Gleiche wie meiner Mutter!“*, dachte sie damals. Sie hat um ihren Mann gekämpft und gewonnen. Es hat eine Zeit gedauert, bis das Vertrauen wieder da war. Aber es hat sich gelohnt, ihre Ehe ist wieder sehr gut geworden. *„Heute genieße ich die Liebe und Fürsorge meines Mannes und fühle mich bei ihm unendlich geborgen.“*
„Meine Familie steht bei mir an erster Stelle.“ Dies ist auch im gesamten Gespräch zu erkennen. Außerdem sagt sie: *„Ich bin glücklich, wenn es meiner Familie gut geht, und unglücklich, wenn es jemandem aus meiner Familie schlecht geht.“*

Bedeutung für die Pflege und Begleitung:
Frau H. sagt, sie sei ihr Leben lang immer sehr angepasst gewesen und könne auch jetzt nicht aus ihrer Haut. Sie macht oft Sachen, die man von ihr erwartet. Auch heute noch fällt es ihr schwer, etwas für sich einzufordern. Sie möchte niemandem zur Last fallen (eigene Angabe).

- *Deshalb ist es wichtig, Frau H. direkt nach ihren Wünschen zu fragen und Hilfe anzubieten.*

Bedeutung für die Pflege und Begleitung:
Frau H. hat ein sehr enges Verhältnis zu ihrer Familie, sie ist sehr um deren Wohlergehen besorgt, dabei verliert sie sich selbst leicht aus den Augen.

- *Frau H. dazu ermuntern herauszufinden, was sie für sich selbst im Leben will.*

Erfolg/Lebensbilanz

F: Gibt es Erfahrunges, die Sie jemandem, den Sie lieben, ersparen möchten?

A: *„Ich möchte meinem Mann ersparen, dass er so jung Witwer wird und dass er allein in unsere neue Wohnung ziehen muss. Meinen Söhnen wünsche ich, dass sie in ihrer Ehe glücklich sind und Krisen gemeinsam mit ihren Frauen durchstehen können, damit sie den Schmerz einer Trennung nicht durchleiden müssen. Und natürlich wünsche ich mir, dass von ihnen keiner eine schwere Krankheit durchmachen muss. Dass sie alle bis ins hohe Alter gesund bleiben."*

1987 hat die Familie eine Doppelhaushälfte gebaut, in diesem Haus fühlt sich Frau H. rundum wohl, auch in dem kleinen Garten. Das Haus ist eine Oase der Sicherheit für sie.

F: Welches ist der beste Einfall, den Sie im vergangenen Jahr hatten?

A: *„Dass ich mich entschlossen habe, gemeinsam mit meinem Mann in eine neue Wohnung zu ziehen. In unserem eigenen Haus war ich rundum glücklich, aber jetzt ist es zu groß. Ich möchte, dass es auch mein Mann leichter hat, dass er mehr Zeit für sich hat, denn meine Pflege und die Pflege eines Hauses beanspruchen ihn sehr."*

Bedeutung für die Pflege und Begleitung:

Frau H. hat sich lange gegen einen Umzug gesperrt (eigene Angabe), erkennt jetzt, dass sie ihren Haushalt nicht mehr selber führen kann und möchte ihrem Mann die Arbeit erleichtern.

- *Sie gestaltet ihre Lebensplanung neu, das bedeutet, dass sie einen Schritt in Richtung Krankheitsbewältigung gegangen ist.*

Lebensphilosophie

F: Welches war Ihr schwerster Abschied im Leben?

A: *„Der Tod meiner Mutter im Jahr 1992. Sie starb beim Baden in einem See an einem plötzlichen Herztod. Auf dem zum See gehörigen Campingplatz hatte meine Mutter auf einem festen Stellplatz einen Wohnwagen stehen. Mit der Familie und ein paar Freunden hatten wir sie besucht. Sie schwamm mit Frau L., der Schwester unserer Nachbarin, hinaus und ging plötzlich mit dem Kopf unter Wasser. Mein Mann und ich waren weiter hinaus-geschwommen, als mein Mann bemerkte, dass jemand aus dem Wasser getragen wurde. Nie hätte ich gedacht, dass das meine Mutter ist und dass sie tot ist. Ihr Tod war für mich unfassbar und ich habe ihn in Frage gestellt. So habe ich zum Beispiel den Bestatter anrufen müssen, um ihn zu fragen, ob meine Mutter wirklich tot sei. Außerdem habe ich die Notärztin gefragt, ob* *sie wirklich alles für meine Mutter getan hat, um sie zu retten. Es war sehr schwer für mich, ihren Tod zu akzeptieren.“*

Frau H. berichtet, dass sie sich später damit getröstet hat, dass ihre Mutter zwar viel zu früh und für die Familie völlig unerwartet gestorben sei, aber dass sie wenigstens nicht leiden musste. Auch war es für sie ein Trost, dass ihre Mutter Frau L. gegenüber noch kurz vor ihrem Tod liebevoll über sie gesprochen hatte.

F: Was wünschen Sie sich, wenn es bei Ihnen einmal soweit ist?

A: *„Es war zwar schon zweimal ganz knapp bei mir, aber trotzdem möchte ich noch nicht über mein eigenes Ende nachdenken. Ich weiß, dass ich nicht geheilt werden kann, wünsche mir aber, dass meine Krankheit zum Stillstand kommt, damit ich noch Zeit habe, um mit meiner Familie zusammenzubleiben und meine Familie auch Zeit hat, sich damit abzufinden. Als ich 2005 an Brustkrebs erkrankte war die Diagnose ein großer Schock. Die brusterhaltende OP und anschließende Bestrahlung habe ich aber sehr gut verkraftet. Ich war der Meinung, dass ich es geschafft habe. Als dann 2008 in der rechten Leiste die Schmerzen auftraten, dachte ich an eine Arthrose und ließ mir erst einmal in Lindenberg die linke Schulter operieren, die mir schon länger zu schaffen machte. Als ich dann 2009 nach einem Kernspinn die Diagnose Knochenmetastasen an mehreren Stellen im Körper erfuhr, war das ein großer Schlag für mich. Es fiel mir auch sehr schwer es meinen Söhnen zu erzählen.“*

Der Krankenhausaufenthalt nach der Hüft-TEP im Frühjahr 2010 in Obergünzburg und die daraus folgenden Aufenthalte im Krankenhaus waren für Frau H. sehr belastend. Nach der ersten Langzeitbeatmung gewaschen zu werden, sich nicht selbst nach Ausscheidungen saubermachen zu können und in fast allen Dingen des täglichen Lebens auf Hilfe angewiesen zu sein, waren für sie nur sehr schwer zu ertragen. Sie fand sich nicht mehr zurecht und glaubte, ihr Mann würde sie nicht mehr zu Hause haben wollen. Auch dachte sie, sie sei nicht im Krankenhaus, sondern in einer Pension.

F: War es sehr schlimm für Sie, nicht nach Hause zu können?

A: *„Ich wurde sehr gut gepflegt und liebevoll begleitet, aber trotzdem bin ich froh, jetzt wieder mit meinem Mann zu Hause sein zu können. Hier kann ich mein eigenes Leben leben. Ich schaue*

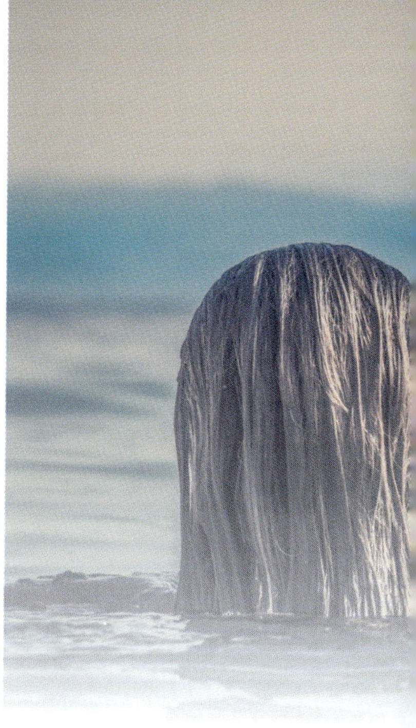

Bedeutung für die Pflege und Begleitung:

Frau H. steckt noch mitten in der Krankheitsbewältigung, sie hofft, dass ihre Krankheit zum Stillstand kommt. Ein erneuter Krankenhausaufenthalt wäre sehr schlimm für sie, andererseits würde sie jede Therapie und deren Folgen in Kauf nehmen, um eine Lebensverlängerung zu erreichen (eigene Aussage).

- *Die Entscheidung, ob ihre Hoffnung realistisch oder unrealistisch ist, ist schwer zu treffen. Sie muss ihren eigenen Weg gehen können. Die Gewissheit, geliebte Menschen zurücklassen zu müssen, ist für sie im Moment zu schmerzhaft, dem kann sie sich noch nicht stellen. Die Hoffnung auf Stillstand in ihrer Krankheit hilft ihr die schwierige Situation zu ertragen. Was sie ganz klar äußert ist ihr Wunsch, zu Hause sein zu können.*

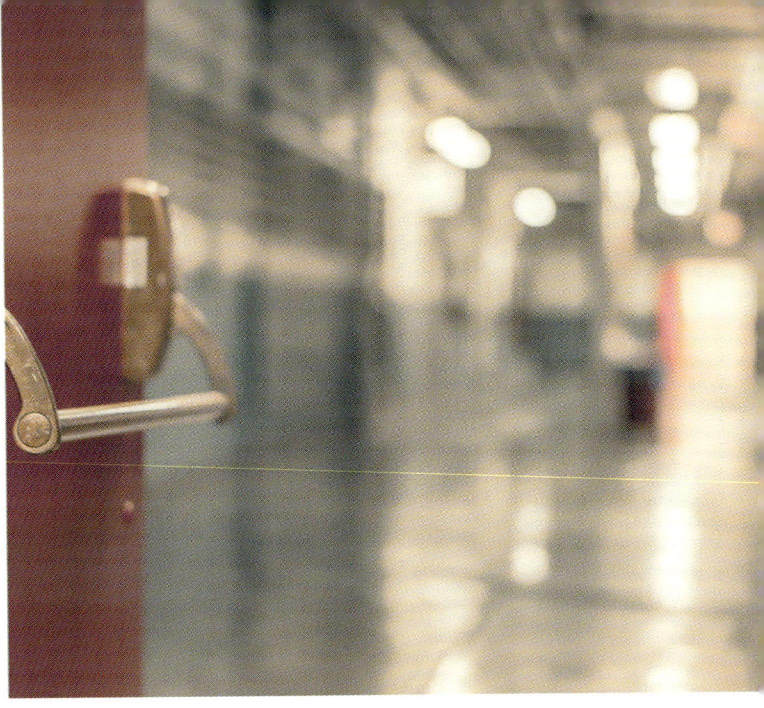

mir meine Filme an und muss mir nicht mit fremden Menschen ein Zimmer teilen. Ich habe Angst davor, wieder ins Krankenhaus zu müssen, Angst davor, dass es wieder ein längerer Aufenthalt wird, und dass man wieder etwas findet. Trotzdem würde ich jede Therapie in Kauf nehmen, um mein Leben zu verlängern. Als es mir im Krankenhaus so schlecht ging habe ich manchmal gedacht, ich komme nie mehr heim. Wenn es einmal so weit sein sollte und ich wirklich sterben muss, dann wünsche ich mir, zu Hause sterben zu können.“

F: Was ist ein wichtiger Rat, den Sie sich selber geben?

A: *„Da ich mich mein Lebtag so schlecht durchsetzen konnte und mich das auch immer gewurmt hat, ist der wichtigste Rat, den ich mir selber gebe:*

Habe mehr Selbstvertrauen, trau dir selber mehr zu.

Ich habe in meinem Leben so oft Angst vor etwas gehabt, und im Nachhinein ist es doch nicht so schlimm gekommen wie ich befürchtet hatte. Vieles habe ich sogar besser gekonnt als gedacht. Vielleicht kann ich ja auch meinen gesundheitlichen Zustand noch verbessern? Darauf hoffe ich.“

Werte und Prinzipien

F: Nennen Sie Ihre wichtigsten Lebensprinzipien.

A: *„Leben und leben lassen, tolerant sein, sich über kleine Dinge freuen. Das konnte ich auch früher schon, aber jetzt, seitdem ich krank bin, gelingt es mir noch besser. Ich freue mich an jedem neuen Tag, daran, dass ich essen kann, nur wenig Schmerzen habe, wieder mobiler bin und mir selbst den Hintern putzen kann und darüber, dass ich zu Hause sein kann."*

F: Welcher Satz steht über Ihrem Leben?

A: *„Der Zusammenhalt in der Familie ist das Wichtigste, jeder soll sich um den anderen kümmern und für ihn da sein."*

Frau H. berichtet, dass der Zusammenhalt in ihrer Familie sehr stark ist. Sie erinnert sich an eine Zeit in ihrem Leben, als sie und ihr Mann geschäftlich große Probleme hatten. Damals konnte sie nachts nicht schlafen. Auch ihr Mann war durch die geschäftlichen Probleme stark belastet und kam an seine Grenze. In dieser Zeit waren ihnen ihre beiden Söhne eine große Stütze und Hilfe. Abschließend sagt sie: *„Mancher könnte denken, ich hätte ein langweiliges Leben gehabt, aber so sehe ich das nicht. Ich war immer zufrieden im Leben. Mein Leben war schön. Ich hatte ein lebenswertes Leben und habe es immer noch, trotz all meiner Einschränkungen."*

Bedeutung für die Pflege und Begleitung:

Frau H. weiterhin darin bestärken, das Hier und Jetzt zu genießen. Familie H. hat die Telefonnummer unseres spezialisierten ambulanten palliativen Dienstes, ein erster Kontakt wurde hergestellt. Ihr und Ihrem Mann habe ich erklärt, dass sie jederzeit dort anrufen können, falls Fragen auftauchen. Wenn sich ihr Zustand einmal verschlechtern sollte und sie trotzdem gerne zu Hause bleiben möchte, bekommt sie und ihre Familie dort die Hilfe, die sie brauchen, um das zu ermöglichen. Falls sie lieber ins Krankenhaus möchte, steht ihr und ihrer Familie auch dieser Weg jederzeit offen.

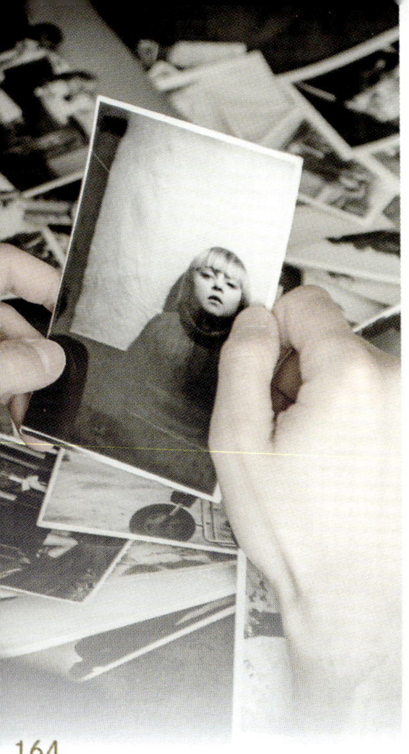

- Was glauben Sie, von wem haben Sie bisher in Ihrem Leben die innigste Form von Liebe erfahren?
- Wer ist auf dem Foto zu sehen?
- Wann wurde es aufgenommen?
- Welche Bedeutung hat gerade dieses Foto für Sie?
- Gibt es Gegenstände, Bilder, die Sie gern um sich hätten, die Ihre Angehörige mitbringen sollen?

9.2.5 Sinneswahrnehmungen

Über verschiedene Sinnesreize können wir Erinnerungen wachrufen. Nicht nur bei Patienten mit einer Demenz lohnt es sich, unsere biografieorientierten Angebote auf möglichst viele Sinne auszurichten. Eine Kaffeemühle kann in die Hand genommen werden, und obwohl der Patient ihren Namen vielleicht nicht mehr kennt, kann er sie adäquat bedienen. Der Duft des gemahlenen Kaffees weckt Erinnerungen, und der Genuss eines frisch aufgebrühten Kaffees kann Wohlbefinden auslösen und vielleicht sogar ein Gefühl von Zuhause geben. Auch hier ist es wichtig zu erfahren, welches sein bevorzugter Sinn ist, mit dem er seine Umwelt wahrnimmt. Siehe dazu auch→Lernbiografie Kap.6.4

Optisch: Fotografie, Bilder

Die Arbeit mit Bildern und eigene Fotos des Patienten bieten sich an, häufig stehen Familienfotos auf dem Nachtkasten. Wir können sie zusammen mit dem Patienten betrachten und ihn bitten, uns etwas über die Fotos und den Menschen darauf zu erzählen.

Wir können die Angehörigen bitten, alte Fotoalben des Patienten mitzubringen. Beim Betrachten alter Bilder werden Erinnerungen aus der Vergangenheit wieder lebendig und wir haben die Möglichkeit nachzufragen. Ohne viele Vorbereitungen und ganz leicht können wir einen Kontakt zum Patienten aufnehmen. Im Erinnern und Erzählen können auch Patienten, die sich sehr zurückgezogen haben, wieder lebhafter werden und Freude finden.

Eine ältere Patientin, mit der ich zusammen im mitgebrachten Fotoalbum blätterte, erzählte ganz begeistert über ihren Garten, konnte alle Blumen darin bestimmen und beschreiben, und erinnerte sich daran, was bei ihrer Pflege wichtig sei. Sie erzählte, dass neben all den Verlusten, die sie jetzt erleiden müsse, der, nicht mehr im Garten arbeiten zu können, einer der schmerzlichsten sei. Ihre Angehörigen haben daraufhin dafür gesorgt, dass in ihrem Zimmer immer frische Blumen aus dem Garten standen. Sie hätten zwar gewusst, dass ihr der Garten immer wichtig war, aber nicht, wie wichtig ihr die Blumen darin wirklich waren.

Es können auch Fotos an den Wänden aufgehängt werden, die in chronologischer Reihenfolge wichtige Stationen des Patienten dokumentieren. So wird sein Lebensweg nachvollziehbar.

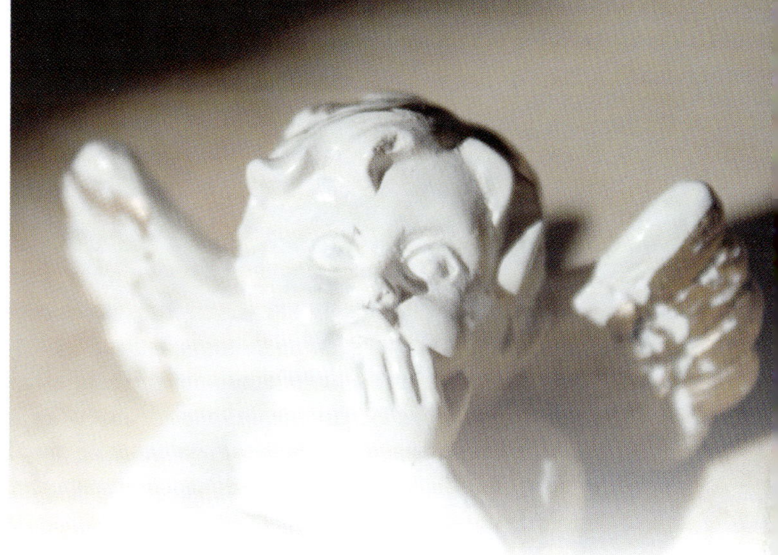

Fühlen: Schmuck, Gegenstände, Tücher

Häufig finden sich auch Gegenstände auf dem Nachtkasten, die für den Patienten wichtig sind. Im Hospiz oder im Pflegeheim wird das Zimmer oft mit eigenen Gegenständen, Bildern, gehäkelten Deckchen, Porzellanfiguren etc. geschmückt. Diese Gegenstände bieten sich an, um über sie einen Zugang zu Lebensgeschichten zu finden.

Eine ältere Patientin, verwitwet, hatte einen Keramikengel auf ihrem Nachtkasten stehen. Den hatte sie von ihrer einzigen Tochter geschenkt bekommen, die in Amerika lebt. *„Immer wenn ich auf ihn schaue, denke ich an meine Tochter und schicke ihr Grüße über den Teich“*, sagte sie. Sie war sehr religiös und hat immer vor dem Schlafengehen den Rosenkranz gebetet. Als sie später sehr schwach war und nicht mehr beten konnte, haben wir ihr das Kreuz vom Rosenkranz in die Hände gelegt, sie hat sich daran festgehalten und es fest mit den Händen umschlossen. Als ihre Tochter aus Amerika kam, war ihre Mutter nicht mehr ansprechbar. Den Engel hatte sie ihrer Mutter bei ihrem letzten Besuch vor 3 Jahren geschenkt. Es war zwar nicht ausgesprochen, aber beim Abschied stand die Möglichkeit im Raum, dass sie sich vielleicht nie wiedersehen würden. *„Es war so ein tränenreicher Abschied“*, erinnerte sich die Tochter, *„wir wollten beide unsere Hände nicht loslassen.“*

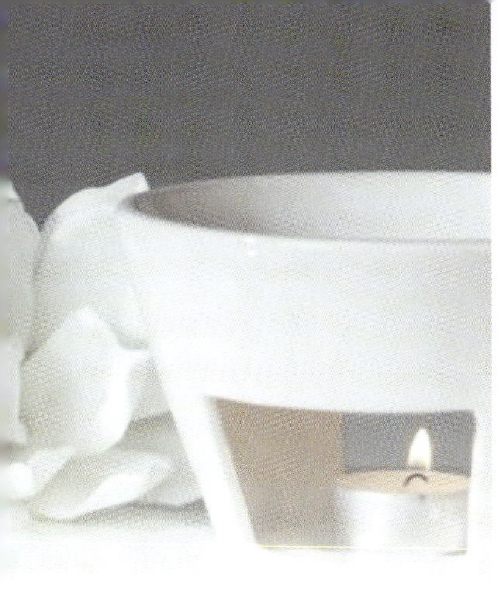

Sie wäre gerne öfter zu Besuch gekommen, aber aus finanziellen Gründen ging das nicht. Jetzt war sie sehr traurig, dass sie nicht ein paar Tage früher gekommen ist, als ihre Mutter noch ansprechbar war. *„Jetzt hat sie es gar nicht mehr mitbekommen, dass ich noch einmal da war." „Wir können nicht mit Sicherheit wissen, ob Ihre Mutter nicht doch mitbekommen hat, dass Sie da waren. Es ist möglich, dass sie mit ihrem Sterben solange gewartet hat, bis Sie gekommen sind."* Das hat sie getröstet. Auch als sie erfuhr, wie wichtig für ihre Mutter der Engel auf dem Nachtkasten war, hat sie das sehr getröstet. Sie hat es gefreut, dass sie für ihre Mutter spürbar war, obwohl sie räumlich so weit entfernt war. Die Tochter hat den Rosenkranz und auch den Engel als wichtiges Andenken an ihre Mutter mit zurück nach Amerika genommen.

Riechen: Blumen, Parfüm, ätherische Öle

Viele unserer Erinnerungen sind mit Gerüchen verknüpft. Der Duft von frischem Apfelstrudel oder einem anderen Lieblingsgericht kann uns sofort in die Küche unserer Kindheit versetzen und uns ein Gefühl der Geborgenheit vermitteln. Das liegt daran, dass einer der Informationswege beim Riechen vom Riechhirn (Bulbus olfactoris) direkt zum Mandelkern (Amygdala), dem Sitz der Emotionen, führt. Die eintreffenden Geruchsinformationen erzeugen blitzschnell ein Gefühl. Je nach Geruch kann das zum Beispiel Freude, Angst oder Ekel sein. Deshalb können wir Aromapflege nutzen um Erinnerungen zu wecken oder positive Gefühle auszulösen. Dazu bestücken wir die Aromalampe z.B. mit einem Öl aus der Gruppe der Zitrusöle wie Orange, Grapefruit oder Zitrone, oder mit einem Öl aus der Gruppe der Blumenöle wie Lavendel oder Geranie. Auch hier ist es wichtig, Vorlieben oder Abneigungen zu erfragen, da eben auch negative Erinnerungen mit Gerüchen verknüpft sein können. Hatten wir zum Beispiel sehr strenge Großeltern, deren Haus und Kleidung immer nach Lavendel gerochen hat, dann haben wir eine unbewusste Abneigung gegen Lavendel. Und dieser Duft wird uns in der Sterbebegleitung nicht beruhigen, sondern aufwühlen.

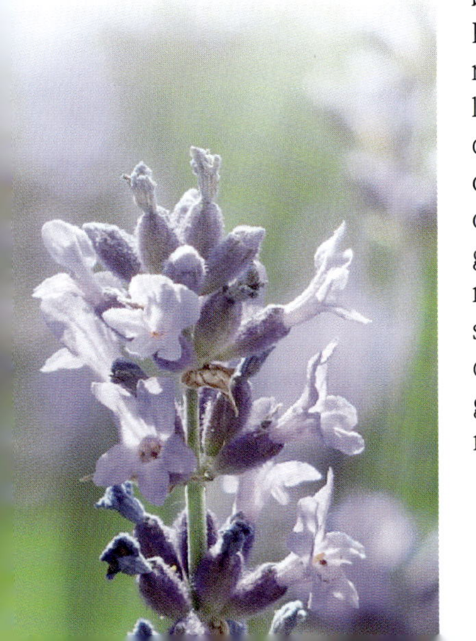

Schmecken: Gewürze, Essen

Um Erinnerungen zu wecken können wir gemeinsam mit den Patienten ihre Lieblingsgerichte kochen, das hat sich besonders bei Demenzkranken bewährt. Fähigkeiten wie Gemüse putzen, Gewürze schneiden oder allgemeine Arbeiten in der Küche bleiben besonders bei Frauen erhalten. Es steigert ihre Vigilanz und ihr Wohlbefinden. Auch wenn sie sich nicht mehr an ihre Lieblingsgerichte erinnern, weckt das Essen und schmecken ihrer Lieblingsspeisen wohltuende Gefühle, und auch wenn immer mehr Erinnerungen verblassen, ihr Gefühlsleben bleibt erhalten.

Demente Menschen erinnern sich über ihre Gefühle.

Auch mit Patienten auf Palliativstationen oder in Hospizen kann in den Gemeinschaftsküchen, vielleicht zusammen mit den Angehörigen oder mit Hospizhelfern, gekocht werden. Allerdings ist das Essen oder das Nicht-mehr-essen-können am Lebensende ein heikles Thema, und oft auch bei den Angehörigen mit sehr viel Angst verbunden.

Besser ist es, den Sinnesreiz Schmecken in der Biografiearbeit mit Sterbenden für die Mundpflege zu nutzen. Erdbeeren können in eine Mullkompresse gewickelt und dem Patienten zum Lutschen angeboten und seine Lieblingsgetränke zum Befeuchten der Schleimhaut genutzt werden. Alles im Hinblick darauf, um über den Sinnesreiz Schmecken ein Wohlbefinden auszulösen. Hierbei ist es natürlich auch wichtig zu wissen, was er gar nicht mag. Wurde Pfefferminztee ein Leben lang gemieden, wird es für den Patienten sehr unangenehm, wenn am Lebensende mit diesem Tee die Mundpflege durchgeführt wird.

- Am Lebensende ist es oft nur noch möglich ganz kleine Mengen an Flüssigkeiten zu schlucken, hier hat es sich bewährt für die Patienten aus ihren Lieblingsgetränken Eislutscher herzustellen. Häufig fühlen sie in den letzten Lebenstagen eine innere Hitze und decken sich auf auch hier ist ein Eislutscher mit ihrem Lieblingsgetränk eine Wohltat.
- Flüssigkeiten in Monovetten aufziehen und einfrieren, den Stempel der Monovette nicht abbrechen, damit kann später das Eis dann ganz leicht aus der Monovette herausgedrückt und vom Patienten gelutscht werden.

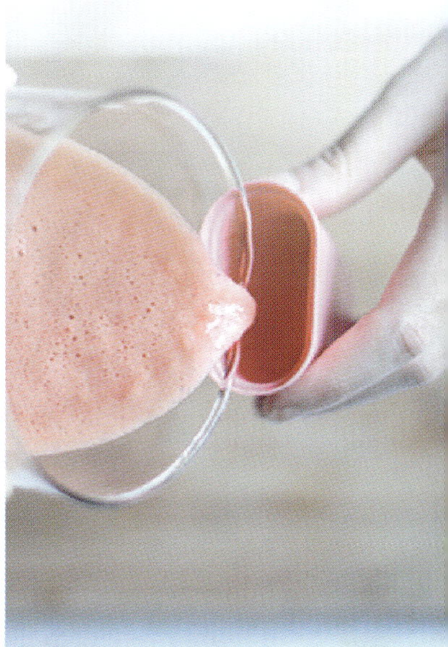

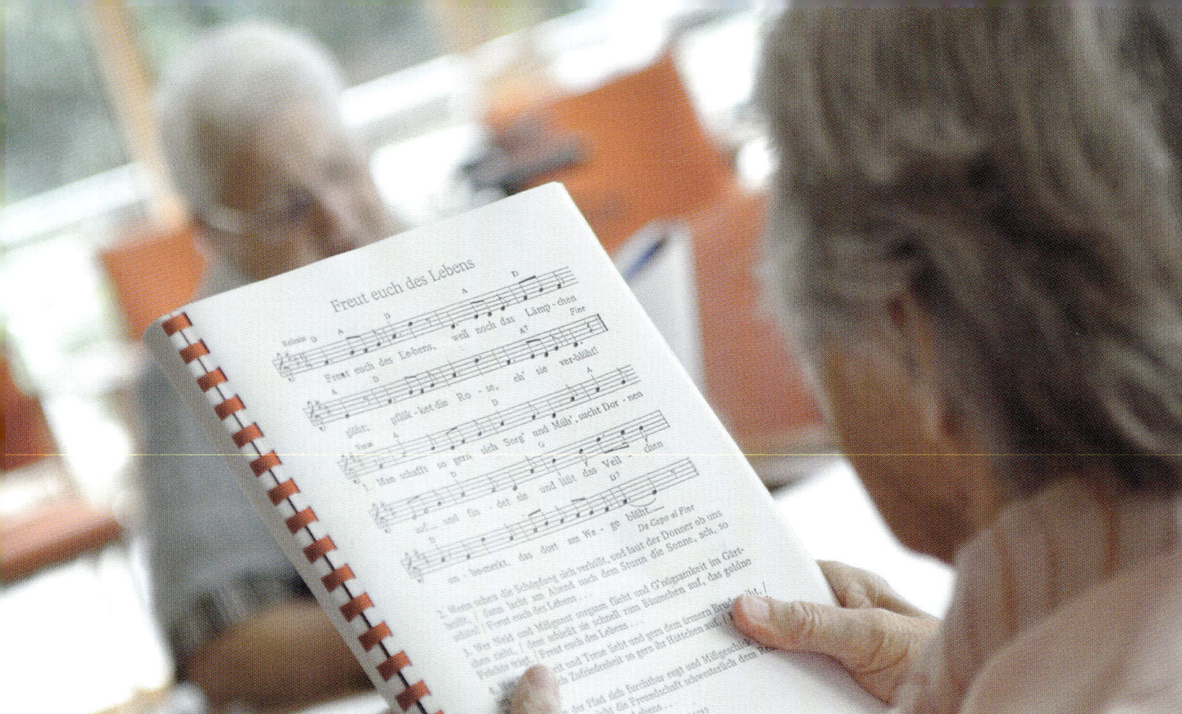

Hören: Singen, Erzählen von Geschichten

Kinderreime, Volkslieder und alte Schlager haben eine große Bedeutung für ältere Menschen. In ihrer Kindheit und Jugend wurde noch viel zusammen gesungen. Das Radio, Volksfeste, Heimatfilme im Kino, das gemeinsame Singen und Erzählen von Geschichten spielte eine zentrale Rolle in ihrem Leben und sind eng mit vielen Erinnerungen verknüpft.

- Welches sind Ihre Lieblingslieder aus Ihrer Kinder- oder Jugendzeit?
- Zu welchen Anlässen haben Sie gesungen? Haben Sie konkrete Erinnerungen daran?

Musik kann zum Mittel für Freude und zum Weg der Verständigung werden. Beim Singen werden die Teilnehmer lebendiger und aktiver, und häufig können selbst dementiell veränderte Bewohner altbekannte Lieder mitsingen.

9.3 Biografische Projekte

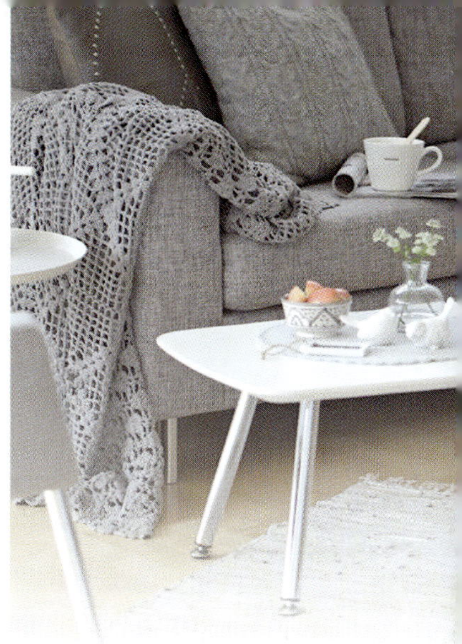

Für eine biografische Projektarbeit brauchen wir Zeit und Raum. Wichtig ist eine räumliche Vorbereitung. Wir sollten eine schöne Atmosphäre schaffen, z. B. mit frischen Blumen, Kaffee oder Tee, evtl. Duftlampen und Kerzen. Zu beachten ist, dass Störungen von außen wie z. B. Besucher, die denselben Raum benutzen wollen, ausgeschlossen sind, und wir Zeit haben, wirklich dabeizubleiben. Aber auch das eigene Zimmer des Patienten kann dafür genutzt werden. Biografische Projekte können im Rahmen einer Einzelarbeit oder als Gruppenaktivität angeleitet werden. Das wird danach entschieden, welche Methode für die jeweilige Begleitsituation sinnvoll erscheint und welche Ziele verfolgt werden. In Altenheimen fördern Gruppenaktivitäten den Kontakt und das Selbstgefühl. Sie erfahren Anteilnahme, Zugehörigkeit und werden lebendiger. Dem Bedürfnis älterer Menschen, ihre Erfahrungen und wichtige Begebenheiten aus ihrem Leben mit jemandem zu teilen, wird Folge geleistet. Hier steht mehr die Erinnerungsarbeit im Vordergrund.

Im Hospiz und auf Palliativstationen wird eher die Einzelarbeit der besonderen Situation und den Möglichkeiten des Patienten gerecht werden. Es hat sich bewährt, zusammen mit dem Patienten und seinen Angehörigen mit Hilfe von Biografiearbeit in die Krankheitsverarbeitung zu gehen.

9.3.1 Lebensbuch

Ein Projekt wäre zum Beispiel ein Lebensbuch. In ihm halten wir dauerhaft alles fest, was in unserem Leben wichtig war. All das Schöne, das Heitere, unsere Erfolge, aber auch das weniger Schöne findet hier seinen Platz und wird gewürdigt. Um unsere Erinnerungen aufzuschreiben müssen wir nicht berühmt sein, es ist einfach eine Möglichkeit, mit unserem Inneren in Kontakt zu treten.

Ein Lebensbuch dient der Selbstreflextion, schreibend entdecken wir uns und treten ein in ein Zwiegespräch mit uns selbst. Durch das freie Schreiben werden uns unsere Gefühle und Gedanken stärker bewusst und es lenkt unsere Aufmerksamkeit aufs Wesentliche. Wir können das Geschriebene immer wieder nachlesen und unsere Lebensgeschichten in aller Ruhe von allen Seiten betrachten oder umgestalten. Beim Erzählen sind wir häufig mehr bei der anderen Person, beim Überlegen, was unseren Zuhörer interessieren könnte, rücken wir von uns selber ab. Uns wird wichtiger was unser Begleiter über uns denkt, wenn er diese oder jene Geschichte über uns erfährt. Dabei reagieren wir auch auf seine nonverbale Reaktion, nickt er bestätigend, runzelt er die Stirn, wirkt er gelangweilt. All das beeinflusst unseren Redefluss. Beim Schreiben bleiben wir in der Regel bei uns. Außer wir schreiben es für andere. Wollen wir für Familienmitglieder wichtige Erinnerungen festgehalten, kann es sein, dass wir unsere Erinnerungen glätten. Wir werden uns dann beim Schreiben fragen, was wir auslassen müssen, damit sich kein Beteiligter verletzt fühlt. Und wir werden uns auch Gedanken darüber machen, was unsere Lebensgeschichten über die darin vorkommenden Personen und über uns selbst aussagen. Um sich selbst und seine Lebensthemen zu entdecken ist es daher ratsam, erst einmal ein Lebensbuch nur für sich selbst zu schreiben. Was wir einmal daraus mit anderen teilen wollen, können wir später immer noch entscheiden.

Trifft uns die Diagnose einer lebensbedrohlichen Erkrankung, ist die bewusste Entscheidung, ein Lebensbuch zu schreiben, zum einen eine Möglichkeit, uns bewusst mit unserer Erkrankung auseinanderzusetzen, und zum anderen eine Möglichkeit, unsere Lebenskultur, unsere Gewohnheiten und all das, was uns wichtig ist, für unsere Angehörigen und Begleiter festzuhalten. Es hilft unseren Begleitern uns kennenzulernen, damit sie wissen, wer wir sind und wie wir in Erinnerung behalten werden möchten, wenn wir uns selbst nicht mehr äußern können.

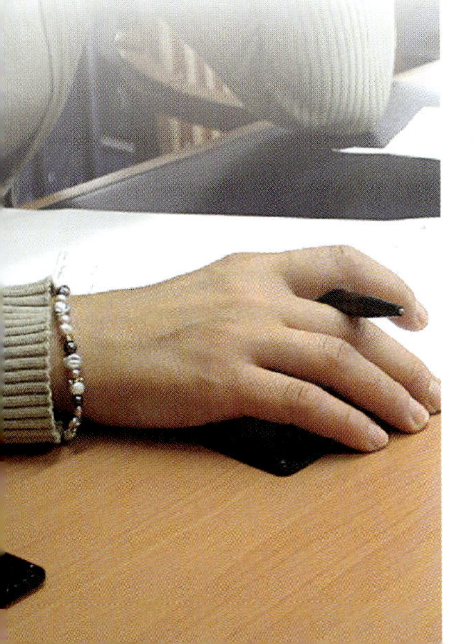

Mittlerweile gibt es sie schon als fertige Erinnerungsbücher, z. B. „Mama /Papa/Oma/Opa erzähl mal“, die dafür genutzt werden können. Sie geben einen relativ festen Rahmen vor, und wir können selbst entscheiden, welche der Fragen wir darin beantworten wollen.

Lebensbücher können aber auch von uns selbst angefertigt werden. Dann sind wir in der kreativen Ausführung nicht eingeschränkt und es können auch selbstgemalte Bilder, Lieder, Gedichte oder Urkunden abgeheftet und für die Nachwelt aufgehoben werden. Falls es uns selbst schwer fällt zu schreiben, weil wir zum einen nur noch sehr wenig Lebenskraft oder eine große Scheu vor dem Schreiben haben, können wir auch unsere Begleiter bitten, das, was wir erzählen, aufzuschreiben, damit unsere Lebensgeschichten nicht verlorengehen oder in Vergessenheit geraten.

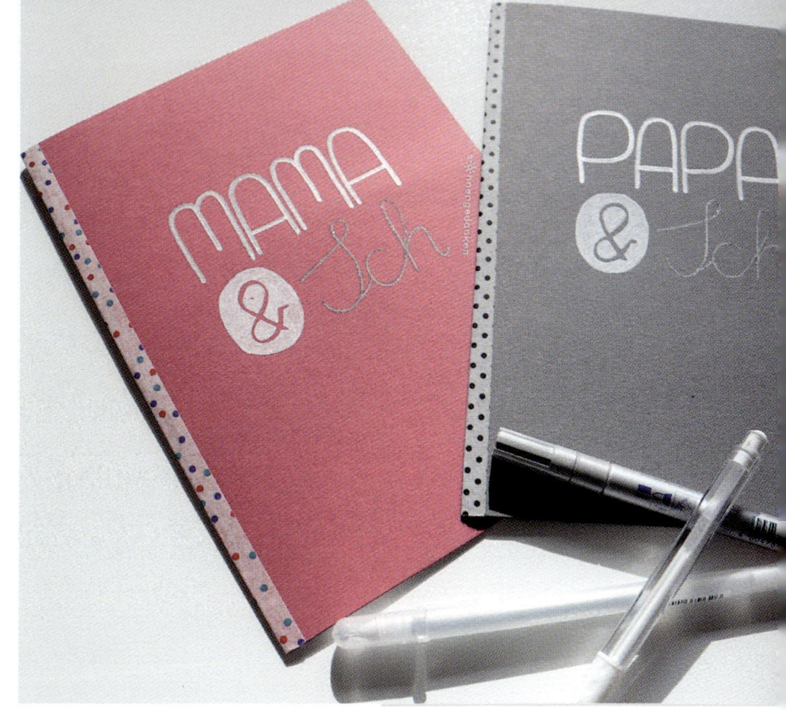

Anregungen zum Gestalten eines Lebensbuchs:

Die Fragen hier in diesem Buch zur Selbstreflextion beantworten. Und/oder die ressourcenorientierten Fragen für ein biografisches Interview nutzen.

- Sich klarmachen, dass es nicht darum geht, literarische Höchstleistungen zu vollbringen, es geht nicht um die äußere Form, sondern um unsere persönlichen Erinnerungen und darum, dass wir als Mensch sichtbar werden.
  Am leichtesten gelingt uns das, indem wir einfach drauflos schreiben. Denkt nicht darüber nach, was an den Anfang oder an den Schluss gehört, das, was uns als erstes in den Sinn kommt, wird aufgeschrieben, spontan und unmittelbar. Wir erinnern uns dabei an all unsere Erfolge, Lebensgeschichten, unsere Wendepunkte im Leben, an das, was uns im Leben antreibt, an Misserfolge und Entscheidungen, die wir im Leben getroffen haben.
  Es fällt uns leichter, wenn wir uns vorstellen, wir erzählten einem Enkel oder einem Freund aus unserem Leben. Unser Ziel ist es, schreibend zu erzählen, dabei gibt es kein richtig oder falsch. Rechtschreibung und Kommasetzung sind egal, unsere Erinnerungen werden von keinem Deutschlehrer korrigiert.

Mein Name

- Erzähle die Geschichte deines Namens. Wer gab ihn dir, warum heißt du so wie du heißt, was wurde in deiner Familie über deine Namensgebung erzählt?
- Hat dein Name eine Bedeutung? Wenn ja, welche ist das? Kannst du dich mit ihr identifizieren?
- Schreibe die Buchstaben deines Namens senkrecht untereinander und schreibe in jeder Zeile über dich selbst. Jede Zeile soll dabei mit dem Buchstaben deines Namens beginnen.

Chic, ich nähe meine Kleider selbst, damit ich unverwechselbar und einmalig in Erinnerung bin
Lebendig, frei und zügellos will ich leben
Abgöttisch liebte ich meine Mutter als Kind
Ungerechtigkeit ist mir ein Greuel
Dankbar für die gewöhnlichen und außergewöhnlichen Erlebnisse der Liebe, die ich erfahre
Idealistisch sehe ich alles so wie es sein sollte und will auch nichts dran ändern
Angst ist mir nicht fremd

- Hattest du „Spitznamen", die deine Gefühle verletzt haben? Wie wurdest du genannt? Wer gab sie dir? Familienmitglieder, Freunde oder Lehrer?

Mit Symbolen/Bildern arbeiten
Unser Unterbewusstsein nimmt sehr viel mehr auf als wir bewusst registrieren, häufig erzählt es uns etwas ganz anderes als wir erwarten. Der bewusste Anteil unserer Psyche enthält alles, was wir wissen, der unbewusste Anteil enthält das, was uns nicht bewusst ist. Der unbewusste Anteil jedoch macht einen viel größeren Teil unsere Ganzheit aus. Ähnlich wie ein Eisberg, dessen größte Masse unter der Wasseroberfläche liegt. Es kann in Bildern, durch eine Stimme in unserem Kopf oder durch ein komisches Gefühl im Bauch zu uns sprechen. Wir wissen es unwillkürlich und lassen uns von unserer Intuition leiten. Innere Bilder werden von uns in der Symbolsprache benutzt.

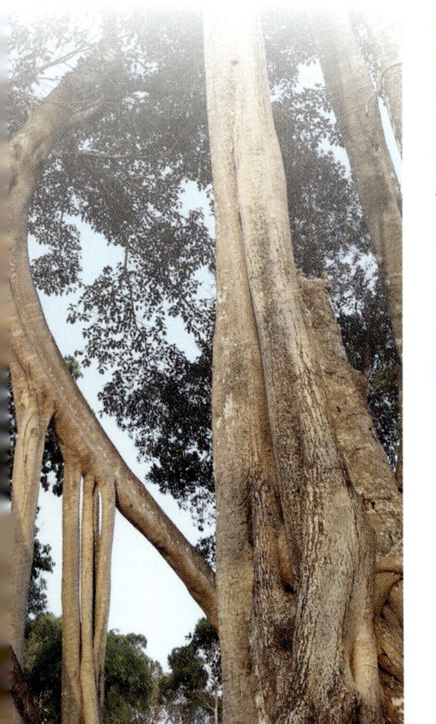

Lebensbaum:
Als Stammbaum:

- Auf eine Seite in unserem Lebensbuch einen Baum malen und ihn als Stammbaum benutzen. Beim Stammbaum werden unsere Großeltern, und falls wir unsere Urgroßeltern noch kannten, ganz unten in den Wurzeln unseres Baums dargestellt. Im Stamm finden unsere Eltern ihren Platz. In den Ästen darüber unsere Geschwister, Partner und unsere Kinder. Die Darstellung können wir dekorativ mit Portraitfotos ausschmücken.

- Wenn du über deine Verwandten recherchiert hast, mache eine Liste ihrer Eigenschaften. Schreibe dabei auch Fragen auf, die du über sie hast.
  - Wie sind sie aufgewachsen?
  - Wenn ihr ein Familienwappen hättet, was wäre darauf zu sehen? Male es in dein Lebensbuch.
- Vergleiche nun deine Fragen mit Fragen, die du dir zu deinem eigenen Leben schon gestellt hast

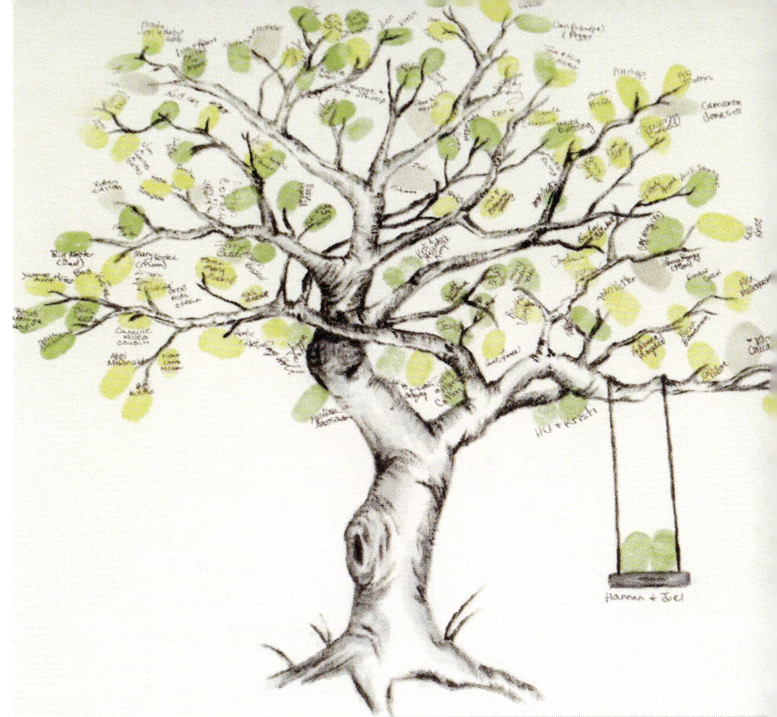

Als Baum des Lebens:
Male einen Baum und stell dir beim Malen vor du bist dieser Baum.

- Wie sehen deine Wurzeln aus, sind sie tief oder flach?
- Ist dein Stamm gerade oder krumm?
- Welche Form und Farbe haben deine Blätter?
- Wie sieht deine Baumkrone aus? Rund, spitz, gleichmäßig geformt? Hängen deine Äste nach unten oder ragen sie in den Himmel?
- Welche Früchte trägst du?

Anschließend beantworte folgende Fragen

- Wurzeln: Wo oder was sind meine Wurzeln? Was gibt mir Kraft? Worin oder womit bin ich verwurzelt?
- Stamm: Was hält mich aufrecht, welche Stütze habe ich im Leben? Wonach strecke ich mich aus?
- Blätter: Was brauche ich, was sind meine Bedürfnisse, wechseln sie je nach Lebensalter/Lebensthema?
- Blüten: Wie sehen meine Blüten aus, was will oder soll sich in meinem Leben noch entwickeln? Was sind meine Lebensträume? Was bricht auf und will entstehen?
- Früchte: Welche Erfolge konnte ich in meinem Leben feiern, worauf bin ich stolz?

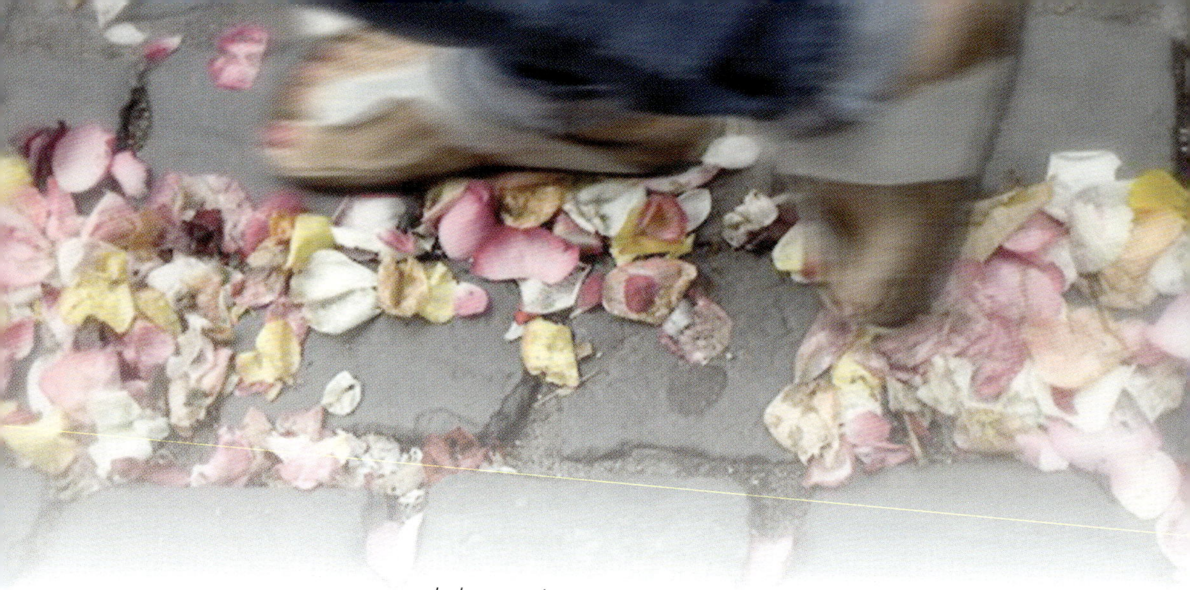

Lebensfluss:

Dieses Bild kann ähnlich genutzt werden wie das Bild vom Baum.

- Wenn mein Leben ein Fluss wäre, wie würde dieser Fluss aussehen? Male ihn in dein Lebensbuch oder auf ein extra Blatt, das du später abheften kannst.

Fragen Fluss[39]

- Wo sind meine Quellen?
- Durch welche Landschaften bin ich geflossen?
- Welche Zuflüsse speisen mich?
- Worin werde ich münden?

Lebensgarten:

Male deinen Lebensgarten, wie sieht er aus?

- Ist er gepflegt, ungepflegt?
- Ist er groß, parkähnlich oder klein?
- Ist es ein Schrebergarten, wer nutzt ihn?
  Schreibe anschließend einen Text zu deinem Bild, erkläre, warum er so aussieht wie er aussieht und von wem er gepflegt oder nicht gepflegt wird.

Fragen Garten[40]

- Welche Blumen würde es dort geben?
- Gibt es Seen, Teiche, Biotope, Hütten, Bänke, Rastplätze? Wer würde sie besuchen?
- Gibt es Tiere? Wie leben sie?
- Was muss in deinem Lebensgarten noch wachsen und braucht noch Zeit zum Reifen? Was braucht noch deine Unterstützung?
- Was kannst du ernten?
- Was ist schon überreif oder gar verfault und gehört gar nicht mehr zu dir?

39 Klingenberger, Hubert: Bildkarten zur Biografiearbeit, Bildkarte Fluss. München, 1. Aufl. 2012

40 Klingenberger, Hubert: Bildkarten zur Biografiearbeit, Bildkarte Garten. München, 1. Aufl. 2012

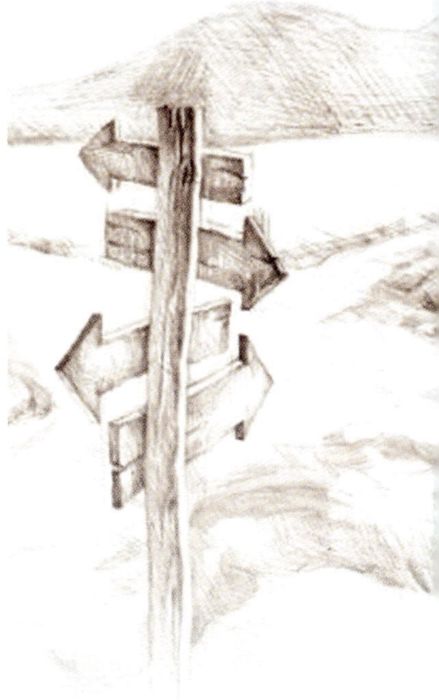

Lebensweg:

- Wie sieht dein Lebensweg aus, wie ist er beschaffen, holperig, glatt, breit, schmal?
- Durch welche Landschaften führt er dich?
- Ist er gerade oder gibt es viele Abzweigungen?
- Befindest du dich gerade an einer Kreuzung, wenn ja, für welche Abzweigung wirst du dich entscheiden?
- Welches war die letzte Abzweigung für die du dich entschieden hast? Was hättest du nicht gelernt, wenn du eine andere Abzweigung genommen hättest?
- In welche Sackgassen hat er dich geführt, wie bist du wieder rausgekommen?
- Was oder wer gibt dir Kraft zum Weitergehen?
- Führt dich dein Lebensweg immer wieder an denselben Ort zurück?

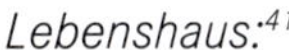

Lebenshaus:[41]

Auch ein Haus kann symbolisch betrachtet für unser Ich stehen.

- Male das Bild von einem Haus in dein Lebensbuch.
- Wie sieht es aus? Ist es groß oder klein? Hat es viele Fenster, wie ist es eingerichtet?
- Schreibe einen Text: Ich bin das Haus von ... ich bin ... In mir ist ...
- Was ist in deinen Kellerräumen gelagert, abgestellt, vergessen?
- Was bekommen Besucher im Erdgeschoss von deinem Leben zu sehen?
- Was befindet sich in den Privaträumen im ersten Stock?
- Welche Aussicht kann man von deinem Balkon genießen?
- Was tust du/entsteht im Atelier unter dem Dach?

Bergsteigen:

Stell dir vor, du machst dich auf zu einer letzten schweren Bergbesteigung. Dein Rucksack ist voll beladen, viel zu schwer, um ihn bis zum Gipfel zu tragen. Häufig tragen wir noch Sachen von vergangenen Bergtouren mit uns herum, wir haben unseren Rucksack nie völlig geleert. Du setzt dich hin und öffnest ihn. Was ist darin, das du zurück- bzw. loslassen musst?

- Schreibe einen Text, der mit den Worten beginnt: Ich trage schwer ...

41 Vgl. Klingenberger, Hubert: Lebenslauf. München,1. Aufl. 2007,S.149

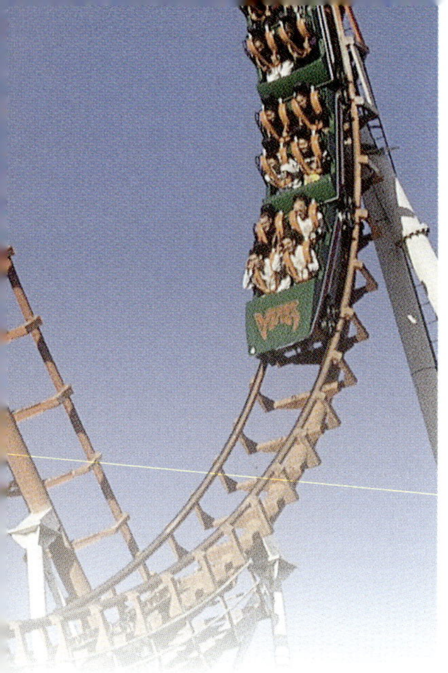

Fallbeispiel:

Herr D., 64 Jahre alt., Ösophagus Carcinom (Speiseröhrenkrebs), aktuell Nierenversagen. Verheiratet, 2 Kinder und 1 Enkelkind. Seine Schwiegertochter ist mit dem zweiten Enkel schwanger. Herr D. wird vom PMD (palliativ medizinischer Dienst) im Klinikum mitbetreut. Wirkt sehr niedergeschlagen. Seine Frau erzählt, dass vor 4 Wochen bei uns im Klinikum ein Musikerfreund von ihm verstorben sei und dass er glaubt, dass er jetzt auch bald sterben muss. Sie glaubt, dass er noch so lange durchhalten wird, bis das Enkelkind geboren ist. „Ein Leben kommt, ein anderes geht" sagt sie weinend und fügt hinzu „Ich muss jetzt stark sein." Frau D. hofft, dass ihr Mann sich bei uns im Klinikum noch einmal erholen wird und dass seine Niere doch noch einmal besser wird. Sie möchte ihn wieder mit nach Hause nehmen. Ihre Kinder würden sie dabei, auch in ihrem eigenen Trauerprozess, unterstützen.

„Herr D., wenn Sie Ihr Leben beschreiben, welches Bild kommt Ihnen da in den Sinn?"

„Momentan ist mein Kopf wie leer. Mein Leben? Gerade ist es wie in einer Achterbahn. In einer Achterbahn, in die ich mich nicht freiwillig gesetzt habe. Ich wurde reingesetzt und komme jetzt nicht mehr raus. Bin fest in diesem Sitz, von Bügeln eingeklemmt. Es geht mühsam bergauf und rasant bergab. Ich werde durchgeschüttelt, und es geht jetzt schon so lange, dass alles andere immer unwirklicher, immer verschwommener wird. Meine Achterbahn ist ein altes Modell und ich frage mich, wie lange sie in diesem Dauerbetrieb noch durchhält. Mein Leben, das ist da unten auf dem Boden, da warten meine Frau und meine Kinder. Ich hänge hier oben auf den Schienen fest. Bald schon soll unser zweites Enkelkind geboren werden. Das ist alles ganz weit weg, unerreichbar für mich. Kann sie alle nur schemenhaft sehen, dafür fährt die Achterbahn zu schnell, immer rauf und runter. Will dem Mann an den Schaltknöpfen zurufen: „Halt an!", aber er steht mit dem Rücken zu mir, ihn interessiert es nicht, was ich will. Mein Leben, das ist jetzt die Achterbahn. Sie ist nicht Teil von mir, sondern ich bin Teil von ihr."

Dieses Bild verdeutlicht sehr genau, wie sich Herr D. augenblicklich fühlt. Er hat auch noch mit seiner Ehefrau länger über dieses Bild gesprochen. Diese hat sich erinnert, dass er vor seiner Erkrankung mit dem 7-jährigen Enkel Achterbahn gefahren ist, und auch damals nicht wollte. Nur auf Drängen des Enkelsohns sei er eingestiegen, aber damals konnte er wieder aussteigen, da hielt die Achterbahn an. Sie fragt sich, ob sie jetzt wieder anhalten wird? Wünschen täte sie es sich schon. Frau D. hat sich das Leben im Ruhestand mit ihrem Mann ganz anders vorgestellt. Sie hat in Franken von ihren Eltern ein Haus geerbt, und im Ruhestand wollten sie zusammen dort einziehen. Vor der Tür sagt sie: *„Jetzt werde ich wohl allein da einziehen müssen."*

Wenn du an deine Kindheit denkst, welches Bild kommt dir da in den Sinn? Male es in dein Lebensbuch

Auf deinem Bild muss aber nichts Gegenständliches erkennbar sein, es können einfach nur Farben und Formen sein.

- Welche Überschrift gibst du deinem Bild?
- Gibt es noch selbstgemalte Bilder aus deiner Kindheit? Wenn ja, hefte sie in deinem Lebensbuch ab.
- Was erkennst du darauf, welche Gefühle lösen sie in dir aus? Mache dir zu deinen Bildern Notizen in deinem Lebensbuch.

Welche Menschen waren bedeutsam in deinem Leben?

- Gehören diese Menschen zu deiner Familie, in deinen Freundeskreis, sind es Arbeitskollegen, Lehrer, oder andere Personen?
- Gibt es Fotos von ihnen, wenn ja, klebe sie in dein Lebensbuch und beschreibe diese Personen.
- Was sind ihre auffallendsten Charaktereigenschaften?
- Was können sie besonders gut?
- Was wolltest du ihnen schon immer einmal sagen, wann tust du es?
- Was waren ihre Geschenke an dich?
- Wie haben sie dich geprägt, positiv oder negativ?
- An welche Erlebnisse mit ihnen wirst du dich immer erinnern, welche würdest du lieber vergessen wollen?
- Zähle auf, über wen du nicht schreiben würdest, wenn du wüsstest, dass er deine Erinnerungen lesen würde. Erkläre, warum nicht.
- Schreibe über eine Person, die du verabscheust, und von der du weißt, dass sie deine Beschreibung nie lesen wird.
- Schreibe darüber wie es wäre, wenn diese Person es doch lesen würde.

Ketten sprengen

Viele Wünsche, Erwartungen und Bedürfnisse anderer ziehen und zerren in gewissen Zeiten an uns.

- Welche Erwartungen und Ansprüche ziehen an dir?
- Kommen sie aus deinem nahen Umfeld oder aus der Gesellschaft/Politik?
- Welche Ketten möchtest du sprengen?

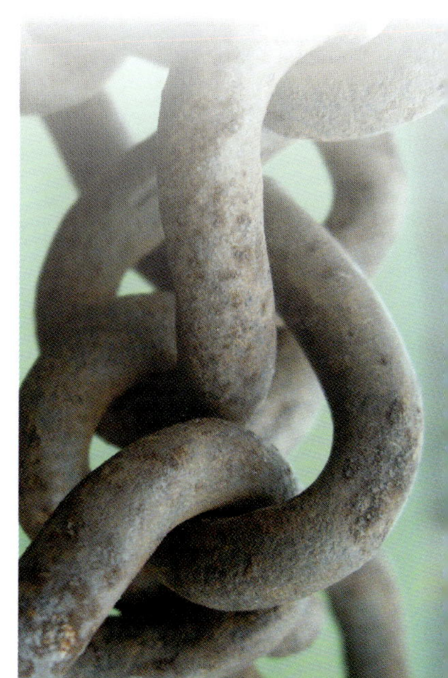

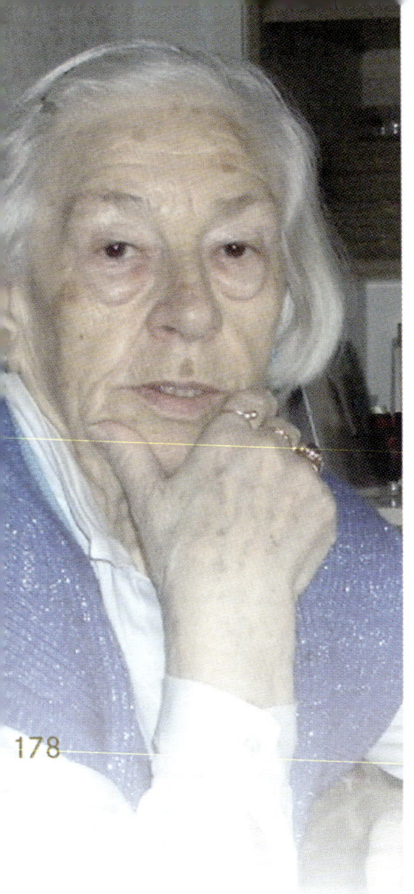

Wenn das Wörtchen wenn nicht wär
„Wenn" – das Wörtchen ist nur klein,
doch ein böses Wort –
„wenn", so sagt man allgemein,
klagt man hier und dort.
„Wenn ich nochmal zwanzig wär,
wär' ich klüger, wie vorher".
„Wenn ich fing von vorne an,
würde ich ein reicher Mann –"
alles wär' nicht halb so schwer,
Wenn das Wörtchen „wenn" nicht wär'.
(Otto Reutter 1870 -1931)

Vorhaben, Tätigkeiten oder Entscheidungen verschieben wir gerne auf einen späteren Zeitpunkt. Oft sagen wir dabei: *„Wenn dies oder jenes anders wär, dann ..."* Dadurch kann es passieren, dass wir viele unserer Möglichkeiten und Wünsche im Leben nicht realisieren.

- Beginne mit den Worten „Wenn ich doch nur ... Und lass dich überraschen, welche deiner Lebensgeschichten dir dazu einfällt. Schreibe dann, was passiert wäre, wenn dieses: *„Wenn ich doch nur ..."* tatsächlich passiert wäre
- Welche deiner Träume, Wünsche, Tätigkeiten oder Entscheidungen verschiebst du auf später?
- Was hindert dich daran, sie gleich umzusetzen?
- Welche Teilschritte im Hinblick auf deine Vorhaben könntest du gleich in den nächsten Tagen in die Tat umsetzen?

Meine Idealvorstellung

Alles tun, was ich tun möchte, alles haben, was ich haben möchte, so sein, wie ich sein möchte, das ist meine Idealvorstellung vom Leben ...

- Schildere, wie du dein Leben gerne führen möchtest in Bezug auf:
  - beruflichen Erfolg, Geld, Lebensstil, Beziehungen, schöpferischen Selbstausdruck, Freizeit, Reisen, persönliches Wachstum, Weltlage, Umwelt ...
- Gehe dabei über deine gegenwärtigen Grenzen hinaus.
- Schildere, wie du die Welt haben möchtest in der du lebst, was du sofort ändern würdest, wenn es in deiner Hand läge, die Dinge zu ändern. Schildere möglichst viele Einzelheiten.

- Wie wären die Schulen, Krankenhäuser und andere öffentlichen Einrichtungen in deiner Welt?
- Wie würden die Menschen miteinander umgehen?
- Stell dir vor, in deiner Welt gäbe es keine Geldprobleme. Schreibe über einen ganz normalen Tag in deiner Welt.
- Stell dir vor wie es ist, wenn sich jemand um dich kümmert. Mache eine Liste, die du den ganzen Tag über vervollständigst.
- Suche aus der Liste etwas aus, das du selbst für dich tun kannst. Setze es gleich in die Tat um.
- Stell dir vor, dass du dich wirklich liebst, nicht für das, was du tust, nicht für deine Fähigkeiten oder deine Rollen, die du einnimmst, sondern einfach nur dafür, dass du lebst.
  - Was würdest du in diesem Fall in deinem Leben verändern? Wie sieht dein Terminkalender aus? Wie behandelst du dich und deinen Körper? Was fängst du mit deiner Zeit an?

Orte deiner Kindheit

Denke an einen Ort deiner Kindheit. Mit welchen Namen kannst du ihn in Verbindung bringen? Mache eine Liste von Straßennamen, bestimmten Plätzen, Flüssen, geografischen Merkmalen, Bächen, Wäldern, Geschäften und allem, zu dem dir ein Name einfällt. Anschließend schreibe über eine Lebensgeschichte, die dir beim Nennen der Namen in Erinnerung kam.

- Beschreibe einer der Straßen aus obiger Liste genauer. Beziehe alle Geschäfte, Häuser und jeden, den du dort kanntest, mit ein. Gab es besondere Vorfälle oder Ereignisse in dieser Straße, an die du dich erinnerst?

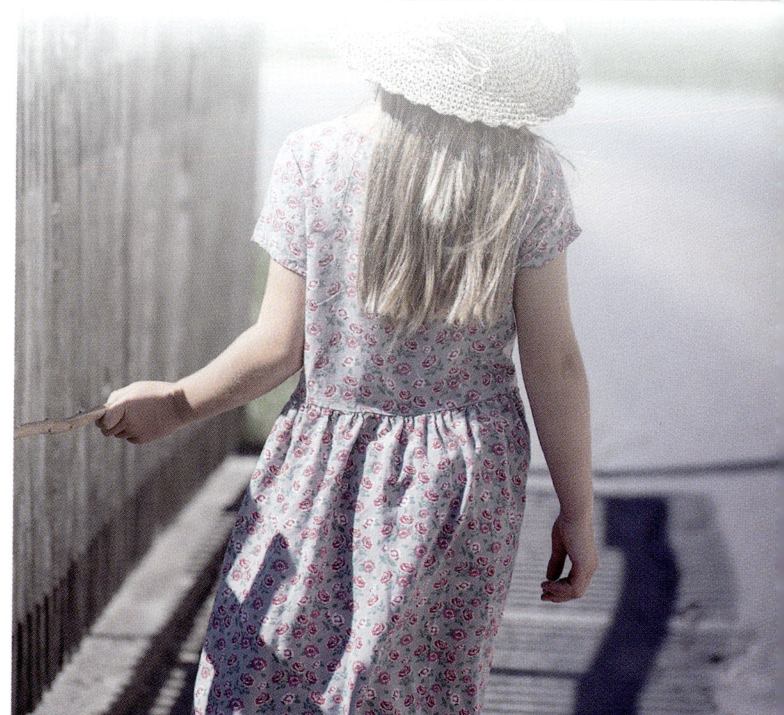

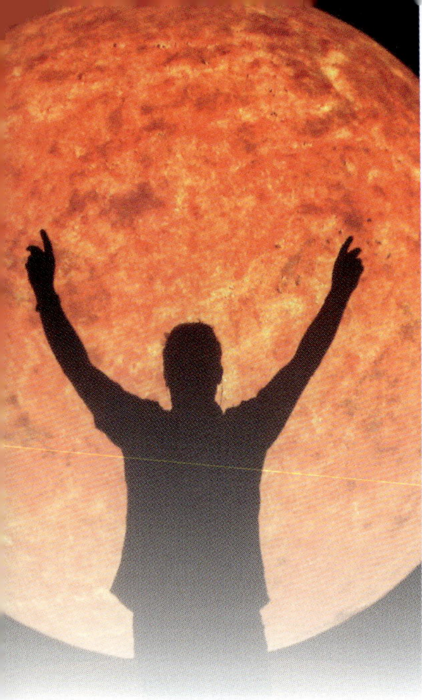

Siegerehrung [42]

Wenn du dein Leben betrachtest, worauf bist du besonders stolz? Für was hast du dir einen Orden verdient?

Das können besondere Situationen oder Leistungen sein

- in denen du etwas Besonderes geleistet hast.
- in denen du auf etwas verzichtet hast.
- in denen du Belastendes ausgehalten hast.
- in denen du dich weiterentwickelt hast.

  Schreibe diese Situationen in dein Lebensbuch. Was war das Besondere? Die Geburt deiner Kinder, schwierige Situationen, die du mit ihnen durchgestanden hast, oder anderes? Auf was hast du in deinem Leben schon alles verzichtet? Vielleicht der Umwelt zuliebe auf Autos oder deiner Gesundheit zuliebe auf Genussmittel? Wann hast du Belastendes wie zum Beispiel eine schwere Krankheit, Trennung oder berufliche Überlastungen ausgehalten und/oder bist sogar an ihnen gewachsen?

Chronik deines Lebens

Trage auf der einen Seite wichtige Jahreszahlen deines Lebens ein und vergleiche sie mit wichtigen Ereignissen, die zur selben Zeit im Weltgeschehen stattgefunden haben.

Jahr	Wichtige persönliche Ereignisse	Zeitgeschichte
1967	Geburt	Erste Herztransplantation an einem Menschen
1970	Tod meines Vaters	Geburtsstunde des RAF
1972	Besuch des Kindergartens. Durch eine Bemerkung der Kindergartentante fand die Überzeugung: „Ich kann nicht malen“ ihren Ursprung	die erste Folge der Science-Fiction-Serie „Star Trek – Raumschiff Enterprise“ lief im deutschen Fernsehen
1973	Einschulung Wir hatten kein Geld für Einschulungsfotos, darüber war ich traurig	Eröffnung des „World Trade Center“ in New York
1975	Ich werde das erste Mal Tante, darauf bin ich stolz	Herabsetzung der Volljährigkeit auf das 18.Lebensjahr

42 Klingenberger, Hubert: Lebensmutig. München 2003,S.104

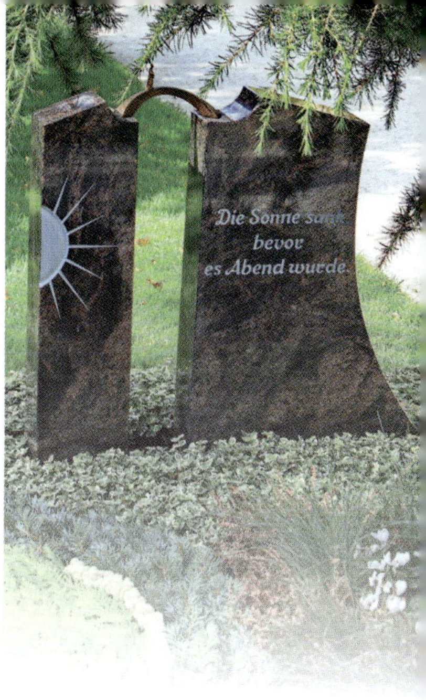

Dein Grab [43]

Fotos von Grabstätten und Grabsteinen bekannter Persönlichkeiten können aufgehängt oder rumgereicht werden.

Arbeitsauftrag:

Überlege dir, wie deine eigene Grabstätte aussehen soll. Verfasse deine eigene Grabrede, was soll darin über dich gesprochen werden?

- Wie und wo möchtest du beerdigt werden?
- Welcher Spruch steht auf deinem Grabstein?
- Welche Musik soll gespielt, welche Lieder sollen gesungen werden?
- Welche Texte sollen vorgelesen werden?

Mädchen und Jungen

In vielen Familien wurden Jungen und Mädchen unterschiedlich behandelt. Unsere Geschlechtszugehörigkeit kann sich darauf auswirken, wie wir uns selbst sehen. Gewisse Eigenschaften wurden in uns gefördert oder unterdrückt, je nachdem, ob wir ein Mädchen oder ein Junge waren. Von Männern wird Stärke, von Frauen Mitgefühl erwartet. Dabei haben wir als Mensch sowohl Stärke, Aggressivität als auch Mitgefühl und Verständnis in uns, ganz unabhängig von unserem Geschlecht.

Zur Veranschaulichung können sie sich auch die Lieder „Weil ich ein Mädchen bin ...“ und „Männer weinen nicht“ unter www.youtube.com anhören.

Mädchen:

- Glaubst du, dass es Vorteile hat, ein Mädchen zu sein, oder hat es deiner Meinung nach eher Nachteile?
- Was glaubst du ist für einen Mann bzw. für eine Frau passend? Wie sollten sie sich verhalten?
- Was für Vorstellungen von „Mädchen oder Junge sein“ hatten deine Eltern? Welche Botschaften über dich selbst haben sie dir dadurch vermittelt?
- Wenn du eine Frau bist, wie wurdest du durch Männer in deiner Persönlichkeit geprägt?

Jungs:

- Stimmst du diesem Liedtext zu? Können oder dürfen Männer keine Gefühle zeigen?
- An welche Regeln oder Verbote musstest du dich halten, weil du ein Junge oder Mädchen warst?
- Wenn du ein Mann bist, welche Frauen haben dich in deiner Männlichkeit geprägt? Welche positiven oder negativen Erfahrungen hast du mit dem anderen Geschlecht gemacht?

43 Klingenberger, Hubert: Lebensmutig. München 2003, S.181

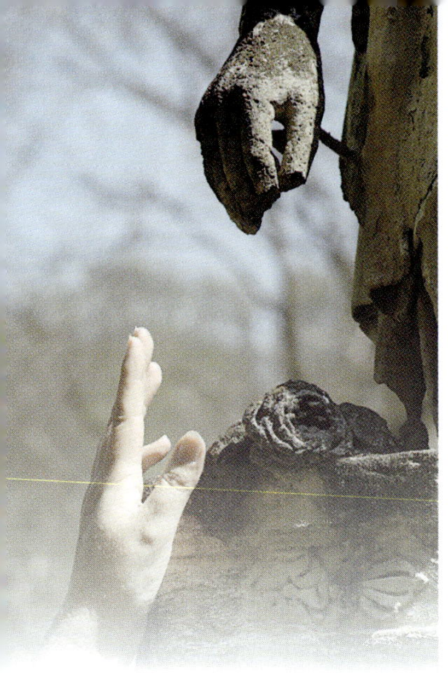

9.3.2 Perspektivenwechsel

Ein Perspektivenwechsel hilft uns, unsere Lebensgeschichten mit einer gewissen Distanz zu betrachten. Wechselnde Sichtweisen einzunehmen bringt uns näher an die Wahrheit in uns. Wir betrachten unsere Erinnerung nicht nur aus der Nähe, sondern auch aus einer Distanz heraus, dabei können wir Neues entdecken und eine veränderte Einstellung entwickeln.

- Wir können auch hier noch einmal das Bild vom Lebensbaum nutzen. Nachdem wir uns selbst als Baum gemalt haben, gehen wir in die einzelnen Elemente unseres Baumes. Ich bin die Wurzeln von meinem Baum und ich bin ... Dabei machen wir uns keine Gedanken, was unsere Wurzeln vielleicht sagen könnten, sondern schreiben ganz spontan auf was uns einfällt.
- Stell dir vor, du schreibst ein Theaterstück. Eine der Figuren ist so wie du vor 20 Jahren gewesen bist. Beschreibe sie.
- Schreibe über dich in der dritten Person. Was denkt diese Person, lass sie denken, sprechen und handeln.
- Schneide aus einer Zeitschrift Fotos von Menschen aus, klebe sie in dein Buch, gib ihnen Namen, und lass sie miteinander reden. Was wollen sie mitteilen?
- Schreibe aus der Sicht eines erfahrenen Kleinkindes eine Leitlinie für Neugeborene. Gib ihm Handlungsanweisungen, damit sein Leben von Anfang an gelingt.
- Stell dir vor, du bist ein Außerirdischer zu Besuch auf der Erde. Auf deinem Planeten gibt es keine Kriege, keine Sexualität, und der Begriff Liebe ist euch auch unbekannt. Beschreibe deine Beobachtungen.
- Stell dir vor, dass verschiedene Personen in dir leben. Wie viele sind es, und wer von ihnen hat das Sagen? Gib ihnen Namen, die ihre Eigenschaften beschreiben, z.B. Spaßvogel, Großkotz, Brauchi, Angsthase, Träumerle, Casanova, Mauli ... Beschreibe sie. Was denken, fühlen und wie handeln sie?
- Kennst du deine Schattenseiten?
- Wie würdest du deine Schattenseiten beschreiben?
- Welche Eigenschaften, die dein Schatten verkörpert, macht dir gerade am meisten zu schaffen?

- Wie würde deine jetzige Situation von einem Maler gemalt werden?
- Wenn deine Situation eine Chance für dich wäre, wozu hättest du dann Gelegenheit?
- Erzähle die Geschichten über dich, die deine Eltern, Verwandten oder Freunde über dich erzählen.
- Stell dir vor, du bist ein Zeitreisender und machst Urlaub in deiner Vergangenheit. Du kannst dein jüngeres Ich besuchen und die Umstände und Zusammenhänge erkunden, in denen es lebt. Schicke deinem jetzigen Ich einen Brief, in dem du ihm erklärst, was du auf deiner Reise gesehen hast.

Fallbeispiel:

Herr B.,52 Jahre alt, hepatisch metastas. (in die Leber metastasiert) Rektumkarzinom. Aktuell Abszess in der Leber, Ikterus (Gelbfärbung der Haut), wegen eines Gallengangsverschlusses wurde in den Gallengang ein Stent eingelegt. Er kommt auch zur Schmerzeinstellung, da er immer wieder starke Schmerzen im Bereich der Leber und auch im Enddarm hat. Er ist PMD-Patient.
Er berichtet, dass das Sitzen sehr schmerzhaft für ihn ist, egal auf welcher Unterlage, aber er würde sich auch davon nicht kleinkriegen lassen.
Herr B. kommt gebürtig aus Bremerhaven. Er ist in zweiter Ehe seit 8 Jahren verheiratet. Aus erster Ehe hat er eine Tochter. Herr B. ist von Beruf Fernfahrer, ist aber seit seiner Erkrankung berentet. Sagt, dass er auch nicht mehr arbeiten könne. Schon bei der Diagnosestellung wurde ihm gesagt, dass er die Metastasen aus der Leber nicht mehr los wird, aber er hofft, dass sie durch die Therapie nicht weiter wachsen.

Impuls: Stellen Sie sich vor, ihre Erkrankung sei eine Person, der Sie einen Brief schreiben können. Was würden Sie dieser Person mitteilen wollen?

Hallo Tumor,
Ich will dir mal erzählen, wie du mein Leben verändert hast. Als ich dich und deine Töchter im März 2014 bekam, dachte ich, du kommst nur mal kurz zu Besuch. Dass du dich mit ihnen mittlerweile über

zwei Jahre bei mir eingenistet hast, hielt ich damals für ausgeschlossen. Aber nach 56 Chemos und mehreren Kontrollen muss ich leider einsehen, dass du noch etwas bei mir bleiben willst. Ich bin schon mal froh darüber, dass du und deine Familie nicht weiter gewachsen seid. Und ich werde alles mir Mögliche unternehmen, dass du und dein Pack ganz aus mir verschwindest. Da kann mir auch so eine Entzündung in der Leber unter einer deiner Töchtergeschwülste nichts anhaben. Ich bin bereit zu kämpfen, solange, bis du aufgibst. Die Unterstützung dazu bekomme ich von meiner Frau Doris, sie ist immer an meiner Seite. Wenn du mich zu sehr nervst, nehme ich dich halt mal mit in die Klinik, wo ich auch noch Hilfe bekomme dich loszuwerden, du wirst bestrahlt. Einer von uns zweien ist zu viel. Und ich bin mir sicher, das bin nicht ICH. Denn ich werde von vielen Menschen gemocht bzw. geliebt, DU nicht. Also, mein lieber gehasster Krebs, verschwinde endlich aus mir und meinem Leben. Dich braucht kein Mensch und am allerwenigsten ich.

Am nächsten Tag erzählte der Patient, dass das Schreiben des Briefes etwas mit ihm gemacht hätte. Im Gespräch mit Freunden oder Mitpatienten hat er schon oft erzählt, dass er Krebs hat, aber irgendwie war das immer so, als hätte das nicht wirklich was mit ihm zu tun. Er hätte den Krebs immer auf Abstand gehalten. Als ich ihn fragte, ob das jetzt nicht mehr geht, sagte er „Nicht wirklich, er ist ja da!"

Der Patient war dann bereit zu einem Rollenspiel, er wollte sich anhören, was der Tumor ihm zu sagen hat.

Als Tumor:

Ich mach dich fertig. Und ich trete dich, damit du mich spürst, das machen meine Kinder ...Ich kämpfe ... aber ich weiß, dass ich das nicht schaffe. Muss ich verschwinden? Ich fühle mich überlegen, aber so langsam ...

Patient stockt immer wieder, sagt, dass es ihm schwerfällt, vom Tumor in der Ichform zu reden. Frage ihn, ob er ein Bild hat, ob er sieht, wie der Tumor aussieht.

Ich habe einen roten Kopf mit Hörnern auf, mit denen kann ich zustechen, und ich habe ein Teufelslächeln im Gesicht. Ich glaube, dass ich dich schaffe. Deinen Brief von gestern muss ich erst noch verarbeiten, das habe ich noch nicht erlebt, dass man mit mir spricht.

Im Anschluss erzählt Herr B., dass er besorgt sei, er hätte jetzt schon 2 Monate keine Chemo mehr bekommen. Er hat Angst, dass die Metastasen in der Leber wieder weiterwachsen. Aber Hoffnung gibt ihm, dass seine Entzündungszeichen weiter sinken. Vielleicht kann er bald an der Leber operiert werden, der Abszess soll ausgeräumt werden, und er überlegt: *„Vielleicht kann man ja dabei auch gleich eine große Metastase rausschneiden. Alle können sie nicht entfernen, dafür sind es zu viele, aber ich bin ja schon mal froh, wenn sie nicht weiter wachsen."*

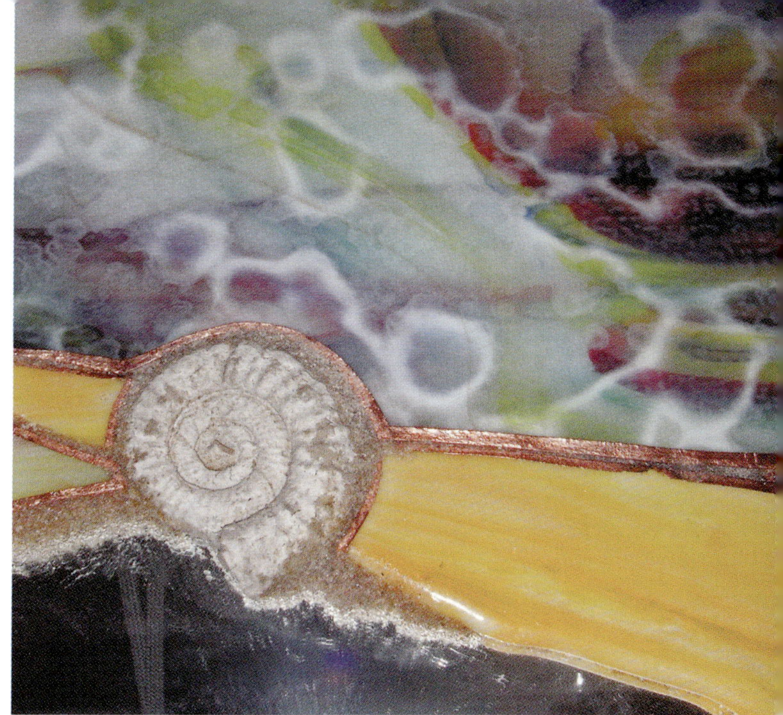

Später sagt er, dass ihm selbst noch nie so bewusst war, wie stark seine Angst ist. Er hätte seine Erkrankung immer runtergespielt, aber er glaubt, dass er sie jetzt ernstnehmen muss.

Frage: „Was/wer hat Ihnen geholfen, welche Kraftquellen können Sie nützen?"

„Zum einen natürlich meine Frau, aber ich kann ihnen noch was zeigen, ich habe ein tolles Hobby." Mit diesen Worten holte er seinen Laptop aus dem Nachtkasten und zeigte Fotos von seinen Tiffany-Arbeiten. Bilder von Tieren und Blumen als Fensterbilder oder Wanduhren. Begeistert erklärte er die einzelnen Arbeitsschritte, welche Materialien er benutzt, wie die Ideen kommen, und wieviel Spaß und Freude er beim Gestalten der Bilder hätte. Zu Weihnachten und auch zu Geburtstagen versorgt er seine Familie und seinen Freundeskreis mit seinen kleinen Kunstwerken. Auch sein eigenes Haus wäre voll davon. *„Das ist auf jeden Fall etwas, das von mir bleibt."* Sein Bruder wünscht sich eine Wanduhr mit Fischen. Er hat mehrere Aquarien und die Fische seien sein Hobby. *„Das wird mein nächstes Projekt."*, erklärte er ganz begeistert und mit leuchtenden Augen. Beim Löten und Ausschneiden und anschließenden Bearbeiten der Glasflächen mit einem Diamantbohrer würde er alles um sich herum vergessen, auch seine Krankheit. Er hofft, dass er noch lange die Kraft dazu hat, aber er gibt ja den Kampf nicht auf, auch wenn er eine Schlacht nach der anderen verlieren würde.

9.3.3 Traumarbeit

Die Arbeit mit unseren Träumen ist ein Element aus der Gestalttherapie von Fritz Perls. Laut ihm sind alle Bilder unserer Träume Teile von uns selbst. In der Traumarbeit lassen wir alle Fragmente zu Wort kommen. Dadurch beginnen wir, das Ganze zu sehen. *„Als ein von uns selbst erzeugtes Phänomen stellt der Traum etwas dar, das noch am wenigsten von Verdrängungen verstellt ist. Deshalb ist er der deutlichste Ausdruck unserer Existenz. Die Arbeit mit Träumen macht es möglich, unsere wahre Existenz und unsere echten Probleme von darüber gelagerten Symptomen zu unterscheiden."*[44]

In der Traumarbeit kann uns deutlich werden, dass das, was wir tun, auf Schlussfolgerungen beruht, die wir selber ziehen.

- Führe ein Traumtagebuch. Schreibe deine Träume gleich nach dem Aufwachen auf, auch alle deine Erinnerungsbruchstücke. Schreibe deinen Traum in der Gegenwartsform.
- Gehe in die einzelnen Bilder deines Traumes. Z.B „Ich bin die Wolke aus Martinas Traum und ich bin ...". Erzähle in der Ichform und in der Gegenwart.
- Was willst du im Traum vermeiden?
- Häufig wachen wir auf, wenn der Traum „gefährlich" wird. Erzähle ihn weiter, was passiert als nächstes? Lass zu, dass sich deine Geschichte weiterentwickelt.

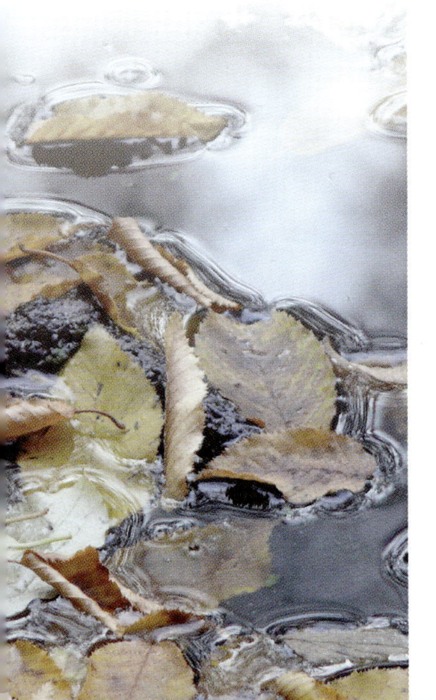

Fallbeispiel:

Der Patient schließt seine Augen und erzählt den Traum noch einmal so, wie er ihn geträumt hat.

Traum:

Ich sitze in einem Zimmer auf dem Fußboden und sehe mich selbst gleichzeitig liegend. Jemand nimmt mich im Ganzen hoch und schlägt mich gegen die Wand. Ich schaue unbeteiligt zu. Denke mir: „Lange halte ich das nicht mehr aus, gehe kaputt." Dann sehe ich Wasser die Wand runterlaufen. Erschrecke. Das weicht ja die Wände auf und könnte Schimmel machen. Denke mir: „Ich sollte mal das Dach dichten." Tue aber nichts.

44 Perls, Frederik/Baumgardner, Patrizia: Das Vermächtnis der Gestalttherapie. Stuttgart 1990, S.107, Z:7-12

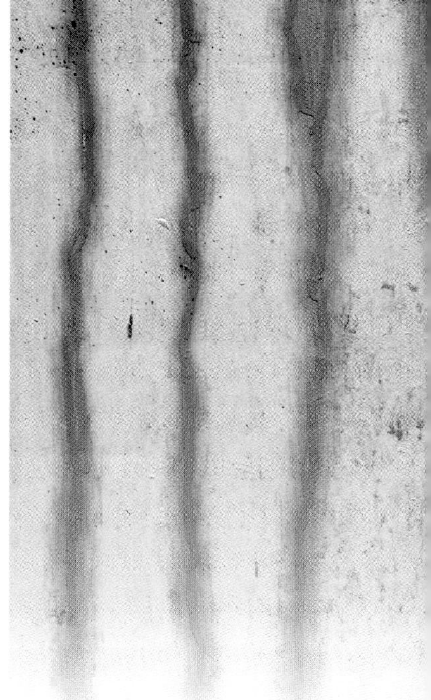

Teil 1:

Jetzt wählt der Patient eine Person oder auch einen Gegenstand aus dem Traum aus, den er erzählen lassen will. Möglichst nicht die Person oder den Gegenstand auswählen, der im Traum die meiste Angst gemacht hat. In diesem Fall geht der Patient zuerst in die Wand. Viele Traumanteile sind kindliche Aspekte unseres Selbst, wir erreichen sie in der Du-Form leichter. Mit dem Patienten vorher abklären, ob das für ihn in Ordnung ist.

P= Patient, B=Begleiter

P: Ich bin nicht mehr ganz dicht, kann meine Aufgabe nicht mehr so gut erfüllen.

B: Den Satz bitte wiederholen.

P: Bin nicht mehr ganz dicht. Wenn das so weitergeht, kommt das ganze Wasser durch, dann kann ich es nicht mehr aufhalten.

B: Hmmm

P: Ich weiche auf.

B: Wie geht es dir?

P: Mein Herz klopft schnell, sehe, wie es die weiße Farbe abwäscht, darunter bin ich grau.

B: Spüre, wie dein Herz klopft.

P: Ich hätte gleich das erste kleine Loch dichtmachen müssen.

B: Weil sonst?

P: Kommt so viel Wasser, dass es mich wegsprengt.

B: Und das kannst du nicht zulassen?

P: Ich halte alles weg, was wehtut.

B: Hmm - willst das kleine Kind, das auf dem Boden sitzt, schützen?

P: Ja! (weint)

B: Hmmm

Pause

B: Möchtest du dir noch etwas anderes aus dem Traum anschauen?

P: Ja. Gehe jetzt mal in das Wasser So, jetzt bin ich das Wasser. Laufe an der Wand überall herunter. War zu Anfang gar nicht leicht, es gab nur ein kleines Loch. Aber jetzt fließe ich überall runter.

B: Sag das nochmal.

P: Ich fließe überall runter.

B: Hmmm

P: I,ch laufe und fließe die Wand runter, ich mache, was ich will.

B. Sag das nochmal.

P: Ich mache was ich will, und niemand kann mich aufhalten.

B: Hmm - die Wand hat es versucht.

P: Ja, aber mich kann man nicht aufhalten, ich bin eine Urkraft, ich finde immer einen Weg.

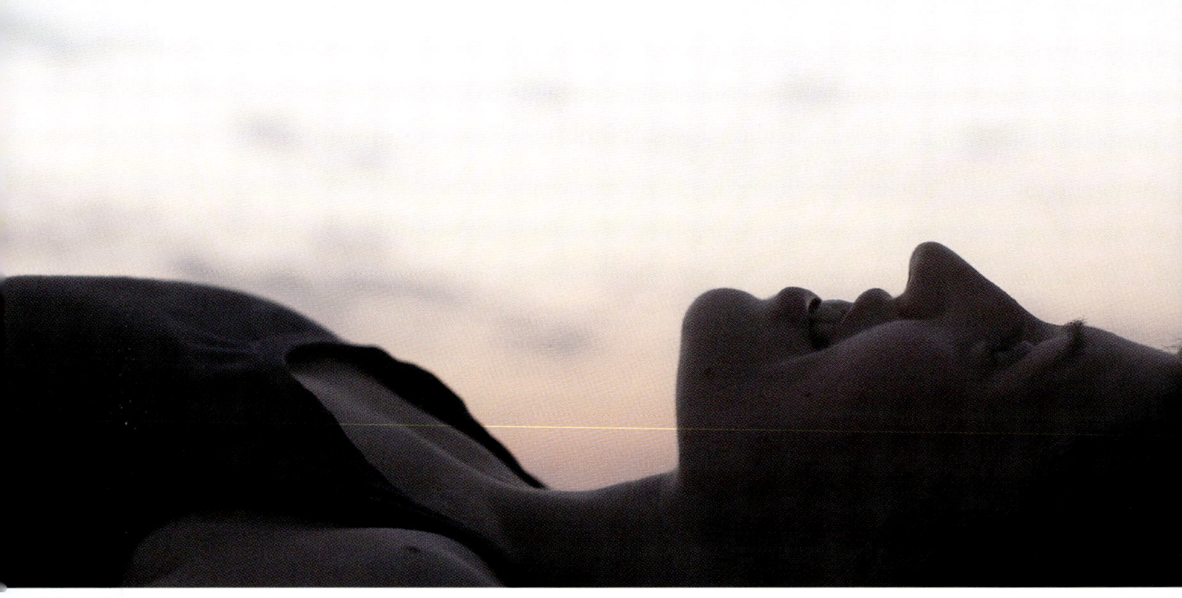

Teil 2:

Der Traum wurde an einem anderen Tag weiter bearbeitet, diesmal ohne Protokoll:

Ich bin die Person, die am Boden sitzt und zuschaut, fühle mich seltsam unbeteiligt. Ich kann eh nichts machen, schaue einfach zu, wie mich Hände an den Knöcheln fassen und gegen eine Mauer schlagen. Denke „Bei so viel Gewalt gehe ich kaputt."

Teil 3:

In der Rolle der am Boden liegenden Person:

Ich liege ausgestreckt am Boden, bin ganz starr. Meine Arme sind am Körper anliegend, meine Beine zusammengepresst wie ein Brett. Kann den Kopf nicht anheben, ist ganz schwer, kann nur an die Decke starren. Da merke ich, wie mich zwei Hände an den Knöcheln fassen, will hinschauen wer das ist, kann mich aber nicht bewegen. Die Hände, die mich berühren, sind warm und weich. Bin überrascht, habe mit einem harten Griff gerechnet, aber sie umfassen mich liebevoll, spüre keinen Schmerz, eher Liebe. Ich werde hochgehoben und spüre, wie in meinem Bauchraum etwas aufgeht. Kann jetzt auch meinen Kopf heben und sehe, wie mich jemand hochhebt. Es ist ein großer starker Mann, aber irgendwie auch weich, sieht aus wie ein Kind in der Gestalt einen Mannes.

Patient:

Bin überrascht, glaube, dass das Wasser meine Gefühle sind, die durchkommen wollen. Als Wasser habe ich mich sehr kraftvoll erlebt. Als Wand eher ängstlich. Aber am meisten haben mich die warmen und weichen Hände überrascht. Er will mir gar nichts Böses, der große Kerl, er will mir helfen. Er setzt seine Kraft ein, damit ich wieder lebendig werde. Die Starre, die meine Arme und Beine festhält, soll aufbrechen. Wenn ich mich aus meiner Erstarrung lösen kann, werde ich beweglicher. Seine Kraft ist auch ein Teil von mir, ich sollte sie nicht als böse verurteilen, sondern nutzen. Ich glaube, das will mir der Traum sagen.

9.3.4 Erzählwerkstatt

In einer Erzählwerkstatt können sich interessierte Menschen treffen, um Erinnerungen zu einem bestimmten Thema auszutauschen. In vielen Altenheimen wird die Möglichkeit zur Teilnahme in einer Erzählwerkstatt angeboten. Die Bewohner erfahren in der Gruppe Verständnis und Akzeptanz, es wird ein Raum geschaffen, um Erinnerungen auszutauschen und Gefühle mitzuteilen, er bietet eine gute Kontaktmöglichkeit. Die Bewohner lernen sich durch das Erzählen ihrer Lebensgeschichten kennen. Auch die Wortfindung und Denkfähigkeit wird beim Erzählen trainiert. Die biografische Begleitung hilft uns, den Menschen in seiner Einmaligkeit zu sehen, wir verstehen und können nachvollziehen, wie der Mensch geworden ist wie er ist. Auf manche Verhaltensweisen können wir nun mit mehr Mitgefühl und Verständnis reagieren. Wir können individuell auf den Menschen eingehen. In einer Runde mit Menschen, die sich kennenlernen konnten, wird mit der Zeit eine fröhliche, ausgeglichene Grundstimmung herrschen. In dieser Atmosphäre werden eher positive Erinnerungen ihren Weg ins Gedächtnis finden, während eine depressive Stimmung negative Erinnerungen auslöst.

- Als Gruppenleiter/in sollten wir darauf achten, dass auch schüchterne, zurückhaltende Menschen zu Wort kommen.
- Eine ansprechende Atmosphäre schaffen, z. B. mit frischen Blumen, Kaffee, Tee, Kerzen und Gebäck.
- Für den einzelnen dürfen die Angebote nicht zu anstrengend werden, damit es zu keiner Überforderung kommt.

In Hospizen oder auf Palliativstationen wird es eher seltener zu Gruppenaktivitäten kommen, ganz ausgeschlossen ist dies allerdings nicht, da sich in den Begegnungsräumen immer wieder auch Angehörige und Patienten, die sich bis dato fremd waren, begegnen, und spontan etwas miteinander unternehmen möchten. In der Begleitung können viele Angebote aus der Erzählwerkstatt, aber auch mit einer einzelnen Person oder für den Patienten und seine Angehörige, genutzt werden.

„Erzählblätter verbinden den leichten Einstieg über Fragen und Schreibimpulse mit der Offenheit des „Klassischen" biografischen Schreibens." [45]

Erzählblätter:
In dem Buch Biografiearbeit von Stefan Kappner finden sich viele Tipps, Anleitungen und Kopiervorlagen von Erzählblättern mit bestimmten Themen, wie z.B. Schöne Tage, Liebe Menschen, Lebensthemen, Übergänge, Spielerisches, Kreatives.
Stefan Kappner hat die Methode der Erzählblätter entwickelt, um es Menschen zu erleichtern, sich schreibend zu erinnern. Ein weißes Blatt Papier mit Lebensgeschichten zu füllen braucht viel Eigeninitiative und Selbstvertrauen, und die Fragebücher, die wir im Buchhandel finden, lassen wenig Spielräume zum individuellen Gestalten offen.

Beispiel für ein Erzählblatt: [46]
Titel: Schnee und Eis
Fragen auf der Vorderseite:

- Wie war es, wenn es schneite? Freuten Sie sich?
- Wurde das Leben beschwerlicher?
- Wie wurde es warm in der Stube?
- Welche Winterkleidung gab es?
- Fuhren Sie Schlitten, Ski oder mit Schlittschuhen auf dem Eis?

Schreibimpuls auf der Rückseite:

- Erzählen Sie vom Winter Ihrer Kindheit und Jugend.

Unsere Erinnerungen aufzuschreiben ist eine sehr schöpferische Tätigkeit, eine Aufgabe, die uns im positiven Sinn herausfordert. Viele Aufgaben des täglichen Lebens fallen für uns als Bewohner in einem Altenheim weg, und das Aufschreiben unsere Erinnerungen kann für uns zu einer Aufgabe werden, die uns Spaß und Freude macht, die wir noch bewältigen können. Unsere Erinnerungen aufzuschreiben wird so, wenn alle alltäglichen Aufgaben weggefallen sind, zu einer Aufgabe, die unserm Leben noch einen Sinn gibt.

Bildkarten zur Biografiearbeit:
von Hubert Klingenberger, Don Bosco Verlag,
ISBN: 4260179510700.

45 Kappner, Stefan: Biografiearbeit mit Senioren und Demenzkranken. Mülheim2015,, S.5
46 Kappner, Stefan: Biografiearbeit mit Senioren und Demenzkranken. Mülheim2015,, S.41

Auch Bildkarten können in einer Erzählwerkstatt oder in Einzelarbeit mit dem Patienten genutzt werden. Sie enthalten biografische Leitbilder. Da unsere Lebenserfahrungen unser inneres Bild vom Leben beeinflussen, können wir durch das Bearbeiten der Bildkarten Unbewusstes spielerisch ans Tageslicht holen und verdeutlichen. Somit erkennen wir, welches innere Bild wir gerade, oder auch allgemein, vom Leben haben. Durch das Bewusstmachen unserer inneren Leitbilder können wir einen Perspektivenwechsel durchführen und haben die Möglichkeit, unser Leben anders zu deuten.
In der Gruppe können wir uns austauschen und uns mit den eigenen, aber auch mit fremden Lebensbildern konstruktiv auseinandersetzen.

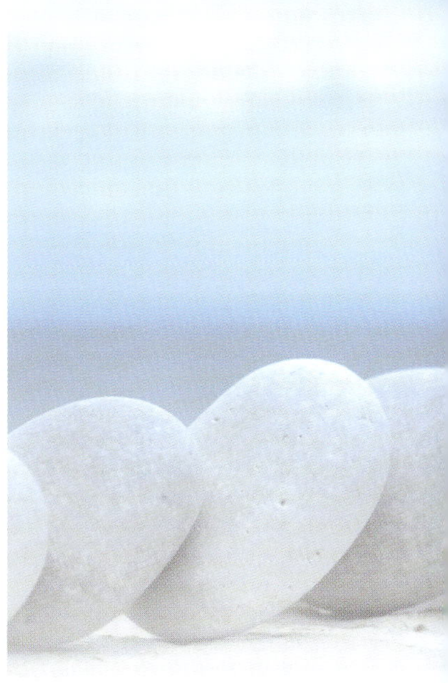

Anleitung:
Bildkarten mit der Motivseite nach oben auf dem Tisch ausbreiten.
Fragen:

- Welches Bild spricht dich sofort an? Was fällt dir spontan dazu ein?
- Beantworte die Fragen auf der Rückseite der Karte, oder lies den Impulstext und mach dir Notizen dazu.
- Was meinst du, welche deiner Erfahrung hat dazu geführt, dass du dich für diese Karte entschieden hast?
- Welche der Bildkarten spricht dich noch an, was spiegeln sie dir an Lebenserfahrungen oder inneren Überzeugungen, die du dir im Laufe deines Lebens erworben hast?
- Welche der Karten spricht dich überhaupt nicht an, was glaubst du, warum das so ist?

Eine andere Möglichkeit ist: intuitiv eine Bildkarten ziehen lassen.

Fragen:

- Erkläre deine Karte aus deiner persönlichen Lebenssicht heraus. Für welche Lebenserfahrung könnte sie stehen? Welche Erfahrungen sprechen dagegen?

Ein 60-jähriger Patient äußerte nach einem Aufklärungsgespräch: *„Ich fühle mich wie auf einem Hochseil, ohne doppelten Boden* *und Auffangnetz. Jeden Moment stürze ich ab.“* Nachdem ich ihm die Bildkarten gezeigt und gefragt hatte, ob ein Bild dabei ist, das gerade zu seiner momentanen Situation passt, hat er folgendes Bild gewählt:

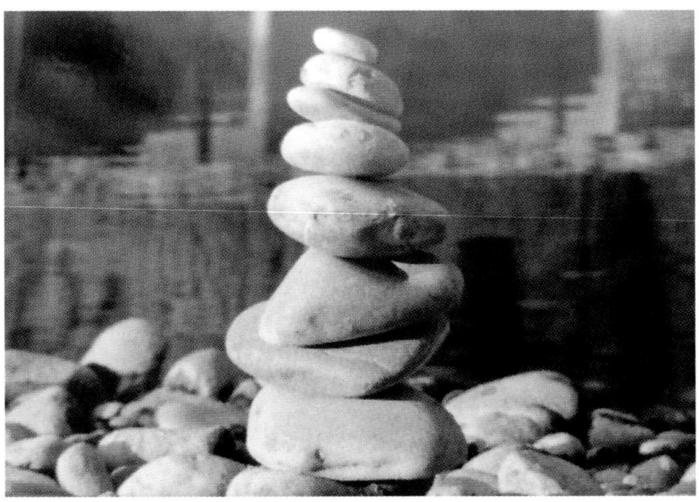

Auf der Rückseite steht:
Balanceakt … Balancieren … zwischen meinen Bedürfnissen und den Ansprüchen von außen … Zwischen Zuversicht und Zweifel … zwischen Vernunft und Gefühl … zwischen *leben wollen und sterben müssen.*

Zwischen *leben wollen und sterben müssen* hat er hinzugefügt, das würde am ehesten beschreiben, wie es ihm jetzt geht. Seine Familie sagt, er solle weiterkämpfen. Sie wollen im Internet nach anderen Kliniken suchen, die vielleicht mit neueren Therapien arbeiten. Er dürfe nicht aufgeben, die Medizin würde sich ja ständig weiterentwickeln. Er allerdings würde sich so erschöpft fühlen, dass er am liebsten gar nicht mehr aus dem Haus gehen möchte. *„Ich will mich einfach nur noch verkriechen. Nichts mehr sehen und hören.“* Dann gibt es aber auch für ihn Momente, in denen er wieder Zuversicht und Hoffnung hat. *„Vielleicht fällt den Ärzten noch etwas ein?“* Vielleicht, so hofft er, gibt es doch noch eine Chance für ihn. Eine Chemo, die gut anschlägt, und ihm noch etwas Zeit schenkt. Aber fragen will er auch nicht danach, vielleicht sagen die Ärzte Nein und dann gäbe es gar keine Hoffnung mehr. *„Wissen Sie, ich will es gar nicht so genau wissen.“* Außerdem hat er Zweifel und befürchtet, dass eine erneute Therapie, egal mit was, alles nur noch schlimmer macht. *„Ich will noch leben, aber im Grunde weiß ich, dass ich sterben muss, nicht irgendwann, sondern vermutlich schon bald. Ich fürchte, noch ein zusätzlicher Stein oben drauf, und alles bricht zusammen.“* Mit diesen Worten hat er die Karte zurückgegeben.

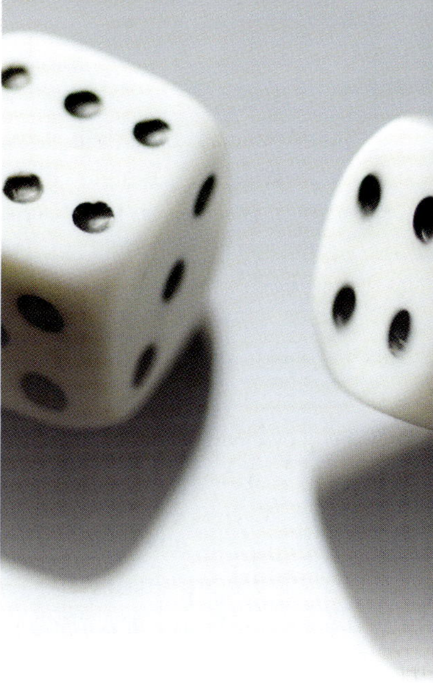

Würfelspiele:
Ein Würfelspiel wäre z. B. „Vertellekes“ (Vincentz Verlag) von Petra Fiedler. Es eignet sich als Spiel in einer Gruppe von 3-8 Personen. Es braucht keine große Vorbereitungszeit. Da es kein festgesetztes Ende gibt, wird auf Zeit gespielt. Empfehlung: 45 Minuten bis 1 Stunde.

Spielverlauf:
Die 24 Spielfeldkarten werden auf dem Tisch in einem Kreis ausgelegt. Ein Mitspieler fängt an zu würfeln und zieht die Spielfigur um die gewürfelte Zahl weiter. Von allen Mitspielern wird nur eine Spielfigur benutzt. Auf den Spielfeldkarten sind verschiedene Tiere abgebildet. Je nachdem, auf welchem Feld man landet, wird eine von insgesamt 240 Aufgabenkarten gezogen. Rätsel, Sprichwörter, Fragen zur Biografie, Liederrätsel und kleine Aufgaben müssen erfüllt werden. Möchte ein Teilnehmer eine Aufgabe nicht erfüllen oder eine Frage nicht beantworten, kann sie an die ganze Gruppe gerichtet werden.
So, dass sich jeder, der möchte, dazu äußern kann. Besonders beliebt sind die Liederrätsel, bei denen die ganze Gruppe voller Freude mitsingt. Da nur mit einer Spielfigur gespielt wird, gibt es keine Gewinner und keine Verlierer, es kommt ganz ohne Wettbewerb aus. Nach Beantwortung einer Frage wird die Karte zur Seite gelegt.

Bildbände:
Bildbände, z. B. „Mein Jahrhundert“ von Günter Grass, können gezeigt und historische Ereignisse mit persönlichen Ereignissen verglichen werden. Ältere Menschen können erkennen, wie ihre Lebensgeschichte mit der „großen“ Geschichte verbunden ist.

Meilensteine der Biografie[47]
Auf einem Spaziergang in Gedanken noch einmal sein eigenes Leben an sich vorüberziehen lassen. Während dieses Spazierganges 12 Steine unterschiedlichen Aussehens und Größe sammeln. Im Anschluss daran an die wichtigen „Meilensteine“ im eigenen Leben denken, und sie den gesammelten Steinen zuordnen. Die Steine können bemalt oder beschriftet werden, z. B. Geburt, Einschulung, erste Liebe … Gefühle können farblich dargestellt werden.

- Sich zu jedem Meilenstein Erinnerungen aufschreiben.
- Seine Erinnerungen in der Gruppe vorstellen.

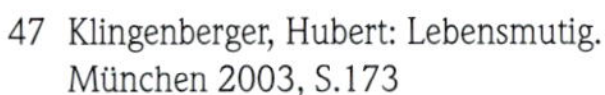
47 Klingenberger, Hubert: Lebensmutig. München 2003, S.173

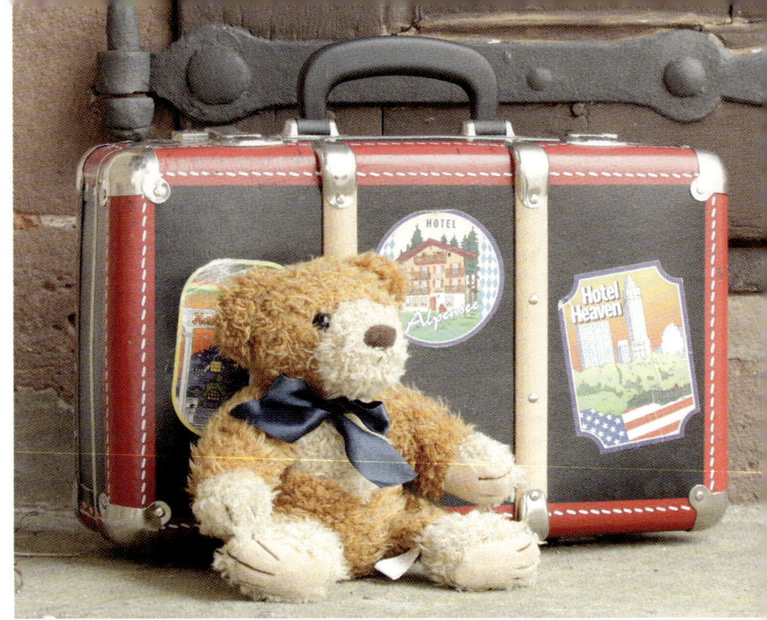

Erinnerungskoffer:
Ein weiteres Hilfsmittel ist ein Erinnerungskoffer. Er ist gefüllt mit Erinnerungsgegenständen aus der Kindheit und Jugendzeit der Senioren. Die Gegenstände können herumgereicht, ausprobiert, befühlt und beschnuppert werden. Mit allen Sinnen wahrgenommen, werden sie ein Schlüssel, um vergessene Erinnerungen wachzurufen. Oft sind bei demenziell veränderten Menschen die Erinnerungen nicht vollkommen verschwunden, ihnen fehlt nur der Zugriff darauf. Zu verschiedenen Themen kann der Koffer mit den passenden Gegenständen gefüllt werden. Die Bewohner können auch eigene Erinnerungsgegenstände mitbringen und von ihnen erzählen.

- Haushaltsgegenstände: Kaffeemühle, Milchkanne, Waschbrett, altes Bügeleisen, altes Kochgeschirr, Waage, Nudelholz, Kochlöffel und Kelle aus Email, Wurzelbürste, Scheuerlappen, Schuhwichse, Einmachgläser, ...
- Spielzeug: Murmeln, Blechspielzeug, Puppen, Teddybär, Springseil, Holzbauklötze, Musikdosen, Zinnfiguren, Strickliesel, Kreide, Kreisel, Jojo, Kastanien, ...
- alte Hausmittel: Rizinusöl, Wickel, Zwiebelsirup, Kartoffelkompresse, Wadenwickel, Lebertran, Ringelblumensalbe, Nivea, Melkfett, Zinksalbe, Wärmflasche, ...

9.3.5 Wünsch dir was
(Die Toten Hosen)[48]

Es kommt die Zeit, in der das Wünschen wieder hilft.
In der das Wünschen wieder hilft.
Ich glaube, dass die Welt sich noch mal ändern wird
Und dann Gut über Böse siegt,
Dass irgendjemand uns auf unseren Wegen lenkt
Und unser Schicksal in die Hände nimmt.
Ja, ich glaube an die Ewigkeit
Und dass jeder jedem mal vergibt.
Alle werden wieder voreinander gleich,
Jeder kriegt, was er verdient.
Ich glaube, dass die Welt einmal in Frieden lebt
Und es wahre Freundschaft gibt.
Und der Planet der Liebe wird die Erde sein
Und die Sonne wird sich um uns drehen.
Das wird die Zeit,
In der das Wünschen wieder hilft.
Das wird die Zeit,
In der das Wünschen wieder hilft,
Es wird einmal zu schön,
Um wahr zu sein,
Habt ein letztes Mal Vertrauen.
Das Hier und Heute ist dann längst vorbei,
Wie ein böser alter Traum.
Es wird ein großer Sieg für die Gerechtigkeit,
Für Anstand und Moral.
Es wird die Wiederauferstehung vom heiligen Geist
Und die vom Weihnachtsmann.
Es kommt die Zeit,
In der das Wünschen wieder hilft.
Es kommt die Zeit,
In der das Wünschen wieder hilft,
Wünsch DIR was …
Komm und wünsch DIR was.

48 Songtext „Wünsch dir was" Musik: Meurer – Text: Ferge aus dem Album „Kauf mich!"

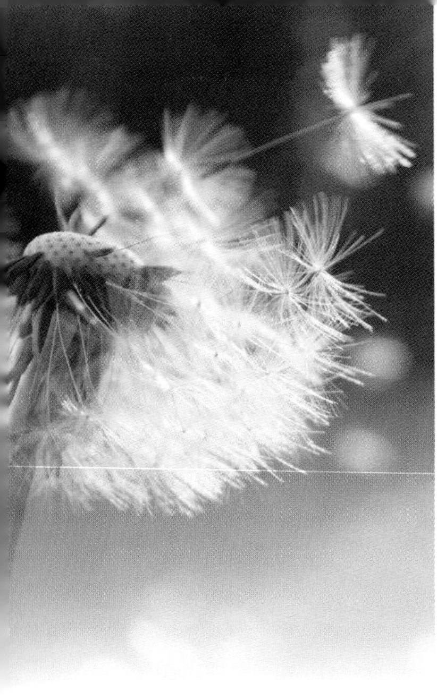

Impuls

Lied abspielen und den Text dazu verteilen. Ist gut geeignet für jüngere Jahrgänge ab 1950, älteren Menschen ist das Lied vielleicht zu rockig. Da kann auch nur der Text vorgelesen werden.

- Stell dir vor, jetzt ist die Zeit, in der Wünschen wieder hilft. Was wünschst du dir?

In der letzten Lebensphase haben ganz viele Menschen noch einen Herzenswunsch. Manchmal ist es der Wunsch, noch einmal etwas zu tun, das ihr Leben erfüllt hat, oder etwas zu erleben, das sie sich schon lange gewünscht haben.

Oft trauen sie sich nicht ihre Wünsche zu äußern, sie glauben, dass es nicht mehr geht, und wollen keine Umstände machen.

- Noch einmal daheim mit dem Mann frühstücken.
- Noch einmal eine Kugel Eis in der Lieblingseisdiele zu essen.
- Noch einmal das Haustier streicheln.
- Noch einmal ins Kino gehen.
- Noch einmal auf der eigenen Terrasse im Liegestuhl liegen.
- Sich mit Angehörigen, die man lange nicht mehr gesehen hat, aussöhnen.
- Noch einmal einen Ort besuchen, an dem man Kraft erlebt hat.

Manche Wünsche lassen sich leicht erfüllen, andere bleiben womöglich unerfüllbar, weil die Erkrankung schon zu weit fortgeschritten ist, oder sich Differenzen innerhalb der Familie oder im Freundeskreis nicht bereinigen lassen. Aber auch in diesem Fall ist es erleichternd, den Wunsch ausgesprochen zu haben, um sich von ihm verabschieden zu können.

Häufig ist es möglich, einen Wunsch in abgewandelter Form zu erfüllen. Das Haustier kann ins Hospiz oder Altenheim zu Besuch gebracht werden. Ein Haustier auf eine Palliativstation zu bringen wird schon schwieriger. Ist es klein genug, lässt es sich in einer Tasche für einen kurzen Besuch ans Krankenbett schmuggeln. Das Eis aus der Lieblingseisdiele kann ans Krankenbett gebracht werden. Falls es der Wunsch vom Patient und Angehörigen ist, kann es auch mit Hilfe vom SAPV (spezialisierte ambulante Palliativversorgung) dem Sterbenden ermöglicht werden, noch einmal in seine gewohnte Umgebung entlassen zu werden. Durch eine

Koordination von notwendigen Versorgungsleistungen bis hin zu einem umfassenden, individuellen Unterstützungsmanagement, kann die SAPV Palliativpatienten zuhause begleiten.

Fallbeispiel:

Frau B., Jahrgang 1965, hatte ein metastasierendes Pankreas Carcinom. Sie wurde vom raschen Krankheitsverlauf überwältigt und sagte: *„Das kann doch nicht sein, dass ich jetzt schon sterben muss! Ich habe doch noch so viel vor in meinem Leben, so viel ist noch unerledigt.“* Frau B. war in zweiter Ehe verheiratet und hatte zu ihrer 18-jährigen Tochter, die nach der Trennung vom ersten Mann bei ihrem Vater blieb, keinen Kontakt mehr. Ihr großer Wunsch, den sie immer auf später verschoben hatte, war eine kirchliche Trauung. Nachdem er ausgesprochen war, überlegten wir im Team, ob und wie wir diesen Wunsch realisieren könnten. Unser Klinikseelsorger erklärte, dass eine Trauung auch in unserer Klinikkapelle möglich sei. Frau B. konnte Kontakt zu ihrer Tochter aufnehmen. Im Rahmen der Vorbereitungen entstand zwischen beiden ein reger Whats-App-Kontakt. Ihre Tochter schickte Fotos von sich in möglichen Kleidern und fragte ihre Mutter um Rat. Frau B. blühte noch einmal auf, sie sagte, ein Kontakt zu ihrer Tochter wäre ohne diese Einladung zur Trauung nicht möglich gewesen. Im engsten Familien- und Freundeskreis fand schließlich die Trauung in einem sehr feierlichen Rahmen in unserer Klinikkapelle statt. Sie hatte sich für ihren Mann hübsch gemacht und beide strahlten sich an, als sie sich vor dem Altar das Jawort gaben. Es war für alle Anwesenden ein inniger und bewegender Augenblick. Zu einem anschließenden Sektempfang mit Kaffee und Kuchen luden wir in unserem Begegnungsraum ein. Ihr Ehemann und ihre Familie waren sehr glücklich und dankbar, dass sie ihr diesen Wunsch erfüllen konnten. Frau B. sagte am Abend, erschöpft von dem lebensvollen Tag: *„Obwohl es ein sehr anstrengender Tag war, war es einer der schönsten Tage in meinem Leben. Ich bin wirklich glücklich, das noch erlebt haben zu können.“* Sie schwärmte von der Trauung, der schön gedeckten Kaffeetafel, und wie schön es gewesen war, mit allen Menschen, die ihr wichtig sind, noch einmal an einem Tisch sitzen zu können.

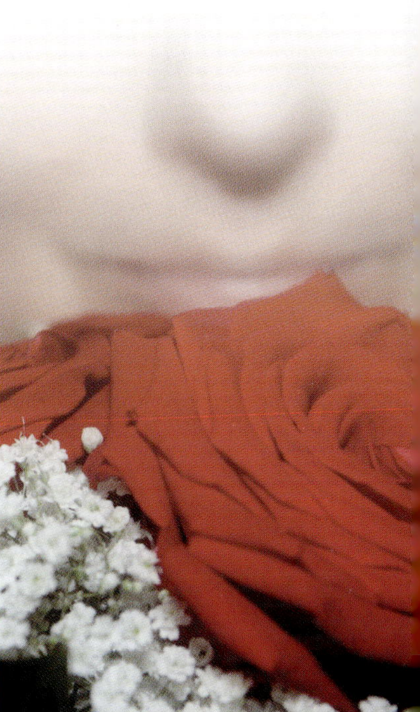

9.3.6 Zitate-Karten

In der Gruppe können die Anwesenden je eine Karte ziehen und Stellung dazu nehmen. Dies eignet sich gut zum Einstieg in die Biografiearbeit. Die Karten können am Boden verteilt liegen, oder als Fächer, aus dem man eine rauszieht.

Die Auswahl bei den am Boden liegenden Karten kann rein intuitiv geschehen: „Welches Bild zieht dich an?" Häufig ziehen uns Zitate an, die uns etwas über unsere Einstellung zum Leben lehren wollen, manchmal drücken sie auch genau das aus, was gerade aktuell in unserem Leben ist. Das führt zu überraschenden Erkenntnissen.

Leitfragen dazu könnten sein:[49]

- Stimme ich dem Zitat zu?
- Möchte ich widersprechen?
- Welche Lebenserfahrung unterstützt dieses Zitat?

Postkarten oder Klappkarten mit Lebensweisheiten können als Zitate-Karten genutzt, sie können aber auch leicht selbst gebastelt werden. Einfach am PC auf eigene Fotos Lebensweisheiten und Lieblingszitate schreiben, diese ausdrucken und auf bunte Fotokartons kleben.

Beispiele für Zitate:

- Das Leben schwindet oder weitet sich aus im Verhältnis zum eigenen Mut. *(Anais Nin)*
- Der größte Schritt ist der Schritt aus der Tür. (aus England)

49 Vergleiche:, Hubert Klingenberger, Lebensmutig Don Bosco Verlag,2003, Seite 196

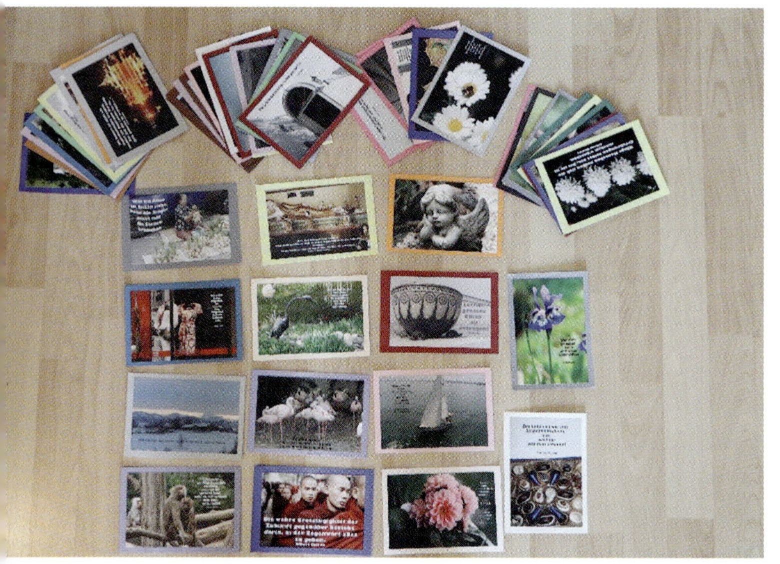

- Wer die Vergangenheit vergisst, ist dazu verurteilt, sie zu wiederholen *(G. Santayana)*
- Was ein Alter im Sitzen sieht, kann ein Junger nicht mal im Stehen erblicken. *(aus Nigeria)*
- Je schöner und voller die Erinnerung, desto schwerer ist die Trennung. Aber die Dankbarkeit verwandelt die Erinnerung in eine stille Freude. *(Dietrich Bonhöffer)*
- Es gibt ein erfülltes Leben trotz vieler unerfüllter Wünsche. *(Dietrich Bonhöffer)*
- Menschen, die immer daran denken, was andere von ih-

nen halten, wären sehr überrascht,wenn sie wüssten, wie wenig die anderen über sie nachdenken. *(Bertrand Russel)*

- Ich denke niemals an die Zukunft. Sie kommt früh genug. *(Albert Einstein)*
- Abweichungen sind der Motor der Entwicklung. *(Waldefried Pechtel)*
- Die größte Sehenswürdigkeit, die es gibt, ist die Welt - sieh sie dir an. *(Kurt Tucholsky)*
- Der Beweis von Heldentum liegt nicht im Gewinnen einer Schlacht, sondern im Ertragen einer Niederlage. *(David Lloyd George)*
- Nimm die Erfahrungen und die Urteilskraft der Menschen über 50 heraus aus der Welt, und es wird nicht genug übrigbleiben, um ihren Bestand zu sichern. *(Henry Ford)*
- Zu haben, was man will, ist Reichtum, es aber ohne Reichtum tun, ist Kraft. *(Georg Bernhard Shaw)*
- Widerstand verstärkt, Hingabe mildert, Bejahen ist Magie. *(Hermann Hesse)*
- Wenn die anderen glauben man ist am Ende, so muss man erst richtig anfangen. *(Konrad Adenauer)*
- Das Üble an den Minderwertigkeitskomplexen ist, dass die falschen Leute sie haben. *(Alec Guinness)*
- Nicht was wir erleben, sondern wie wir empfinden was wir erleben, macht unser Schicksal aus. *(Maria von Ebner-Eschenbach)*
- Der Tod lächelt uns alle an, das einzige, was man machen kann, ist zurücklächeln! *(Marcus Aurelius)*
- Eifersucht: unnötige Besorgnis um etwas, das man nur verlieren kann, wenn es sich sowieso nicht lohnt, es zu halten *(Ambrose Bierce)*
- Es ist keine Kunst, ein ehrlicher Mann zu sein, wenn man täglich Suppe zu löffeln hat. *(Heinrich Böll)*
- Es wäre dumm, sich über die Welt zu ärgern. Sie kümmert sich nicht darum. *(Marcus Aurelius)*
- Wenn wir bedenken, dass wir alle verrückt sind, ist das Leben erklärt. *(Mark Twain)*
- Das Leben ist wie eine Schachtel Pralinen, man weiß nie, was man bekommt *(Forrest Gump)*
- Der ich bin, grüßt traurig den, der ich sein könnte. *(Friedrich Hebel)*
- Wenn deine Grundsätze dich traurig machen, verlass dich drauf. Sie sind falsch. *(Robert Louis Stevenson)*
- Erst bei den Enkeln ist man dann ungefähr so weit, dass man die Kinder ungefähr verstehen kann. *(Erich Kästner)*
- Man entdeckt keine neuen Erdteile ohne den Mut zu haben, alte Küsten aus den Augen zu verlieren. *(Andre Gide)*
- Die zwei größten Tyrannen der Erde: der Zufall und die Zeit. *(Johann Gottfried von Herdes)*

- Ich prüfe jedes Angebot. Es könnte das Angebot meines Lebens sein. *(Henry Ford)*
- Vor der Wirklichkeit kann man seine Augen verschließen, aber nicht vor der Erinnerung. *(Stanislav Lem)*
- Kein Ereignis hat irgendeine Macht über mich, außer der, die ich ihm in meinen Gedanken gebe. *(Anthony Robbins)*
- Alle Lebewesen außer dem Menschen wissen, dass der Hauptzweck des Lebens darin besteht, es zu genießen. *(Samuel Butler)*

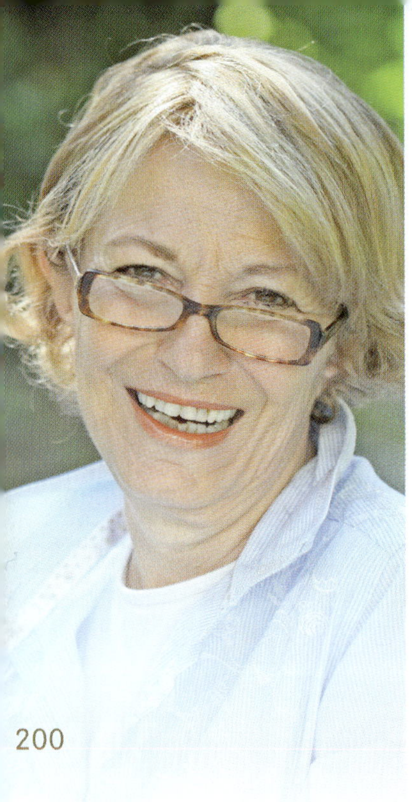

9.3.7 Timeline (NLP)

Timeline ist eine Methode aus dem NLP und wurde mir von meinem Kollegen Stefan Theierl beigebracht. Bei dieser Methode wird mit der vorgestellten Lebenszeitlinie eines Menschen gearbeitet. Durch die räumliche Vorstellung gelebter Zeit wird es dem Patienten möglich, positive Gefühle und Ressourcen aus seiner Vergangenheit abzurufen und in der Gegenwart oder Zukunft zu nutzen. Der Patient stellt sich vor, dass er auf einer Zeitlinie zum Ursprung eines Gefühls oder einer Blockade zurückgeht, um diese dann aufzulösen. Am Lebensende und in anderen Krisensituationen fällt es uns schwer, ein Gefühl von Freude und Glück zu empfinden. Deshalb wenden wir diese Methode auf der Palliativstation an.

Wir leiten den Patienten an, in eine Zeit zu gehen, in der er glücklich war, eine andere wertvolle Emotion erlebt oder ein Problem gemeistert hat, und dieses Gefühl soll er in seine heutige Situation mit zurücknehmen. Dieses Gefühl von Glück, oder die eigene Kompetenz wiederzubeleben, dient ihm als Ressource aus der Vergangenheit.

Anleitung Timeline:

Vorbereitend wird geklärt, wo für den Patienten im Raum die Vergangenheit, und wo die Zukunft liegt. So kann man Fragen stellen wie z. B. „Wo sehen Sie in Ihrer Vorstellung das letzte Weihnachten?" „Wo sehen Sie den Besuch der Angehörigen, die morgen kommen?" Bei dieser Anleitung beobachtet man den Blick des Patienten. Er wird wahrscheinlich unbewusst dorthin blicken, wo er für sich intuitiv Zukunft oder Vergangenheit visualisiert. Meistens liegt die Vergangenheit auch im Raum hinter und die Zukunft vor uns, für manche Menschen ist die Vergangenheit aber auch rechts oder links von ihnen. Kann der Patient noch aufstehen, soll er sich auf dem Boden eine Linie vorstellen. Da, wo er gerade steht, ist das Jetzt. Dann bestimmt er, in welcher Richtung seine Vergangenheit und Zukunft liegt. Besonders beeindruckend ist es, wenn der Patient sich tatsächlich auf der vorgestellten Zeitlinie bewegt. Hierbei kommt es zu besonders realistischen und bewegenden Erfahrungen. Die Position der biographischen Stationen spürt der „Zeitreisende" intuitiv.

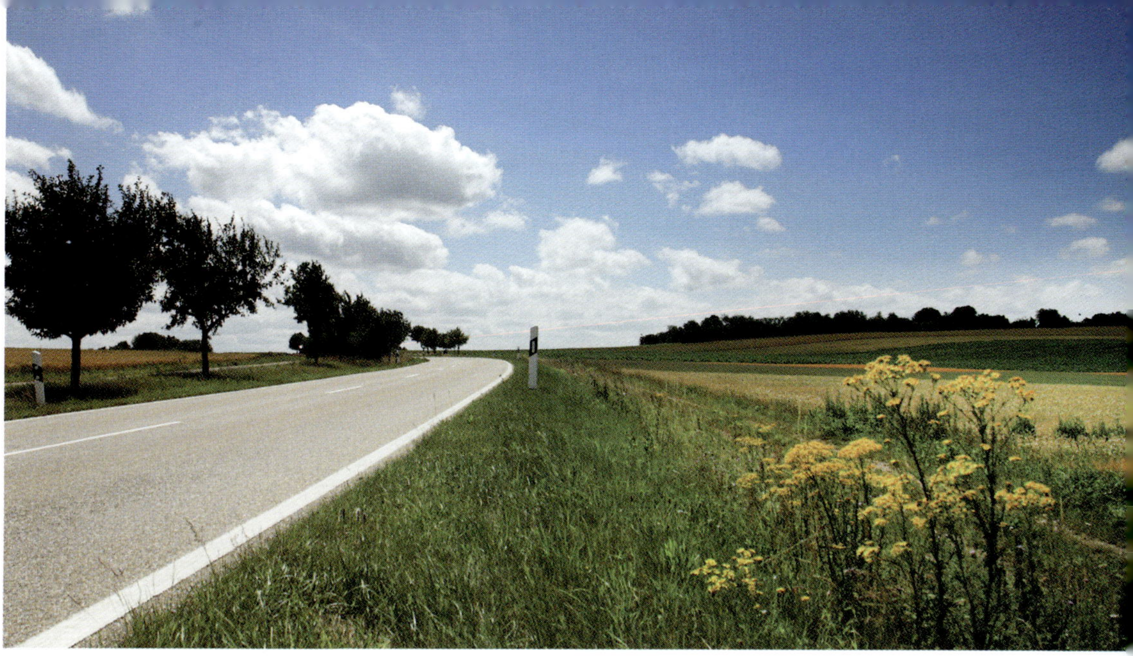

„Mach die Augen zu und stell dir vor, du gehst in eine Zeit zurück, in der du glücklich warst. Du musst dich nicht deutlich erinnern, aber intuitiv wirst du wissen, wann du an dem Ort oder in der Zeit bist, in der das war. Bleibe stehen, wenn du angekommen bist. Stell dir vor, du nimmst das Gefühl in die Hand. Es kann auch ein symbolischer Gegenstand aus dieser Zeit oder Lebensphase sein, der diese positive Kraft in sich trägt. Nimm es mit zurück ins Hier und Jetzt. Komme auf deinem Zeitstrahl wieder ins Jetzt zurück."
Kann der Patient nicht mehr aufstehen, kann der Zeitstrahl auch in der Vorstellung abgelaufen werden.
Es ist hilfreich, für den Patienten ein Symbol für dieses Glücksgefühl anzufertigen und es auf den Nachtkasten zu legen, damit er es immer wieder in die Hand nehmen kann, und es durch das Spüren des Gegenstandes wieder lebendig in ihm wird. Mögliche Gegenstände können bemalte Steine, Figuren aus FIMOair (Modelliermasse, die an der Luft und bei Raumtemperatur aushärtet) sein. Aber auch andere Gegenstände, wie kleine Knautschbälle, Holzfiguren oder Kreuze, können symbolisch für das Glücksgefühl auf dem Nachtkasten liegen. In angstvollen Augenblicken, Unruhe und traurigen Momenten werden sie vom Patienten immer wieder in die Hand genommen und können Trost spenden.

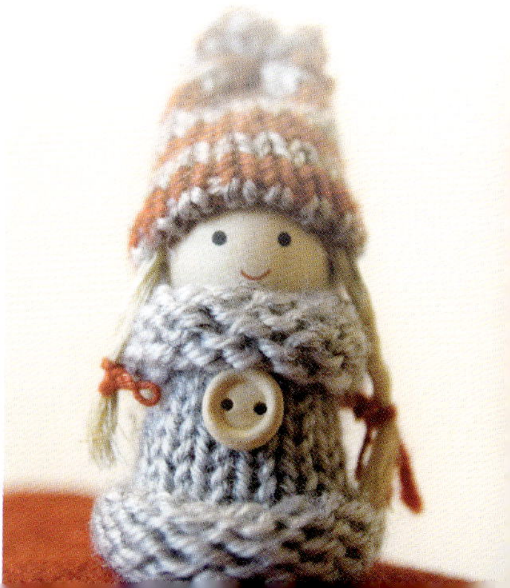

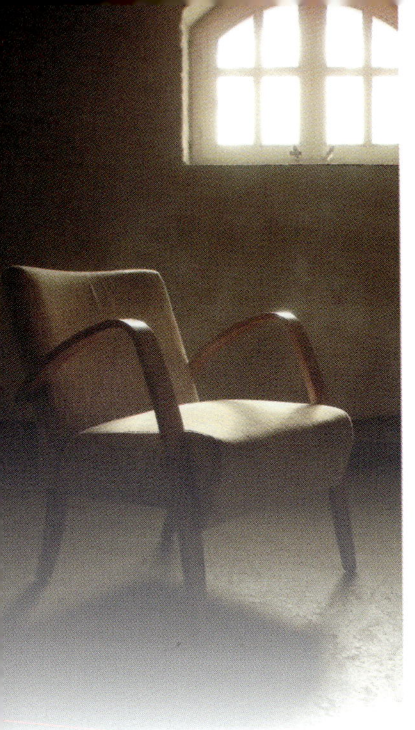

9.3.8 Leerer Stuhl

Je näher das Lebensende rückt, desto größer wird der Wunsch, Verwundetes in uns zu heilen und gestörte Beziehungen zu versöhnen. Das gelingt leider nicht immer, manche Störungen bleiben bestehen. Manchmal ist es nicht möglich, weil der Kontakt abgebrochen ist, die Person weggezogen oder verstorben ist. Eine Möglichkeit für einen inneren Dialog ist ein leerer Stuhl, auf dem man sich den Gesprächspartner, mit dem noch etwas zu klären ist, vorstellt. In der Begleitung ist dies auch dann noch eine Möglichkeit, wenn nur noch wenig Lebenskraft vorhanden ist und der Patient das Bett nicht mehr verlassen kann.

Als Vorbereitung ein Schild mit *Bitte nicht stören* an die Zimmertür hängen. Dem Patienten die Methode des leeren Stuhls erklären. Ihm sagen, dass es kein Richtig und kein Falsch gibt, er muss die Person nicht wirklich vor seinem inneren Auge sehen. Er soll sie sich vorstellen. Der Dialog ist in Form eines inneren Gespräches gedacht. Wenn der Patient will, kann er es aber auch laut äußern, das bleibt ihm überlassen. Dem Patienten für diese Übung sehr viel Zeit lassen. Häufig spüren wir als Begleiter, wann wir die nächste Frage, den nächsten Impuls setzen können.

Anleitung leerer Stuhl:

- Nimm eine entspannte Körperhaltung ein, atme ein paar Mal tief aus.
- Wenn du religiös bist, sprich ein kurzes Gebet, bitte um ein heilsames inneres Gespräch.
- Stell dir nun die Person vor, mit der du noch etwas klären möchtest, lass sie sich auf den leeren Stuhl setzen.
- Nimm jede Einzelheit an ihr wahr. Wie riecht sie? Wie sieht sie aus? Welche Haltung nimmt sie auf dem Stuhl ein? Wie ist der Klang ihrer Stimme?
- Drück nun all deine Wut und deinen Zorn auf diese Person aus, teile ihr alle deine Gedanken und Gefühle mit.
- Erzähle ihr von deiner Verletztheit, deinem Gefühl der Ohnmacht, Enttäuschung und Traurigkeit.
- Lass dir Zeit, häufig will noch etwas gesagt sein, was dir nicht gleich auf der Zunge liegt.

Zum Rollenwechsel auf den leeren Stuhl setzen und sich in die Rolle der anderen Person versetzen. Ist der Patient immobil, kann er sich in seiner Vorstellung auf den leeren Stuhl setzen.

- Versetz dich in die andere Person. Was möchte sie dir sagen?
- Was sind ihre Gedanken und Gefühle dazu?
  Lass ihr Zeit, damit auch sie sich aussprechen kann. Ist alles gesagt? Dann gehe wieder in deine Rolle, wie geht es dir jetzt?
- Wenn es möglich, ist verzeiht einander.

9.3.9 Traumreise

Eine weitere Möglichkeit, ist die Traumreise. Sie eignet sich für Menschen, die nur noch wenig Lebenskraft haben und andere Angebote nicht mehr in Anspruch nehmen können. Man kann eine kleine Entspannungsübung machen und z. B. in das Haus seiner Eltern zurückreisen, beschreiben wie es da war.
Als Vorbereitung ein Schild mit: *Bitte nicht stören* an die Zimmertür hängen. Dem Patienten, die Methode der Traumreise erklären.

Anleitung Traumreise:

Setze oder lege dich entspannt hin, nimm ein paar tiefe Atemzüge, atme entspannt ein und aus. Geh mit deiner Aufmerksamkeit zu jedem Körperteil, fange bei deinen Zehen an: *Meine Zehen sind ganz warm und schwer, ich lasse los und lasse geschehen, alles ist gut im Hier und Jetzt.* Dann zu den Füßen, Beinen, Becken, Bauch, Solarplexus, Brust, Schultern, Arme, Hände, Wirbelsäule, Nacken, Hinterkopf, Kopfhaut, Stirn, Augen, Gesicht und Kiefer. Lasse jeden Teil deines Körpers schwer und warm werden und alle Anspannung verlieren. Spüre, wie sich die ganze Anspannung in deinem Körper löst und aus ihm herausströmt. Gib dein ganzes Gewicht an die Matratze ab und spüre, wie sich dein ganzer Körper entspannt und wohlig anfühlt. Lege nun eine Hand auf deine Brust, spüre in deinen Herzraum hinein. Spüre, wie die Liebe aus deinem Herzen strömt und dich mit allem und jedem verbindet ... Diese Zeit gehört ganz dir ... Gehe nun die Straße hinab zu dem Haus, in dem du als Kind gewohnt hast. Was siehst du auf dem Weg, wem begegnest du? ... Spüre, wie die Sonne scheint, was nimmst du sonst noch wahr? ... Nun stehst du vor deinem Elternhaus. Wie fühlst du dich, wenn du die Tür öffnest? ... Geht sie leicht oder schwer auf? ... Du gehst nun über die Schwelle: Was siehst du? ... Welche Far-

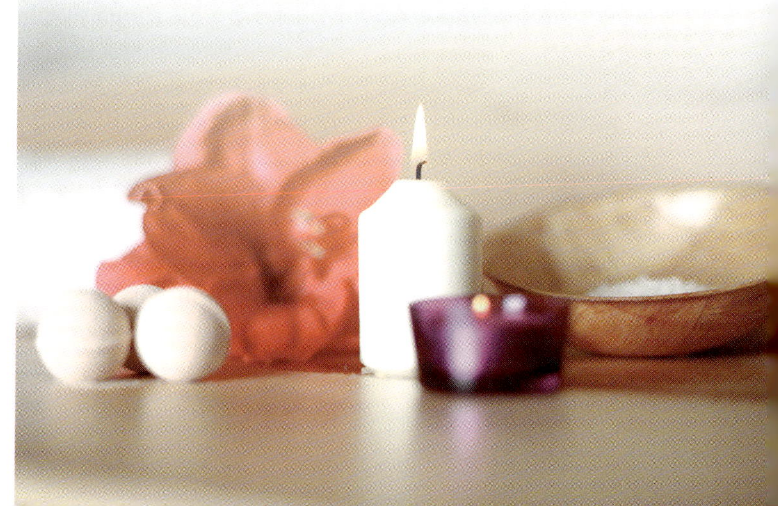

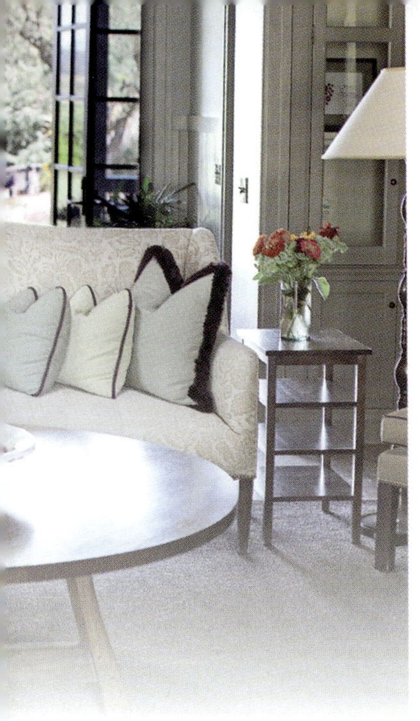

be haben die Wände? … Wie riecht es? … Woher kommt der Geruch. Ist es der Geruch von frisch gewaschener Wäsche? … Oder wird gerade etwas gekocht? … Du hast Zeit, dir alles genau anzusehen … Möchtest du in einen bestimmten Raum gehen? … Wo bist du am liebsten gewesen? … Hattest du einen Lieblingssessel oder einen bestimmten Platz am Esstisch? … Während du durch dein Elternhaus gehst, wie fühlt sich dein Körper an? … Vielleicht möchtest du hinaus in den Garten gehen? … Und an den Blumen riechen? … Was hörst du? … Singen die Vögel? Jetzt ruft jemand nach dir … Wer ist es? … Ist es deine Mutter? … Wie hört sich ihre Stimme an … Was geschieht, wenn ihr euch begegnet … Gibt es etwas, was du sagen möchtest? … Drück das aus, was du fühlst, nicht das, was du denkst … Sage ihr alles, was dir auf dem Herzen liegt … Was antwortet sie dir? … Jetzt ruft dein Vater nach dir … Wie begegnen sich deine Mutter und dein Vater? … Spricht dein Vater, wenn ja was sagt er? … Die Sonne beginnt stärker zu strahlen und hüllt dich mit ihren warmen Strahlen ein gehe nun zurück ins Haus deiner Kindheit und erfülle es mit strahlendem, bunten Sonnenlicht … Gehe in deinem eigenem Tempo zurück auf die Straße … Nimm dir die Zeit, die du brauchst, und komme dann wieder an im Hier und Jetzt … Strecke und räkle dich …

Nach der Übung dem Patienten Zeit geben, um das, was er erlebt hat, aufzuschreiben. Vielleicht will er davon auch etwas mitteilen?

Manchmal schlafen die Patienten bei der Übung ein. Erkläre ihnen, dass das kein Problem ist, ihr Unterbewusstsein nimmt sich raus, was es zum Verarbeiten braucht. Unser Kopf muss nicht alles verstehen und wissen. Lass den Patienten trotzdem alles aufschreiben, an was er sich erinnert. Er soll aus der Sicht des Kindes erzählen, direkt, einfach und ursprünglich.

Zum Erinnern können auch noch einmal folgende Fragen gestellt werden:

- Beschreibe dein Elternhaus. War es eher kalt? Wie groß waren die Räume? Wie waren sie eingerichtet? Wie sahen die Tapeten aus, oder waren die Wände weiß gestrichen? Erinnerst du dich an Geräusche oder Gerüche?
- Bist du mehrmals umgezogen, hattest du ein eigenes Zimmer?
- Wer wohnte noch in deinem Elternhaus?

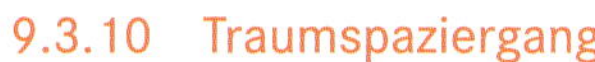

9.3.10 Traumspaziergang

Beim Traumspaziergang geht man in seiner Vorstellung zu realen Lieblingsplätzen und schildert dort genau alle Einzelheiten, an die man sich erinnern kann. Das kann nach einem Umzug ins Pflegeheim die eigene Wohnung sein, der Wochenmarkt oder das Lieblingskaffee. Orte, an die man sich gerne erinnert, aber in der aktuellen Situation nicht mehr aufsuchen kann.

- Welche Stände hast du auf dem Wochenmarkt besucht? Erzähle alle Einzelheiten, was hast du gekauft, wie hat es dort gerochen, was hast du gehört und gesehen, wie hast du dich dabei gefühlt?
- Wie waren die Zimmer deiner Wohnung/Haus eingerichtet, welche Bilder hingen an den Wänden?
- Wer waren deine Nachbarn, was hast du mit ihnen erlebt?

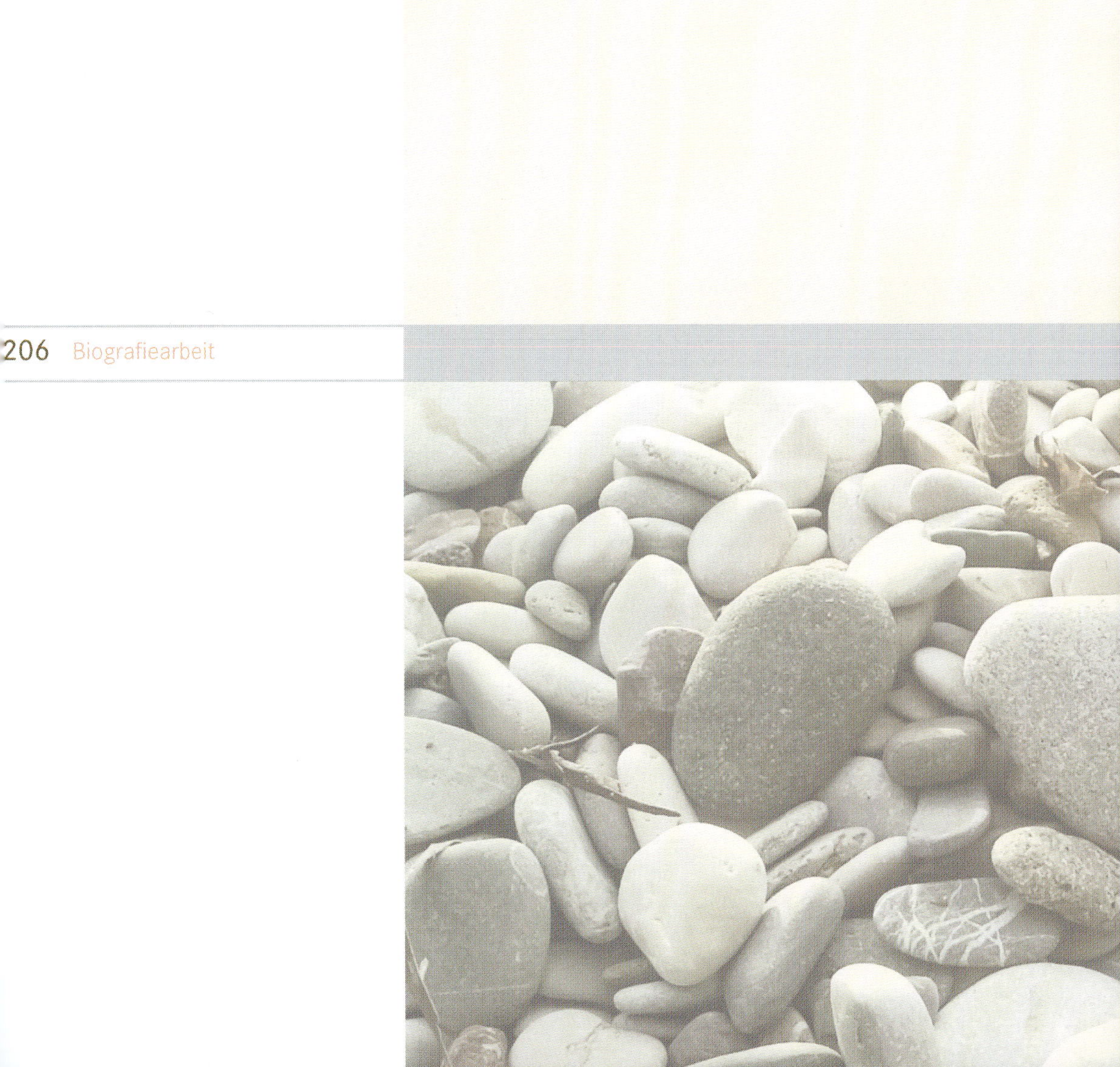

Kapitel 10
Zusammenfassung

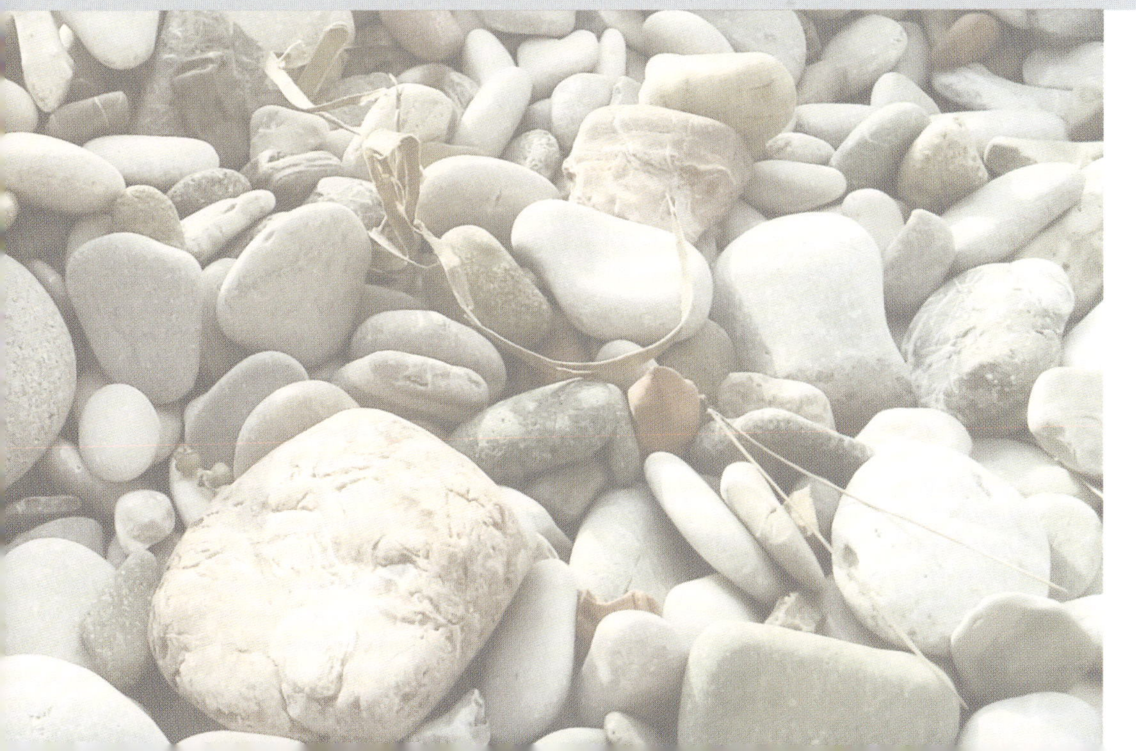

10 Zusammenfassung

Biografiearbeit hilft uns zu erkennen, wer wir sind, und macht uns deutlich, dass jedes Leben beachtenswert ist.

Biografiearbeit ist wichtig, weil sie uns unsere tiefen Gefühle wie Angst, Schmerz, Trauer, Enttäuschung, aber auch Freude, Hoffnung und Glück wahrnehmen hilft. In unseren Lebensgeschichten kann es Gemeinsamkeiten geben, in denen man sich wiederentdeckt. Diese Parallelen helfen uns, den anderen besser zu verstehen. Aber völlig gleich sind sich unsere Lebensgeschichten nie, denn jedes Leben ist einzigartig. Nur in einem einzigen Punkt ist unser aller Leben gleich: es ist endlich. Es gibt einen Anfang und ein Ende. Biografisch orientiert zu leben und zu arbeiten ist für mich eine Hilfe für das „Dazwischen".

10.1 Warum ist Biografiearbeit für den Bewohner wichtig?

Der Bewohner erlebt durch Biografiearbeit	Auswirkung für den Bewohner
Aufmerksamkeit	Fühlt sich wahrgenommen als der, der er ist Stärkt seine Selbstachtung
Wertschätzung	Stärkt sein Selbstvertrauen Fühlt sich mit seinen Gefühlen und Stimmungen ernstgenommen Fühlt sich wertvoll
Anerkennung	Kann frühere Interessen und Talente wieder wecken Stärkt seine Unabhängigkeit Fühlt sich allgemein gestärkt
Gemeinschaft	Kann Kontaktmöglichkeiten zwischen älteren Menschen schaffen Erfährt Verständnis und Akzeptanz in der Gruppe Fühlt sich nicht alleingelassen

Verbundenheit	Er fühlt sich angenommen Er kann seine Sorgen und Ängste mit jemandem teilen (z.B. über seine Todesangst sprechen) Er ist emotional erleichtert
Anteilnehmendes Interesse	Kann sein Erinnerungsvermögen wecken Kann dazu führen, versöhnlich auf sein Leben zu blicken Schließt er mit seinem bisherigen Leben Frieden, blickt er mit mehr Zuversicht auf seine letzten Tage/Zukunft
Respekt	Fühlt sich sicher und wohl, Widerstände können sich auflösen
Sicherheit	Bekommt Orientierungshilfe Kann auf bewährte Strategien zurückgreifen

10.2 Warum ist Biografiearbeit für den Begleiter wichtig?

Der Begleiter erlebt/erfährt	Auswirkung für den Begleiter
Einen echter Dialog	Begleiter nimmt am Leben des Bewohners teil, der Umgang wird lebendiger
Empathie wird gefördert	Missverständnisse und Konflikte können vermieden werden Höhere Berufszufriedenheit
Vertrauen und Begegnung	Versteht Eigenheiten und Verhaltensweisen des Bewohners Kann einen Perspektivenwechsel einnehmen
Echten Kontakt	Wichtig in der Arbeit mit Demenzkranken Biografiearbeit hilft eine Brücke von ihrer Welt in unsere Welt zu bauen
Lebensweisheiten in den Lebensgeschichten	Innere Bereicherung
Beziehung und Nähe	Sieht einen Sinn in dem, was er/sie tut Burnout-Prophylaxe
Details aus dem Leben des Bewohners	Abbau von Vorurteilen Wird verständnisvoller

Biografiebogen

Name des Patienten: Geburtsdatum:

Stammbaum:

Legende

- Lebende mänliche Person
- Lebende weibliche Person
- Verstorbene mänliche Person
- Vweibliche Person
- Patientin/ Patient
- Fehlgeburt
- verheiratet
- geschieden
- unverheiratet / getrennt

Pflegestufe:	Vorsorgevollmacht:	Patientenverfügung:	Beruf:

Primärer Ansprechpartner/ Betreuer:

Wohnsituation: allein / mit Angehörigen/ Zuhause/ Pflegeheim/ Sonstige

Spiritualität:

Hobbies / Interessen:

Gewohnheiten: Vorlieben / Abneigungen/ tgl. Rituale / Aktivitäten

Kommunikation → Patient, Angehörige, Pflegepersonal, Ärzte, Sozialdienst, Kunsttherapeut, Physiotherapie

Biografiebogen

Kommunikation → Patient, Angehörige, Pflegepersonal, Ärzte, Sozialdienst, Kunsttherapeut, Physiotherapie

Impressum

Bibliografische Information Der Deutschen Bibliothek

Die Deutsche Bibliothek verzeichnet diese Publikation in der Deutschen Nationalbibliografie; detaillierte bibliografische Daten sind im Internet über http://nb.ddb.de abrufbar.

Bibliographic information published byThe Deutsche Bibliothek

The Deutsche Bibliothek lists this publication in the Deutsche Bibliothek; detailed bibliographic data is available in the internet at http://dnb.ddb.de

Claudia Nuber
Biografiearbeit

ISBN: 978-3-946527-05-3

Typografie und Gestaltung: der hospiz verlag

Druck: SOWA, Polen

www.hospiz-verlag.de

Literaturverzeichnis und Internetquellen

Alsheimer, Martin: Unterrichtsmaterial – Palliative Care und Hospizarbeit, Thema Biografiearbeit, Hospiz Akademie 2007

Andreae, Susanne: Altenpflege – Express Pflegewissen, Georg Thieme Verlag 2009

Barrington, Judith: Erinnerungen und Autobiografie schreiben, Autorenhaus Verlag Berlin 2004

Barry Lane: Schreiben heißt sich selbst entdecken. Augustus Verlag München 1995

Bergner, Thomas M.H.: Lebensmuster erkennen und nutzen, MVG Verlag 2005

Burkhard, Gudrun: Schlüsselfragen zur Biografie – Ein Arbeitsbuch, Verlag Freies Geistesleben 2010

Burkhard, Gudrun: Das Leben in die Hand nehmen. Arbeit an der eigenen Biografie, Verlag Freies Geistesleben 2010

Chopich, Erika/Paul, Margaret: Aussöhnung mit dem inneren Kind, Bauer Verlag 1997

Doubrawa, Erhard/Blankertz, Stefan: Einladung zur Gestalttherapie, Kindle E-Book

Ekert, Bärbel/Ekert, Christiane: Psychologie für Pflegeberufe, Georg Thieme Verlag 2005

Ekert, Bärbel/Ekert, Christiane †: Psychologie für Pflegeberufe, Georg Thieme Verlag, 3. Auflage 2013

Hoffmeister, Johannes: Wörterbuch der Philosophischen Begriffe, Meiner 1955

Kast, Verena: Was wirklich zählt ist das gelebte Leben, Kreuz Verlag 2010

Kerkhoff, Barbara/Halbach, Anne: Biografisches Arbeiten, Vincentz Verlag 2002

Kindel-Beilfuß, Carmen: Fragen können wie Küssen schmecken, Carl Auer Verlag 2010

Klingenberger, Hubert: Eigenständig, Don Bosco Verlag 2001

Klingenberger, Hubert: Lebensmutig, Don Bosco Verlag 2003

Klingenberger, Hubert: Lebenslauf, Don Bosco Verlag 2007

Klingenberger, Hubert: Bildkarten zur Biografiearbeit, Don Bosco Verlag, 1. Auflage 2012

Köther, Ilka: Thiemes Altenpflege, Georg Thieme Verlag 2007

http://www.lightways.de/resources/9330349-Elias-Erdmann-Die-VierElemente-Lehre-und-ihre-Bedeutung-fur-das-Christentum.pdf

Lowen, Alexander: Bioenergetik, Rowohlt Verlag 1998

Marks, Tracy: Astrologie der Selbstentdeckung, Kailash Verlag 1997

Miller, Alice: Am Anfang war Erziehung, Suhrkamp 1990

Müller-Busch, H. Christof: Abschied braucht Zeit, Kindle E-Book

Perls, Frederik/Baumgardner, Patrizia: Das Vermächtnis der Gestalttherapie, Ernst Klett Verlag 1990

Perrar, Klaus Maria: Gerontopsychiatrie für Pflegeberufe, Georg Thieme Verlag 2007

Rasehorn, Helga: Reise in die Vergangenheit, Vincentz Verlag 1991

Riemann, Fritz: Grundformen der Angst, GmbH & Co. Verlag 1996

Ruhe, Hans Georg: Methoden der Biografiearbeit, Juventa Verlag 2009

Ruhe, Hans Georg: Praxishandbuch Biografiearbeit, Juventa Verlag 2014

Satir, Virginia: Mein Weg zu dir, Kindle E-Book

Specht-Tomann, Monika/Tropper, Doris: Zeit des Abschieds, Patmos Verlag 1999

Tieger, Gerhild: Anleitung zur Autobiografie in 300 Fragen, Autorenhaus Verlag 2010

http://www.tod-und-glaube.de/INDEX.PHP

https://www.aphorismen.de/

http://medienwerkstatt-online.de/lws_wissen/vorlagen/showcard.php?ID=7228&EDIT=0

http://zitate.net/

Danke

Meinen aufrichtigen Dank möchte ich all den Menschen aussprechen, die mich auf meinem Lebensweg begleiten und begleitet haben. Die mir ihre Liebe und Unterstützung schenken und von denen ich eine unschätzbare Menge gelernt habe. Meinen verstorbenen Eltern; meinen Geschwistern: Ursula Pomplun, Gerhard Kaluza, Anna Fromme, Beate Gregory, Elisabeth Kaluza und deren Familien. Sowie meinem Exmann Marold Nuber, seinen Eltern Marlene und Elmar Nuber; Alfred Opiolka, Jürgen Unger und all meinen Freunden.

Ebenfalls möchte ich mich bei meinem Verlag dafür bedanken, die Möglichkeit geschenkt bekommen zu haben, ein Buch über Biografiearbeit zu schreiben. Herzlichen Dank dafür an Nadine Lexa, Karin Caro und den Lektoren.
Meinen besonderen Dank möchte ich auch an meine Kollegen und Ärzte auf der Palliativstation und der Onkologie am Klinikum Kempten aussprechen, sowie all den Patienten, die ich in meiner langjährigen Tätigkeit dort begleiten durfte und ohne deren Bereitschaft und Mitarbeit dieses Buch gar nicht möglich gewesen wäre. Besonderen Dank hier an Karin H. und ihrer Familie.
Ebenfalls nicht genug danken kann ich Nika Kölbl, meiner Lehrerin und Begründerin von SYNTHESeIS LOVE einer Synthese aus verschiedenen therapeutischen Methoden, die mich seit vier Jahren begleitet. Auch all den liebenden Menschen, denen ich bei SYNTHESeIS LOVE begegnet bin und die mir zur Seite stehen, gebührt mein Dank.

Und selbstverständlich geht mein Dank auch an meine Liebsten, an meinen Herzensmann Richard Maiterth und an meine wunderbaren Söhne Marvin und Lennart Nuber, ohne euch, eurer Liebe und Unterstützung hätte ich das niemals geschafft.

Herzlichen Dank an alle
Claudia Nuber

Die Autorin

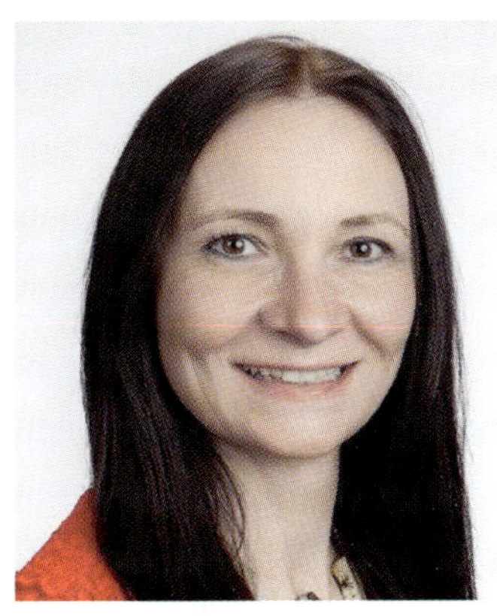

Claudia Nuber

Claudia Nuber, geboren 1967 in Lemgo, NRW.
Krankenpflegeausbildung von 1985-1988, examinierte Krankenschwester mit dem Schwerpunkt Palliativ Care und Onkologie, Kinaesthetics Multiplikatorin, Palliative Care Fachkraft, Multiplikatorin Palliative Care und Hospizarbeit, Dozentin für Krankenpflege im Paritätischen Wohlfahrtverband.

Weiterbildung in Aromapflege und Mitglied des Arbeitskreises Aromapflege am Klinikum Kempten.

Sie arbeitet seit 1988 im Klinikum Kempten, davon 16 Jahre in der Onkologie, überwiegend im palliativen Bereich; ab 2015 auch im PMD (palliativ medizinischer Dienst) am Klinikum tätig.

In ihre Praxis auf der Palliativstation integriert sie bereits seit Jahren Biografiearbeit, Aromapflege und Kinästhetik.

Ihre Schwerpunkte: Biografiearbeit, und die Verbreitung der Grundhaltung Palliative Care.

Bildnachweis

Titelbild, Seite 1, 15, 17 © Dirk70_ photocase.de
Seite: 2, 106 © Heinz Hasselberg_pixelio.de
Seite: 2, 3 © Karl-Heinz Laube_pixelio.de
Seite: 3,184 © Gerhard Eichstetter_pixelio.de
Seite: 3, 99 © Angelina Ströbel_pixelio.de
Seite: 3, 172 ©Alexander Altmann_pixelio.de
Seite: 4,102 © Maren Beßler_pixelio.de
Seite: 4 © Katharina Wieland Müller_pixelio.de
Seite: 4, 20, 87 © photocase.de
Seite: 5 © Paul Marx_pixelio.de
Seite: 5, 22, 65, 98,101, 127, 189, 200, 201
© Rainer Sturm_pixelio.de
Seite: 5 © Sabine Markmann_pixelio.de
Seite: 6, 7 © Coastdriver_pixelio.de
Seite: 5, 81 © Günter Havlena_pixelio.de
Seite: 9, 11, 12, 13 © berggeist007_pixelio.de
Seite: 18 © SarahC.de
Seite: 23 © siepmannH_pixelio.de
Seite: 33 © Petra Dirscherl_pixelio.de
Seite: 34 © magicpens Schwiegermutter_pixelio.de
Seite: 35 © Franz Christian Schlangen_pixelio.de
Seite: 36 © Stephan Momberg_pixelio.de
Seite: 37,182 © Günter Havlena_pixelio.de

Seite: 38 © Harald Gebel_pixelio.de
Seite: 39 © M.E._pixelio.de
Seite: 40 © Ingo Scharwächter_pixelio.de
Seite: 41 © Helmut J. Salzer_pixelio.de
Seite: 42 © Sabine Markmann_pixelio.de
Seite: 44 © Wolfgang Dirscherl_pixelio.de
Seite: 46 © twinlili_pixelio.de
Seite: 47 © Esther Stosch_pixelio.de
Seite: 48 © Helene Souza_pixelio.de
Seite: 50, 197 © günther gumhold_pixelio.de
Seite: 51 © mecc_pixelio.de
Seite: 55 © bembelboy_pixelio.de
Seite: 56,138 © Dieter Schütz_pixelio.de
Seite: 57 © siepmannH_pixelio.de
Seite: 58 © nero_pixelio.de
Seite: 61 © Tschi-Em_pixelio.de
Seite: 63 © Herbert Raschke_pixelio.de
Seite: 67 © Dörthe Huth_pixelio.de
Seite: 68 © Andreas Barth_pixelio.de
Seite: 71 © Helene Souza_pixelio.de
Seite: 72 © Simone Hainz_pixelio.de
Seite: 73 © Helene Souza_pixelio.de
Seite: 75 © Maren Beßler_pixelio.de
Seite: 76 © Bernd Kasper_pixelio.de
Seite: 78 © Chris_pixelio.de
Seite: 79 © Dieter Schütz_pixelio.de
Seite: 82 © Rosel Eckstein_pixelio.de
Seite: 84 © Simone Lütgert_pixelio.de
Seite: 85 © Lupo_pixelio.de
Seite: 89 © Martin Schneider_pixelio.de
Seite: 90 © Gisela Peter_pixelio.de
Seite: 90 © Lucie Kärcher_pixelio.de
Seite: 92 © Thorben Wengert_pixelio.de
Seite: 93, 115, 154, 155, 192, 198, 210, 211, 215
© Claudia Nuber
Seite: 94 © Lucie Kärcher_pixelio.de
Seite: 95 © Gisela Peter_pixelio.de
Seite: 96 © Paulwip_pixelio.de
Seite: 100 © Marlies Schwarzin_pixelio.de
Seite: 103 © photocase.de
Seite: 29, 31, 54, 64, 65, 91, 104, 108, 143, 144, 146, 148, 149, 151, 153, 161, 162, 164,165, 166, 175, 179, 193, 203, 204, 205 © pixabay.de
Seite: 110 © PeterFranz_pixelio.de
Seite: 111 © Lutz Stallknecht_pixelio.de
Seite: 115 © Genogramm/Claudia Nuber
Seite: 116 © schemmi_pixelio.de
Seite: 117 © I. Rasche_pixelio.de
Seite: 113, 118, 119, 158, 190, 196 © pexels.com
Seite: 121 © Michael Leps_pixelio.de
Seite: 123 ©Paul Marx_pixelio.de
Seite: 2, 21, 25, 26, 122, 124 © freepiks3.com
Seite: 128 © Manfred Jahreis_pixelio.de
Seite: 130 © Wilfried Giesers_pixelio.de
Seite: 131 © Ingo Scharwächter_pixelio.de
Seite: 132 © Rosel Eckstein_pixelio.de
Seite: 133 © johnny b_pixelio.de
Seite: 134 © Ilka Funke-Wellstein_pixelio.de
Seite: 137 © Gerhard Giebener_pixelio.de
Seite: 139 © Holger_pixelio.de
Seite: 141 © neroli_pixelio.de
Seite: 156 © Rolf Kühnast_pixelio.de
Seite: 166, 167, 169, 171, 173 © pinterest.de
Seite: 168 © fotolia.de
Seite: 170 © Alexandra Bucurescu_pixelio.de
Seite: 174 © fotocommunitiy.de
Seite: 176 © Hans Georg Staudt_pixelio.de
Seite: 177 © Isinor_pixelio.de
Seite: 178 © Jerzy_pixelio.de
Seite: 180 © Jens Bredehorn_pixelio.de
Seite: 181 © Peter Reinäcker_pixelio.de
Seite: 186 © Lutz Stallknecht_pixelio.de
Seite: 187 © Kurt Michel_pixelio.de
Seite: 191 © twinlili_pixelio.de
Seite: 194 © angieconscious_pixelio.de
Seite: 201 © S. Thiedemann_pixelio.de
Seite: 202 © BrandtMarke_pixelio.de
Seite: 207 © twinlili_pixelio.de
Seite: 188 © Marvin Siefke_pixelio.de
Seite: 185 © sparkie_pixelio.de